THE DIABETES CODE

糖脂肪

炭水化物まみれで内臓が太り
血が甘くなる

医学博士
ジェイソン・ファン

多賀谷正子 訳

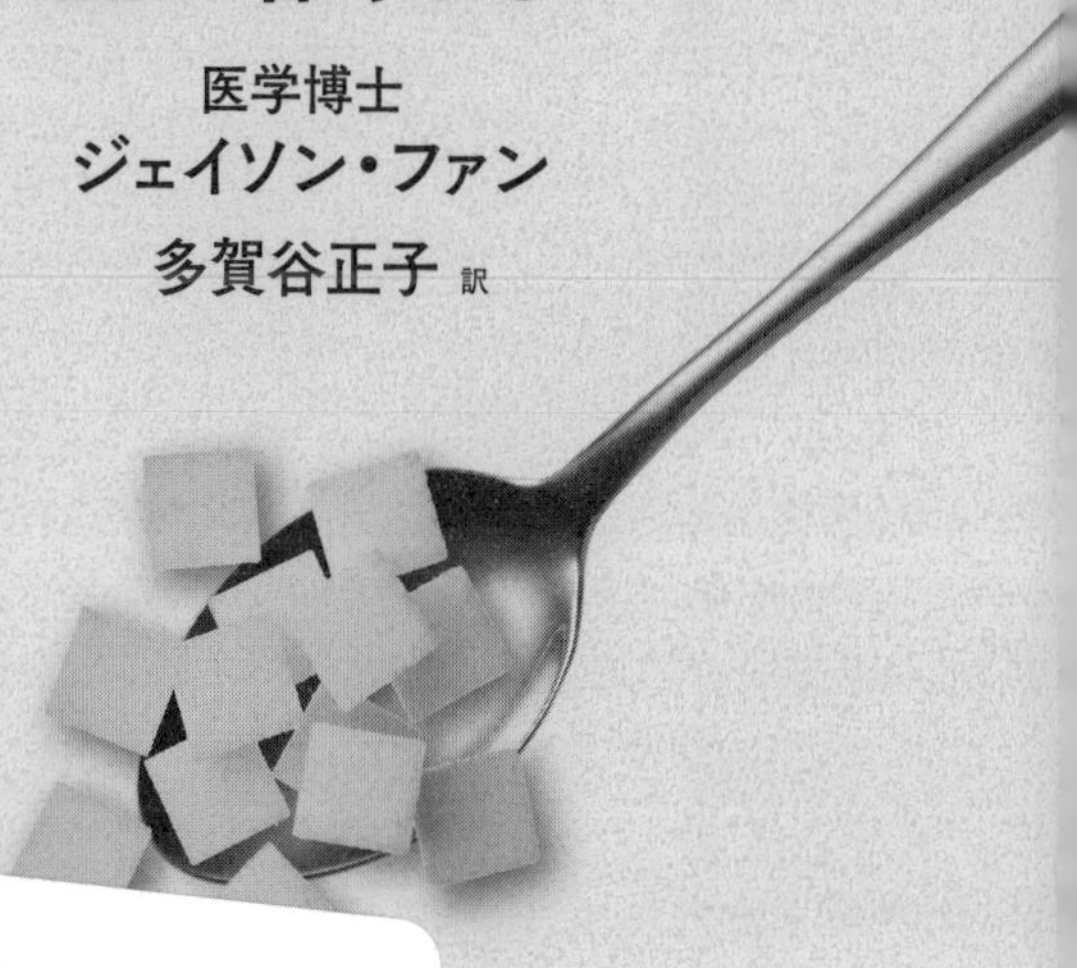

サンマーク出版

日本のみなさんへ、特別序文——『The Diabetes Code（本書原題）2024』によせて

体内に物言わぬ暗殺者が潜んでいることを示すものは、腹部についた脂肪くらいしかないかもしれない。

2型糖尿病は何年も、場合によっては何十年も、なんの症状もないまま進行することが多く、その間に体のあらゆる臓器に不可逆的なダメージを与える。心臓病、脳卒中、がん、失明、腎疾患、神経障害、そのほか体を衰弱させる感染症など、深刻な疾患のリスクも高める。残念ながら、長年にわたって糖尿病を抱えることによる恐ろしさは、これだけにとどまらない。

糖尿病は古くからある疾患だ。この疾患が進行すると体に糖が過剰にある状態になり、最終的には糖が尿といっしょに排出されるようになる。古代の医師が糖尿病の診断をするには、患者の尿を舐めて甘いかどうかを確かめるしかなかったという。

現在では簡単な血液検査のほか、持続血糖測定器などの新しい技術を用いて診断できるようになった。だが、知見が深まっているにもかかわらず、この50年で2型糖尿病の患者数は爆発的に増え、深刻な状態に陥っている。

2型糖尿病は慢性的で進行性の疾患だと、何十年ものあいだ世界中の専門家が口をそろえて言っていた。いったん罹患すれば一生涯よくなることはない、と。

だが、私は2018年に刊行した『The Diabetes Code』（本書原題）の中で、それは危険な嘘で、2型糖尿病は治療も治すことも可能だと述べた。それ以降、私の見解がしだいに受け入れられるようになっていった。

そしてついに2021年、アメリカ糖尿病学会が、2型糖尿病の寛解の基準を発表した。

2型糖尿病はよくすることが可能だと、暗に認めたかたちだ。これが意味するところは大きい。過去数十年、私たちはこの疾患をコントロールすることに重きを置いてきたが、この疾患は根絶させるべきだ。その目標はいまや、私たちの手の届くところにある。

2型糖尿病をよくする鍵は減量にある。なかでも、腹部の脂肪をなくすことが大切だ。

2型糖尿病は食生活と生活習慣を主な原因とする疾患であり、この数十年で一気に患者数が増加したのもそれが理由だ。いまではアメリカのみならず、ヨーロッパ、アジア、アフリカなどにも影響をおよぼし、世界的な問題になっている。

これまでの標準的な治療は、投薬によって2型糖尿病をコントロールすることに重きが置かれていた。だが、これはまったくの間違いだ。この疾患はコントロールするのではなく、よくしなくてはならない。

また、食生活が原因の疾患の治療に薬剤を用いても、うまくいくわけがない。事実、インスリンを始めとする多くの薬剤は逆効果でさえある。望ましくない食生活と生活習慣が原因の疾患には、薬を処方するのではなく、ライフスタイルを見直すことが必要だ。これはすばらしいニュースだ。**２型糖尿病をよくする鍵はすべて、私たちがコントロールできる範囲内にあるということなのだから**。

ひと言でいえば、２型糖尿病とは体内に過剰な糖がある状態だ。よって、その解決法は、体内に摂りこむ糖の量を少なくするか、体内にある過剰な糖を燃やすかのどちらかしかない。

食生活を変えて摂取するグルコース（ブドウ糖）を減らすことこそ、２型糖尿病をよくする確実な方法だ。また、古来の健康法であるファスティング（断食）を行えば、体が体内の過剰な糖や脂肪を代謝する時間ができるので、これも有効な方法である。

２型糖尿病をよくするのに薬はいらない。手術もいらない。高額なサプリメントもいらない。発症するメカニズムを知り、最も効果的な食事療法をするだけでいい。本書を読めば、それがおわかりいただけるだろう。

日本語版（本書初版）によせて

現在、世界で最も糖尿病の患者が多いのは中国とインドだ。アジアが糖尿病の津波の震源地といわれるのも、それが所以である。

そう聞くと、高血糖に関連する疾患や2型糖尿病は中国やインドだけの問題で、日本は関係ないと思うかもしれない。なにしろ、日本人は健康で長寿だと世界でも有名だ。だが、**日本も例外ではない**。2型糖尿病による負担は増える一方で、他国と同じように大きな問題となっているうえ、解決の糸口も見えていない。

年齢別のデータを見ると日本における糖尿病の有病率は以前と変わらないので、全体的な有病率の上昇は高齢化が最も大きな要因だといえる[1]。

こう聞くと安堵するかもしれないが、だからといって、この問題が小さくなるわけでもないし火急の課題であることに変わりはない。

国際糖尿病連合によると、20歳から79歳までの日本人で糖尿病を患っている人は2017年時点で720万人。これは世界でも10位に入る患者数だ[2][3]。

だが、この数字は低く見積もったものといっていいだろう。日本の厚生労働省の発表によれば、2016年時点で糖尿病を患っている人は推定で1千万人。患者数は2012年から50万人以上も増加している[4]。

こうした現状をうけ、国民の健康増進を推進するために定められた「健康日本21（第二次）」（2013〜2022年）では、がん、心臓病、慢性閉塞性肺疾患と並び、糖尿病が真っ先に取り組むべき課題とされた[5]。

糖尿病の患者数の増加によって糖尿病関連の医療費は膨らみ、2012年には国の医療費の6％を占めるまでになった[6]。だが、**糖尿病による負担は食生活や生活習慣を見直すだけで軽くすることができるし、それは誰もが実践できることなのである**。

日本における糖尿病の実態は欧米とは少し違う。日本の1型糖尿病の患者数は欧米の10分の1で、これは遺伝子の違いによるものと考えられている[7]。

つまり、**日本における糖尿病は、そのほとんどが2型糖尿病**ということだ。

血糖値と2型糖尿病のコントロールが健康寿命を延ばす鍵であることは周知の事実だ。そのための治療法はいくつもある。たとえば、様々な種類の薬による治療や、減量手術など外科的な治療もある。

だが、薬や手術は十分な解決策とはいえない。なぜなら、費用がかかるうえに面倒なことも多く、副作用もあるからだ。なにより問題なのは、糖尿病の根本的な原因である食生活の改善に取り組むものではないという点だ。

だが、食生活の改善と一口に言っても何をどうすればいいのか。食事の何が、高血糖の最も大きな要因なのか。2型糖尿病を予防したりよくしたりするには、食事の何を変えればいいのか。本書で述べているのは、こうした疑問に対するじつにシンプルな答えだ。

日本人であれアフリカ人であれアメリカ人であれ、すべての人に当てはめることができる最も基本的な真実を本書にまとめた。

巷には昨今の健康ブームを後押しする本が溢れているが、私はむしろ、これまでさんざん試されてきて間違いがないとわかっている昔からの方法をご紹介したい。糖尿病問題を解決する鍵は最新の発明にあるのではなく、人間が古くから行ってきた方法にこそある。

そのひとつが、**「ファスティング」（断食）**だ。

高齢になるにしたがって様々な疾患が出てくるのは防ぎようもないが、2型糖尿病を予防したりよくしたりすることは私たちにもできる。

だが、それには何が原因かを正しく知らねばならない。若くして亡くなるか、健康に歳を重ねていけるかどうかは、いうまでもなく、糖尿病をよくするか悪化させるかにかかっている。

参考文献

1. https://pdfs.semanticscholar.org/d807/4d3ad251535b8de62fff04986dce5cc7b414.pdf
2. https://diabetesatlas.org/across-the-globe.html; Accessed Oct 11, 2019
3. https://www.idf.org/aboutdiabetes/what-is-diabetes/facts-figures.html
4. https://www.nippon.com/en/features/h00249/diabetes-cases-in-japan-top-10-million-for-the-first-time.html
5. https://www.mhlw.go.jp/file/06-Seisakujouhou-10900000-Kenkoukyoku/0000047330.pdf; Accessed Oct 11, 2019
6. Diabetes Metab Res Rev 2009; 25: 705–716. Diabetes in Japan: a review of disease burden and approaches to treatment. Neville SE et al.
7. Kawasaki E, Eguchi K. Is Type1 diabetes in the Japanese population the same as among Caucasians? Ann N Y Acad Sci 2004; 1037: 96–103

まえがき　それは「珍しい病気」だった

糖尿病は数十年前までは珍しい疾患だったのに、いまでは爆発的に患者が増え、大災害ともいえる状況になった。

私たちはこんな疑問を抱かざるをえない。

「これほど患者が急増しているのはなぜなのか」

「何十億ドルという資金をつぎこんでおきながら、国の保健機関がこのような状況になった原因を説明することも、その治療法を提示することもできなかったのはなぜなのか」と。

保健機関は糖尿病の治療法を模索することをあきらめてしまったようで、「2型糖尿病[1]は慢性的で進行性の疾患であり、ゆっくりとだが確実に悪化して寿命を縮める疾患である」と言明するばかりだ。

「糖尿病は不治の病」なのか？

「残念ながら、糖尿病患者は薬や手術を組み合わせた治療を一生涯続け、この疾患をコントロールしたり進行を遅らせたりするしかなく、それが最善の方法である」というのが世界中の糖尿病の権威の一致した見解だ。食生活の改善の重要性についてはあまり注目されていない。

一方、2016年には、45の国際的な医療・科学分野の学会や協会において、「肥満減量手術は高額でリスクも高いものの、糖尿病の治療には最も有効である」と宣言された。

また、近年では、胃に細いチューブを埋めこんで、体がカロリーを吸収する前に食べ物を体から排出させる新しい減量手術［訳注：胃バイパス術］が認可され、「医療による過食制限」とも呼ばれている。

こうした外科的な方法は、あくまで糖尿病患者が行う基本的な治療法に加えて行われるものだ。患者は月に何百ドルもの費用がかかる治療を行う。そのひとつが「インスリンの投与」なのだが、この治療法は皮肉にも体重の増加を招いてしまうことが多い。

糖尿病をコントロールするためのこうした手術や治療は高額で有害だし、なにより糖尿病を治癒させるためのものではない——本書でジェイソン・ファン博士が述べるように「食生活が原因の疾患なのだから、薬物療法（あるいは手術）では治らない」のだ。

97%の患者が「インスリン・減」に成功した方法

本書でまずファン博士が述べているのは、「糖尿病とは炭水化物を慢性的に摂りすぎているために起こる体の『インスリン反応』が原因であり、糖尿病を自然に治癒させるには炭水化物の摂取を減らすのが最もよい方法である」という考えだ。

肥満治療を目的とした低炭水化物ダイエットは、いまでは世界中の何百人という医師が実践しているだけでなく、数千人を対象に行われた75以上の臨床試験でも、その効果が裏づけられている。なかには2年にわたって行われた臨床試験もあり、この食事療法の安全性と有効性が確かめられている。

驚くことに、糖尿病治療のために炭水化物を制限する方法は100年以上も前から実践されており、当時はそれが基本的な治療法と考えられていた。1923年には〝近代医学の父〟といわれるウィリアム・オスラーが、糖尿病は「従来の炭水化物の摂り方が変わった」ことによる疾患だと医学論文で述べた。

だが、その後すぐにインスリン製剤が開発されたため、炭水化物を制限すべきだというアドバイスは聞かれなくなり、炭水化物を多く摂る食事が普通になってしまった。

オスラーの考えが再び脚光を浴びるのは、科学ジャーナリストのゲーリー・トーベスが2007年に刊行した画期的な著書『いいカロリー、わるいカロリー(Good Calories, Bad Calories)』のなかで、〝炭水化物-インスリン仮説〟という包括的で学術的な枠組みを世の中に紹介してからのことになる。現在の糖尿病の医学モデルは、科学者のスティーブン・D・フィニー、ジェフ・S・ヴォレック、そして医者のリチャード・K・バーンスタインによって確立されたものだ。[2]

最近の医学の目覚ましい発達により、糖尿病に特化した臨床試験のエビデンスが積み上がってきている。私がこのまえがきを執筆している現在も、330人もの患者を対象に、炭水化物を極端に減らした食事療法の臨床試験が進行中だ。研究者によれば、**1年経った時点で、97%もの患者がインスリンの投与量を減らすかインスリン治療を中断することができ、58%の患者が糖尿病と診断されなくなった**という。[3]

つまり、臨床試験に参加した患者は、炭水化物の摂取量を制限するだけで、見事に糖尿病が治癒したということだ——この結果は、糖尿病は100%〝治癒する可能性がない〟という前提に基づいた、糖尿病の一般的な治療法と比べてみるべきである。

医師が「間違った思いこみ」を捨てられない

腎臓専門医のファン博士は、肥満をコントロールするために間欠的ファスティングを取り入れたことで有名だが、低炭水化物療法が有効であることも熱心に説いている。

ファン博士はそのすばらしい洞察力もさることながら、複雑な科学の話を明快に、そしてとてもわかりやすい喩《たと》え話を使って説明することにも長けている。

たとえば、日本のラッシュアワーに、すでに満員の地下鉄にさらに通勤客を押しこもうとする様子を写した写真は、血液中を流れる過剰なグルコース（ブドウ糖）が体内の細胞に詰めこまれようとする様子を思い起こさせ、私たちはけっしてそのイメージを忘れることがないだろう。

そう、私たちの体は過剰なグルコースには対処できないのだ！　ファン博士はグルコースとインスリンの関係について述べ、それがなぜ肥満や糖尿病を引き起こすのかを解説し、さらにそれがほかの慢性疾患にどうつながるのかを解説している。

ここで疑問に思うのは、「なぜこの低炭水化物療法が広く知られていないのか」ということだ。

実際、私がこのまえがきを書く半年前に、あの高名な『ニューヨーク・タイムズ』紙、『サイエンティフィック・アメリカン』誌、『タイム』誌に掲載された肥満についての記事でも、何千語にもおよぶ本文のなかで、肥満に大きく関わっているインスリンについて触れた箇所はほとんどなかった。

なぜインスリンに着目しないのか、どうにも理解しがたいのだが、残念ながらこれは、50年にもわたって正しいとされてきた「カロリー計算をして、低脂質の食事をしよう」というアプローチが専門家の間に浸透したせいで、彼らが思いこみを捨て去れないからだ。

『米国人のための食生活指針』を共同で発行しているアメリカの農務省や保健福祉省、そしてアメリカ心臓協会は、近年になってから〝低脂質〟ダイエットの推奨を撤回したものの、「体重をコントロールするには摂取カロリーと消費カロリーをコントロールすればいい」という考え方をいまだに変えてはいない。

厳正な科学によってこの考え方が間違っていることが幾度となく指摘されているうえに、いまだにこの慢性的な疾患が広がりつづけているにもかかわらず、カロリーが問題であるというこの考え方はシンプルでわかりやすいために多くの専門家の支持を集め、いまでも広く信じられている。

「製薬会社」のためにインスリンを打っている

今日ではほとんどの医師会が、製薬会社や医療機器メーカーから多額の資金提供を受けているという実態もある。

製薬会社や医療機器メーカーは、糖尿病を食事療法で治すことにはみじんも興味がない。栄養学上の治療で糖尿病が治癒して薬物治療の必要がなくなれば、彼らの商売は成り立たなくなるからだ。最近のアメリカ糖尿病学会（ADA）では薬や手術についてのプレゼンテーションが多く行われる一方で、低炭水化物療法についての情報がほぼないのも、それが理由だろう。

また、2か所の肥満外来（そのうちのひとつはハーバード大学）の医者が、『ニューヨーク・タイムズ』紙に寄稿した記事のなかで、「2016年度の糖尿病学会では食事療法についてはいっさい議論されなかった」と記したが、このときADAが彼らを非難したのも同じ理由からだろう。[4]

利益の相反があるのもさることながら、自分たちのもっている知識や、過去50年にわたって自分たちが行ってきたアドバイスが、まったくの間違いだったことを示唆する情報に接して、専門家たちは認知的不協和に陥っているのではないだろうか。実際、彼らの行ってきたアドバイスは、間違いどころか有害ですらある。

ごまかしようのない真実はこうだ。

炭水化物を制限した食事療法が有効だという事実を鑑みれば、**肥満と糖尿病のまん延を防ごうとして過去数十年にわたって推奨されてきた低脂質・高炭水化物の食事こそが、逆に肥満と糖尿病を増加させることになった**のである。

これが半世紀にわたって公衆衛生を高めようとして行われてきた活動の、残念な結果だ。だが、現在まん延している肥満と糖尿病を減らしたいと願うならば、私たちは必ずやそれを減らすことができると信じ、本書で述べられている科学に基づいた方法を試してみるべきだ。

真実と科学とより健康な体のために、新しい道を歩まなくてはならない。

ニーナ・テイショルツ
国際的ベストセラー『意外にも脂肪は体にいい（The Big Fat Surprise）』（Simon & Schuster 社、２０１４年）著者

「2型糖尿病」クイック・スタート・ガイド

30年前は、ビデオテープレコーダーなど新しい家電製品を買うと、分厚い取扱説明書がついてきたものだ。

「ご使用の前にこの説明書をよくお読みください」と書かれていて、ページをめくると詳しいセットアップの手順や、ありとあらゆるトラブルの解決法などが書かれていた。

たいていの人は説明書など見もせずに新しく買った製品のコードをコンセントに差し、日付が変わる頃まで、あれやこれやといじくりまわしたことだろう。

いまでは、新しい電気製品にはクイック・スタート・ガイドなるものがついており、製品を使うにあたっての基本的なステップが簡単に説明されているだけだ。そのほかの点については、オンラインで参照できる詳しい説明書に書かれていることが多いが、複雑な機能を使わないかぎり、それを参照する必要はない。

このように、取扱説明書はいまではとても使い勝手がいいものになっている。

この章は2型糖尿病の治療法と予防法についてのクイック・スタート・ガイドと考えてほしい。ここでは糖尿病の基本的なことについて簡単に述べる。

糖尿病とはどういう疾患なのか、従来の治療法では効果がないのはなぜなのか、そして効果的に健康を維持するためにいまできることは何かを述べる。

事実①「2型糖尿病はよくすることも、予防することもできる」

医療関係者のほとんどが、「2型糖尿病は慢性的で進行性の疾患」だと考えている。その考えに基づけば、2型糖尿病は一方通行の疾患で、執行猶予なしの死刑宣告に等しいことになる。つまり、悪化する一方で、最終的にはインスリンの投与が必要になるということだ。

だが、じつはこれは、**まったくの嘘**である。

糖尿病予備群や2型糖尿病と診断された人にとっては朗報だろう。それが嘘だと認識することこそが、糖尿病をよくするための大切な第一歩だ。

実際は、多くの人がすでにこのことを本能的に知っている。2型糖尿病はほとんどの場合よくすることが可能だと証明するのは、じつはとても簡単だ。

あなたの友人が2型糖尿病、つまり血糖値（血液中のブドウ糖の値）がつねに標準値を上回っていると診断されたとしよう。その友人が頑張って運動をして23キロほど減量し、血糖値が標準レベルまで下がったので血糖値を下げる薬を飲まなくてもよくなったとする。そのとき、あなたは友人に何と声をかけるだろうか。おそらく「よく頑張った。これで問題解決だな。これからも続けろよ！」と言うのではないだろうか。

逆に、こうは言わないだろう。「君はとんでもない嘘つきだな。僕の医者は、糖尿病は慢性的で進行性の疾患だと言っているぞ。君が嘘をついているにちがいない」

あなたの友人は減量したことで糖尿病がよくなったのであり、それは火を見るよりも明らかだ。それこそが大切なポイントだ。**2型糖尿病は、元に戻すことが可能な疾患なのである。**

「インスリン投与」は逆効果

私たちはとうの昔から直観的にこの真実に気づいている。

この疾患は薬物療法ではなく、食生活と生活習慣を変えることでしかよくならない。なぜなら、2型糖尿病はほぼ食生活が原因で起こる疾患だからだ。よって、最も大切なのはもちろん、減量だ。

2型糖尿病の治療に使われる薬のほとんどは体重を減らすことができない。まったく逆だ。たとえば、インスリンは体重を増やすことで悪名高い。2型糖尿病の治療としてインスリン投与を始めると、自分が間違った方向に向かっていると感じる患者が多い。

私のもとに通う糖尿病患者はよくこう言う。「先生、糖尿病を治すためには減量が鍵だといつも仰いますよね。でも、処方してもらった薬のせいで11キロも体重が増えてしまいました。これでいいんでしょうか?」

この肝心な質問に、これまで私は満足のいく答えを返すことができなかった。なぜなら、満足のいく答えを持ちあわせていなかったからだ。

率直に言えば、「もちろんそれはよくない」と答えるしかなかっただろう。糖尿病を適切に治療するには減量が欠かせない。

論理的に考えれば、インスリンは体重を増加させるのだから、「インスリンを投与しても2型糖尿病が治ることはない」ということになる。むしろ、糖尿病を悪化させている。

患者も医師も「薬が必要」と思いこんでいる

減量が2型糖尿病を元に戻すための鍵であるということは、薬で2型糖尿病はよくならないということだ。私たちはただ、薬が効くと思いこんでいるだけであって、医者が「2型糖尿病は慢性的で進行性の疾患だ」と言うのも、その思いこみのせいにすぎない。

私たちはこれまで「薬を飲んでも糖尿病は治らない」という不都合な真実に向き合うのを避けてきた。糖尿病の治療に薬を使うのは、自転車レースに出るのにスノーケルを持っていくようなものだ。治らないのは疾患のせいでなく、その治療法に問題があるからだ。

2型糖尿病をよくする方法は、そのまま予防法にもなる。

肥満と2型糖尿病は密接に関わっていて、たいていの場合、体重が増えることで糖尿病のリスクが高まる。つねに相関関係があるわけではないが、理想的な体重を保つことが予防の第一歩だ。

「2型糖尿病は現代の生活にはつきものだ」と多くの人が言うが、これは全くもって正しくない。2型糖尿病がこれほどまん延したのは1980年代になってからのことだ。だから、この疾患に関わるほとんどのインシデントを予防するためには、一世代前の生活習慣を取り戻せばいいだけなのである。

事実②「2型糖尿病は糖の摂りすぎで起こる」

根本的に、「**2型糖尿病とはインスリンの過剰分泌によって起こる疾患である**」という

図0-1 体内に糖が入ると起きる反応

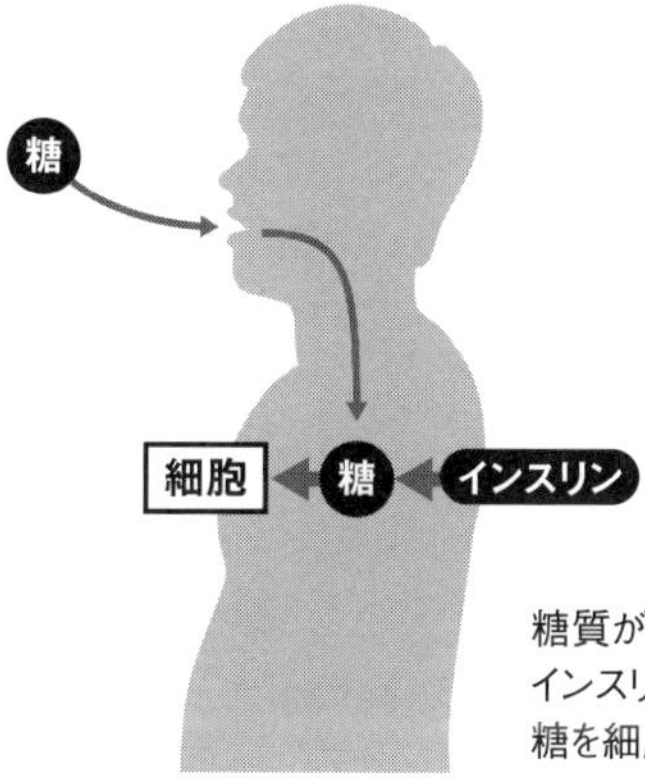

糖質が摂取されると
インスリンが分泌され、
糖を細胞に取りこませる。

ことができる。

糖を摂りすぎると体がインスリンを過剰に分泌する。この疾患の問題点をそのようにとらえれば、解決法は自ずと明らかになる。「糖類」と「精製された炭水化物」(糖質)の摂取量を減らして、インスリンの分泌量を低くすればいいのだ。

糖が「細胞」に詰まっていく

自分の体が糖を入れる壺だとイメージしてみてほしい。生まれたとき、壺はまだ空の状態だ。

そこから数十年、糖類や精製された炭水化物を食べつづけると壺はいっぱいになる。すると、次に食事をして糖が壺に入ると、すでに満杯の状態の壺から糖が溢れ出す。

これと同じことが体の中で起こっている。**糖質を摂ると、体は糖を細胞の中に取りこむために「インスリン」というホルモンを分泌する。**細胞はそうして取りこまれた糖をエネルギーとして使う。

糖を十分に燃焼させないと、何十年と経つうちに細胞はいっぱいになり、それ以上の糖を取りこむことができなくなる。すると、次に糖質を食べたときにインスリンが分泌されても、すでに糖でいっぱいの状態の細胞に新たに糖を取りこむことはできないので、糖は血液中に排出される。すると、糖はグルコース（ブドウ糖）というかたちで血液中を流れるようになる。

このグルコースが多すぎる状態――つまり高血糖の状態――が、2型糖尿病の初期症状だ。

血液中にグルコースが多すぎると、インスリンが分泌されても糖を細胞の中に取りこむことができない。

このとき、体は「インスリン抵抗性」〔訳注：インスリンが効かない状態〕を発現しているのだが、問題なのはインスリンそのものではなく、細胞がすでにグルコースでいっぱいの状態であることだ。

血糖値が高いことは問題の一部にすぎない。血液中のグルコースが多いことと、細胞にグルコースが詰めこまれすぎていることの両方が問題なのだ。**つまり2型糖尿病とは、体全体にグルコースがありすぎるときに出る症状なのである。**

やがて細胞は「限界」を迎える

血中にグルコースが多いと、体はインスリン抵抗性を克服しようとさらに多くのインスリンを分泌する。インスリンは血糖値を正常な値に戻そうとして、すでに満杯状態の細胞にさらにグルコースを詰めこもうとする。

いったんはそれでうまくいくものの、血糖値が高いという根本的な問題に対処しているわけではないので、効果はあくまで一時的なものだ。**体の中の過剰な糖を血液から細胞に移しただけであり、それによってさらにインスリン抵抗性が高くなってしまう。**

ある時点までくると、インスリンをさらに分泌しても、体はグルコースを細胞の中に取りこむことができなくなる。

スーツケースに荷物を詰める場面を想像してみてほしい。

初めは、空のスーツケースに難なく洋服を詰めることができるだろう。だが、スーツケースがいっぱいになってしまうと、Tシャツをあと2枚押しこむのも難しくなる。ここまでくると、もはやスーツケースを閉めることはできない。いってみれば、このとき、スーツケースは洋服に抵抗していることになる。細胞が糖で溢れている状態は、まさにこのスーツケースの状態によく似ている。

スーツケースが満杯になってしまうと、あなたはあと2枚のTシャツを無理やり押しこもうとするだろう。だが、それも一時的にしかうまくいかない。なぜなら、スーツケースに洋服を詰めこみすぎているという根本的な問題を解決しているわけではないからだ。スーツケースにさらにTシャツを詰めこもうとすると、問題――ここでは荷物抵抗性と呼ぼう――はさらに悪化するだけだ。**よりよい解決法は、スーツケースから洋服を何枚か取り出すことだろう。**

糖が「目」や「心臓」に行き着く

過剰なグルコースを取り除かないと体には何が起こるだろうか。

まず、細胞にもっと多くのグルコースを取りこもうと、体はインスリンを分泌しつづける。だが、それによってインスリン抵抗性がさらに高まることになり、悪循環に陥る。抵抗性が高くなるとともに増えていくインスリンの分泌量が、もうこれ以上増やすことがで

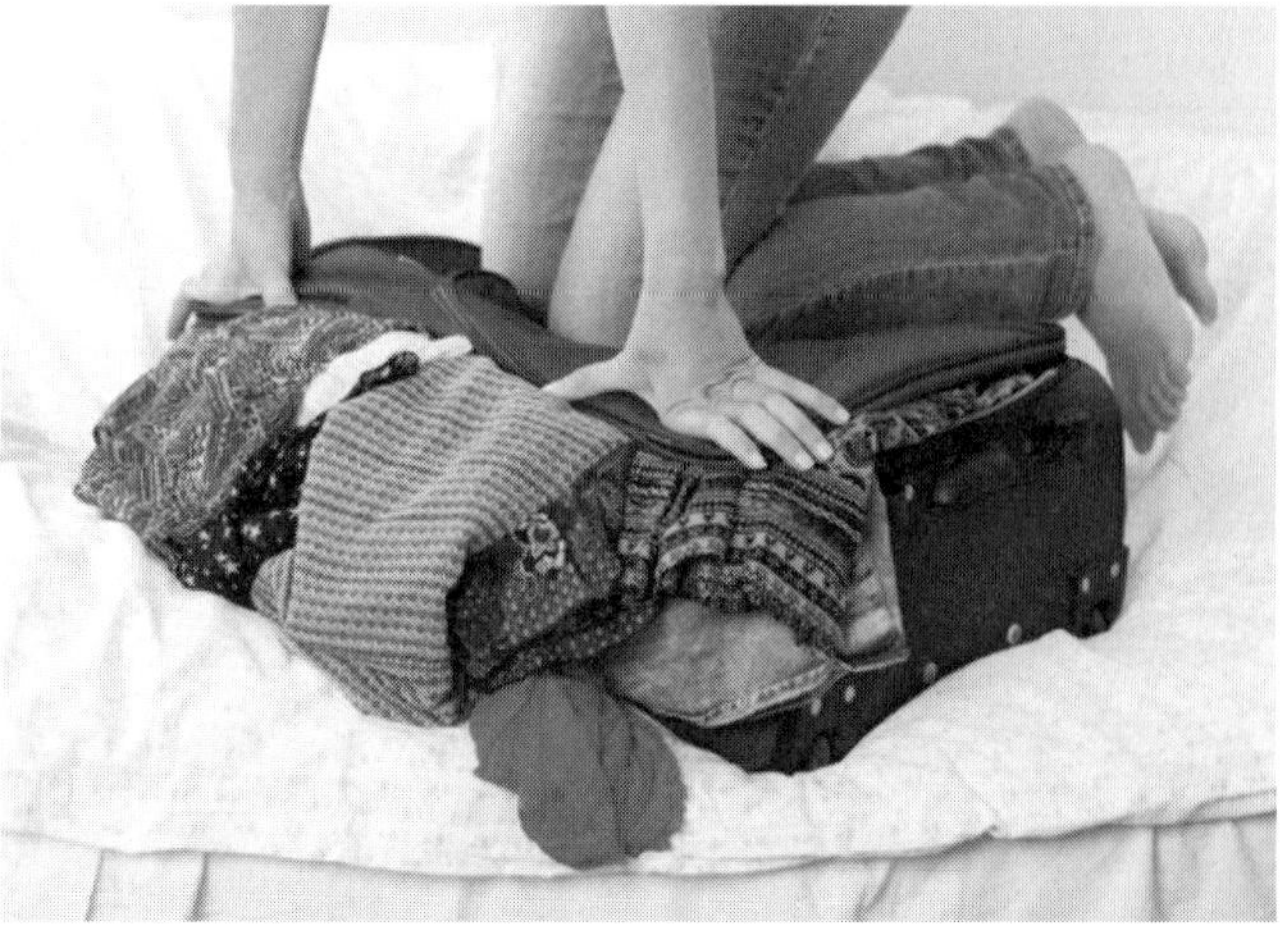

きない値までくると、「血糖値スパイク」［訳注：短時間に起こる異常な血糖値の上昇］が起きる。このとき、医者から2型糖尿病と診断されることが多い。

医者は血糖値を下げるためにインスリンの投与（！）や、メトホルミンという薬を処方するなどの治療を施すだろうが、こうした薬は残念ながら体から過剰なグルコースを取り除くものではない。ただ、血液からグルコースを取り除き、体の別の部分に詰めこむだけだ。

やがて、グルコースは腎臓、神経、目、心臓などの臓器に運ばれ、そこで別の問題を引き起こす。根本にある問題はむろん、何も解決されていない。

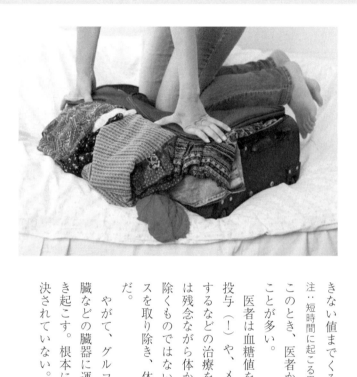

糖が溢れ出している壺のイメージを思い出してほしい。

糖はいまだに溢れ出ている。インスリンはグルコースを血液から体のほかの部分に移しただけだ。血糖値は数値を目で見て確認することができるが、体のほかの部分は目に見えない。

ここでさらに食事をすると、グルコースは血液中に排出されたあと、体のほかの部分に詰めこまれる。洋服を詰めこみすぎたスーツケースを想像しようが、糖で溢れた壺のことを想像しようが、要は同じことが何度も繰り返されるということだ。

体にグルコースを取りこもうとすればするほど、抵抗性を克服するためにより多くのインスリンが必要になる。だが、そうして分泌されたインスリンが、さらに抵抗性を高めることになる。細胞もどんどん膨れ上がっていく。体が作りだせるインスリンの量が限界に達すると、薬の力が必要になる。初めは1種類だけだったのが、そのうち2種類、3種類となり、薬の量がどんどん増えていく。

じつは、血糖値を一定に保とうとして薬の量を増やせば増やすほど、糖尿病は悪化していく。

「血糖値」が下がっても糖尿病は悪化する

インスリンを投与すれば血糖値は下がるが、糖尿病は悪化する。血液中のグルコースをすでに満杯状態の細胞に詰めこんでいるだけだからだ。糖尿病がよくなっているように見えるかもしれないが、実際には悪くなっている。

医者はまるでイリュージョンのように治療がうまくいったことを喜ぶかもしれないが、患者は実際には悪くなっているのだ。

薬物治療を行っても糖尿病が悪化すると、心臓発作、うっ血性心不全、脳卒中、腎不全、手足の壊疽《えそ》、失明といった症状を引き起こす。すると医者はこう言う。「糖尿病は慢性的で進行性の疾患ですから」

こんな喩え話はどうだろう。家をきれいに見せるために、ゴミを捨てるのではなくベッドの下に隠すとしよう。ベッドの下がゴミでいっぱいになったら、今度はクローゼットの中に隠せばいい。見えないところなら、ほかの場所でも構わない。地下室でも、屋根裏部屋でも、お風呂場でも。

だが、そうやってゴミを隠しつづけていると、そのうちゴミは腐りはじめ、ひどい臭気を放つようになる。ゴミは隠すのではなく捨てなければならない。

洋服を詰めこみすぎたスーツケースの場合も、ゴミでいっぱいの家の場合も、解決策は明らかだ。過剰なグルコースが過剰なインスリン分泌を招く場合も、解決策は言うまでもない。取り除けばいいのだ！

だが、２型糖尿病の標準的な治療は、グルコースは取り除くのではなく隠せばいいという、先に挙げた喩え話と同じ間違った論理で行われている。

血液中の過剰なグルコースが有害だとわかっているのに、体の中に過剰なグルコースがあることが有害であると考えないのはなぜなのだろう。

事実③「2型糖尿病は全身の臓器に影響を与える」

10年あるいは20年と経つうちに、過剰なグルコースが体にたまっていくとどんなことが起こるだろうか。体中の細胞が傷つきはじめる。それが、ほかの疾患と違って糖尿病がすべての臓器に影響を与えるといわれる所以だ。

目が傷つき失明にいたる。腎臓が傷つき透析が必要になる。心臓が傷つき心臓発作や心不全を起こす。脳が傷つきアルツハイマー病になる。肝臓が傷つき脂肪肝や肝硬変になる。足が腐り糖尿病性足病変が起こる。神経が傷つき糖尿病神経障害が起こる。

その影響は、全身におよぶ。

薬を飲んでも体にたまった有害な糖が排出されるわけではないので、標準的な薬物療法では臓器不全の進行を防ぐことはできない。

複数の国の複数の機関が行った7つのランダム化されたプラセボ（偽薬）対照試験でも、「血糖値を下げる標準的な薬物治療では、糖尿病患者の主な死因である心臓疾患を減らすことはできない」と証明されている。

私たちは血糖値を下げる薬が人々を健康的にしていると思いこんでいるが、それは誤りだ。「薬では糖尿病は治らない」という真実を、私たちは直視してこなかったのだ。

事実④「薬を飲まなくても2型糖尿病はよくなる。予防もできる」

2型糖尿病は体内に過剰な糖があることで起こる疾患だと理解しさえすれば、解決法は明らかだ。糖を取り除けばいい。隠してはいけない。取り除くのだ。

それには、ふたつの方法しかない。

①「糖の摂取」を控える

②余った糖を「燃焼」させる

以上。それだけだ。

この方法の利点は何かって？　日常的に行えることと、お金がかからないことだ。薬は飲まなくていい。糖も摂らなくていい。だからコストはまったくかからない。

ステップ①「糖の摂取」を控える（過度の「たんぱく質摂取」も同様）

まずやることは、食事から「糖類」と「精製された炭水化物」（糖質）を抜くことだ。添加糖は栄養学的にはまったく意味がないので、取り除いても安全性に問題はない。糖が鎖のように長くつながった複合糖質や、小麦粉のように高度に精製された炭水化物は、素早く消化されてグルコース（ブドウ糖）となる。だから、最もいい方法は白い小麦粉から作られたパンやパスタ、白いご飯やイモ類の量を制限することだ。

「たんぱく質」については、摂りすぎはいけないが適度に摂るべきだ。

肉などの食事に含まれるたんぱく質は、消化されるとアミノ酸に分解される。適量のたんぱく質は健康には欠かせないが、過剰なアミノ酸は体内に蓄積できないので、肝臓がそれをグルコースに変えてしまう。

つまり、**たんぱく質を摂りすぎると体に糖が増えることになる**。だから、プロテイン飲料、プロテイン・バー、プロテイン・パウダーなど、高度に加工されて濃度が高くなったものは避けたほうがいい。

食事に含まれる「脂質」はどうだろう。

アボカド、ナッツ類、オリーブ油などに含まれる天然油脂——地中海ダイエットの定番だ——は、血糖値もインスリン値もほとんど上げないし、心臓病にも糖尿病にも効果があるといわれている。卵やバターも、天然油脂を摂るにはいい食材だ。

こうした食べ物にはコレステロールが含まれていることが多いが、体に悪い影響はないことがわかっている。

食事に含まれる脂質は2型糖尿病や心臓病を引き起こすものではない。**それどころか、脂質を摂ると糖を摂らなくても満腹感を得ることができるのでありがたい。**

糖の摂取を控えること。加工されていない天然の食物をそのまま食べること。精製された炭水化物を控え、適度なたんぱく質を摂り、天然油脂を多く含んだ食事をしよう。

ステップ②「体内の糖」を燃やす

運動——筋トレでも有酸素運動でも——も2型糖尿病には有効だが、糖尿病をよくするという観点からすると、食事療法よりもはるかに効果は低い。

体の中の糖を燃焼させる最もシンプルで確実な方法は「**ファスティング**」だ。

ファスティングとは、たんに食べないということだ。食事をしないことがすなわち、ファスティングである。

食事をすると、体は食べ物からエネルギーを摂りこむ。ファスティングをすると、体は食べ物から摂りこんで蓄えておいたエネルギーを燃やす。このとき、最も簡単に燃やせるエネルギーがグルコースだ。だから、ファスティング期間を長くすれば、それだけ体は余分な糖を燃やすことになる。

辛い方法のように聞こえるかもしれないが、ファスティングは最も古くから行われてきた食事療法で、これまで人類が何の問題もなく実践してきた方法だ。

投薬治療をしていれば医者にいろいろと質問することと思うが、彼らが言っているのも、要はこういうことだ。

「食事をしなければ血糖値は下がりますか?」「もちろんだ」

「食事をしなければ体重は減りますか?」「もちろんだ」

それなら、ファスティングには何か問題があるだろうか? 私にはそうは思えない。

糖を燃焼させるには、24時間のファスティングを週に2、3回するといい。ほかにも16時間のファスティングを週に5、6回実践するという方法もある。

2型糖尿病をよくする方法がこれでわかったことだろう。

あとは偏見にとらわれず、この新しいパラダイムを受け入れ、従来の方法を疑う勇気をもつだけだ。初歩的な知識がわかったのだから、あとは実践あるのみ。

だが、2型糖尿病がこれほどまでにまん延した理由を理解し、効果的に自分の健康をコントロールする方法を知るには、ぜひこの先を続けて読んでもらいたい。

グッド・ラック！

糖脂肪　目次

第4部 現在の治療法の問題点
「効果がある」とは思えない方法が定着している

第5部

2型糖尿病にならない体

医師として「いい」と断言できる改善法と予防法

装丁　井上新八
本文デザイン・DTP　荒井雅美（トモエキコウ）
翻訳協力　株式会社リベル
編集協力　株式会社鷗来堂
編集　梅田直希（サンマーク出版）

本文中の数字のルビは原注（https://www.sunmark.co.jp/book_files/pdf/4127-9tounyou.pdf で閲覧可）と対応している。

第1部

糖尿病患者の急増

それはまるで、世界が糖で覆われたかのよう

1章 「甘い尿」のパンデミック

人類史上、考えられないほどの広がり

2016年に世界保健機関（WHO）が糖尿病に関する初のグローバル報告書を発表したが、その内容は事態の深刻さを物語っていた。

糖尿病は危機的な広がりを見せていた。1980年からわずか数十年の間に、世界中で糖尿病に苦しむ人の数が4倍に跳ね上がったのだ。

昔からある疾患が21世紀にこれほど急増したのは、なぜなのだろうか。

「紀元前1550年頃」の糖尿病

糖尿病は何千年も前からある疾患だ。

「排尿の回数が多い」という症状についての記録が残る最も古い文献は、紀元前1550

年頃に書かれた古代エジプトの医療書『エーベルス・パピルス』だ。[1]

同じ頃の古代インドの文献では〝madhumeha〟という疾患について書かれており、これはざっくり訳すと〝甘い尿〟という意味である。[2]

この疾患にかかった人は不思議なほどやせ衰えていく。特に子どもにそういう症状が多くみられた。やせていくのを止めようとして食べ物を食べつづけても効果はなく、糖尿病は不治の病といわれた。

不思議なことに患者の尿にアリが集まるのだが、それは尿がおかしいくらいに甘いからだった。

紀元前250年、ギリシャ人医師であるメンフィスのアポロニウスがこの症状を〝多尿症〟と名づけたが、当時これは頻尿のことだけを意味していた。

1675年になってトーマス・ウィリスが〝はちみつのように甘い〟という意味の言葉をこれに付け加えた。この言葉が示すように、糖尿病（diabetes mellitus）は希少疾患の尿崩症（diabetes insipidus）とは異なる。脳の外傷が主な原因である尿崩症も多尿の症状があるが、尿は甘くない。よく言ったもので〝insipidus〟とは「味がない」という意味だ。

「尿」を舐めて診断していた

1世紀頃、ギリシャ人医師であるカッパドキアのアレタイオスが1型糖尿病の典型的な症状を「肉や手足が尿に溶け出す」と表現した。糖尿病を治療しないままにしていると起こる症状の特徴を、この言葉はよくとらえている。

多尿になると体のすべての組織がやせ細る。患者はいくら食べても体重が増えない。効果的な治療法もないので「糖尿病を患っている人の寿命は短く、みじめで、辛いものである」と、アレタイオスは述べている。一度罹患すると、患者は確実に死にいたった。

当時は病にかかった患者の尿を舐め、甘いかどうかで診断していたという。

1776年、イギリスの医師マシュー・ドブソンが、尿が甘く感じるのは糖のせいであることを突きとめた。**また、尿だけでなく血液も甘いことがわかった。**こうして糖尿病というものが徐々に解明されていったのだが、治療法はまだわからなかった。

1797年になると、スコットランドの軍医ジョン・ロロが、初めて成功する見込みのありそうな治療法を考えだした。「肉のみを食べつづける」という食事療法で、糖尿病患者が著しく回復することを発見したのだ。

それまでの糖尿病患者の末路は悲惨なものだったので、この治療法は画期的だった。極度に炭水化物を減らしたこの食事療法が、世界で初めての糖尿病の治療法となったのである。

戦争で「尿中の糖」が減った

これとは対照的に、フランスの医師ピエール・ピオリーは、「尿に排出されてしまう糖を補うために多量の糖分を摂るべきだ」と糖尿病患者にアドバイスした。当時は論理的な治療法と考えられたが、うまくはいかず、不運にもこのアドバイスに従った糖尿病の同僚は亡くなってしまった。[3]

だが、この結果は、のちの世でも行われることになる高炭水化物の食事を推奨する間違ったアドバイスが、2型糖尿病を治療するうえでいかに恐ろしい結果を招くかを予言していたともいえる。

近代糖尿病学の父といわれるフランス人医師アポリネール・ブーシャルダは、1870年に勃発した普仏戦争によって断続的に食糧不足が起こった結果、尿に排出されるグルコース（ブドウ糖）が減ったことを発見し、独自の食事療法をあみだした。彼は著書『糖尿あるいは糖尿病について（Glycosuria or Diabetes Mellitus）』のなかで、「糖とでんぷんを多く含んだ食物を食べてはいけない」という食事療法の基本的な考え方を述べている。

1889年には、フランスのストラスブール大学のジョセフ・ヴォン・メーリング博士とオスカル・ミンコフスキー博士が、「犬の膵臓」を摘出する実験を行った。膵臓は胃と腸の間にあるコンマ（,）のような形をした臓器だ。すると、犬の排尿の回数が増え、メーリング博士はそれが糖尿病による症状であると即座に見抜いた。尿の検査をしてみると、糖分の値が高いことが確認された。

1910年、内分泌学（ホルモンの研究）を確立したとされるエドワード・シャーピー＝シェーファーが、「インスリンというホルモンが不足することが糖尿病の原因である」と提唱した。インスリンという言葉はラテン語の〝insula（島）〟からきているが、膵臓の内部にあるランゲルハンス島でこのホルモンが生成されることから、そう名づけられた。

食事を「コーヒー」と「ウイスキー」のみにしたら糖尿病が治った

20世紀になると、糖尿病の有効な治療法がなかなか見つからないなか、アメリカの著名な医師フレデリック・マディソン・アレンとエリオット・ジョスリンが、徹底的に食事を管理する方法を積極的に広めるようになる。

アレン医師は、「糖尿病とは過食によってインスリンを出しつづけなければならない状況に膵臓が耐えられなくなることで起こる疾患だ」と考えた。[4]

そこで、彼は膵臓を休ませるために〝アレン式飢餓療法〟をあみだした。これはカロリーを厳しく制限（1日1000キロカロリー）するとともに、炭水化物も制限（1日10グラム未満）する食事療法だ。患者を入院させ、朝の7時から夜の7時まで2時間ごとにウイスキーかブラックコーヒーのみを与えるようにした。これを尿から糖分が検出されなくなるまで続けた。なぜウイスキーが与えられたのだろうか。医学的にはたいした意味はなく、「飢餓状態に置かれたときに患者がリラックスできるから」だったという。[5]

患者には、それまでの治療法では見られなかった変化が現れた。まず、彼らの糖尿病はすぐに、まるで魔法のようによくなった。だが、そのうち彼らは飢餓性衰弱したという。要は餓死したということだ。

当時は1型糖尿病と2型糖尿病の違いがまだわかっていなかったので、アレン医師の治療法の効果はなかなか確かめられなかった。

1型糖尿病の患者は異常なほど体重が軽い子どもが多く、2型糖尿病の患者は体重が重すぎる大人がほとんどだった。カロリーを極端に減らしたアレン医師の食事療法は、栄養失調である1型糖尿病の患者には危険な方法にもなりうる（1型と2型の違いについては2

章で詳述)。

だが、1型糖尿病は治療しなければ死にいたるため、当初は治療しないよりもいいのではないかと考えられた。アレン医師のことを悪しざまに言う人は彼の治療を〝飢餓療法〟と呼んだが、それでも1921年にインスリンが発見されるまで、この方法が最善の治療法、食事療法と広く考えられていた。

エリオット・ジョスリン医師は、ハーバード・メディカル・スクールで学位を取得したあと1898年にボストンで開業し、アメリカ初の糖尿病専門医となった人である。

彼の名を冠したハーバード大学のジョスリン糖尿病センターは、いまでも糖尿病に関する世界一の機関といわれているし、彼の著書『糖尿病の治療法(The Treatment of Diabetes Mellitus)』は糖尿病治療のバイブルともいわれている。ジョスリンは歴史上最も有名な糖尿病専門医といっていいだろう。

ジョスリン医師は糖尿病の患者をたくさん亡くしてきたが、アレン医師の治療法を取り入れることでたくさんの患者を救ってもきた。1916年には「一時的に栄養失調の状態にすることが糖尿病の治療に有効だということは、この2年間のファスティング実験で明らかだ」と述べている。[6]

実験に参加した誰の目からみても効果は明らかだったので、そのことは証明する必要すらないと彼は考えていた。

平均余命が「33年8か月」延びた

1921年、トロント大学において、フレデリック・バンティング、チャールズ・ベスト、ジョン・マクラウドが初めて「インスリン」を発見した。

彼らはジェームズ・コリップとともに牛の膵臓からインスリンを抽出してそれを純化し、1922年に初めて患者に投与した[7]。

14歳で1型糖尿病を患っていたレオナルド・トンプソンは、インスリンの投与を始めた頃は29キロしか体重がなかったが、投与を開始すると、糖尿病の症状や兆候はあっという間になくなり、すぐに標準体重にまで回復した。

そこで、さらに6人の患者に治療を施すと、全員が見事に回復した。糖尿病と診断された10歳児の平均余命も16か月から35年へと延びたのである![8]

アメリカの製薬会社であるイーライリリー社は、トロント大学と提携して、この画期的な薬であるインスリンを商業販売することにした。特許は誰もが無料で使えるようになっていたため、全世界がこの世紀の大発見の恩恵を受けることができた。
1923年には、2万5000人もの患者がインスリン投与による治療を受けるようになり、バンティングとマクラウドはノーベル生理学・医学賞を受賞した。

世界は色めき立った。インスリンの大発見により、糖尿病はとうとう治療できる疾患になったと多くの人が考えた。

1958年にはイギリスの生化学者フレデリック・サンガーが人間のインスリンの分子構造を解明してノーベル化学賞を手にし、インスリン・ホルモンの生合成と商業生産への道も開かれた。

インスリンの発見により19世紀に行われていた食事療法は陰りをみせ、広く不評を買うようになっていった。だが、残念なことに、糖尿病の話はここで終わらなかった。

すぐに糖尿病には違う型があるということが判明した。1936年、ハロルド・パーシバル・ヒムズワースが、インスリン感受性に基づいて糖尿病の分類を行った。[9]

彼は、患者のなかでもインスリンの効果に非常に敏感な人と、そうでない人がいることに気づいた。インスリンの感受性が低いグループにインスリンを投与しても、思ったような効果が出ない。血糖値は下がらず、インスリンが効いていないようだった。

1948年、ジョスリンは「インスリン抵抗性があるためにインスリンが効かない人が大勢いるのではないか」と考えるにいたった。[10]

「脂質」を避けたために炭水化物摂取が増えた

1950年代になると、見かけは健康そうなアメリカ人が心臓発作を起こすことが加速度的に増えていった。

人はどんなときも悪者を見つけたがる。このときは食事に含まれる「脂質」がその役割を負わされた。

「食事に含まれる脂質が血中のコレステロール値を上げ心臓病を引き起こす」という誤った説が信じられるようになった。医師たちは低脂質の食事を勧め、脂質を避けようという気運が高まった。

当時はわかっていなかったが、脂質を制限すると、しぜん満腹感を得るために炭水化物の摂取を増やすことにつながり、それがよくなかったのだ。先進国では、炭水化物は高度に精製されていることが多い。

1968年、アメリカ政府は飢餓と栄養失調についての全国的な調査を行い、その問題の解決策を打ち出した。１９７７年には『米国の食事目標』という報告書がまとめられ、これが１９８０年に公表された『米国人のための食生活指針』へとつながった。

この指針ではいくつかの具体的な食事目標が掲げられており、たとえば食事に含まれる炭水化物の割合を55～60％にし、カロリーに含まれる脂質の割合を40％から30％に減らすようにと書かれていた。

低脂質の食事はもともと心臓病や脳卒中を減らすために提唱されたものだったが、最近のエビデンスでは心血管疾患と食事から摂る脂質との関連性は否定されている。アボカド、オリーブ油など高脂質の食品には、現在では心臓にいいといわれる一価あるいは多価不飽和脂肪酸が含まれている（２０１５年に公表された『米国人のための食生活指針』では、脂質を制限するのが健康的な食事であるという記述は削除されている）[11]。同じく、天然油脂や飽和脂肪酸と心疾患の関連性も否定されている。[12]トランス脂肪酸などの人工的な飽和脂肪酸は有害であるという見解で一致しているが、肉やバター、クリーム、チーズなどの乳製品に含まれる天然脂肪は害がないとされている――これらの食品は大昔から人間が口にしてきたものだ。

効果も確かめられないまま低脂質、高炭水化物の食事法が広がった結果は、思わぬもの

だった。肥満率が上昇に転じ、そこから上がりつづける一方となったのだ。

太るのに「健康食」と喧伝されるように

1980年の『米国人のための食生活指針』で、ピラミッド型をしたあの悪名高き食事バランスガイドが、根拠もないまま華々しく公表された。

以前は〝太るもと〟といわれていた炭水化物が、科学的なエビデンスもないのに、健康的な全粒穀物として生まれ変わったのだ。

ピラミッドの土台を成す食品——毎日食べるべきとされた食べ物——にはパン、パスタ、ジャガイモが含まれていた。これらは、かつては太らないために避けるべきといわれていた食品だ。血糖値とインスリン値を最も上げる食品である。

次ページの図1－1からわかるように、肥満が急激に増加している。さらに、図1－2が示すように、その10年後から糖尿病が肥満率の上昇にともなって増えはじめている。年齢調整をしたあとの罹患率をみても、著しい上昇がみられる。

1980年には、全世界で1億8000万人が糖尿病を患っていた。それが2014年になると、その数は4億2200万人にまで膨れ上がっている。[14]

図1-1 ▌「食事バランスガイド」が導入されてからのアメリカの肥満率の推移[13]

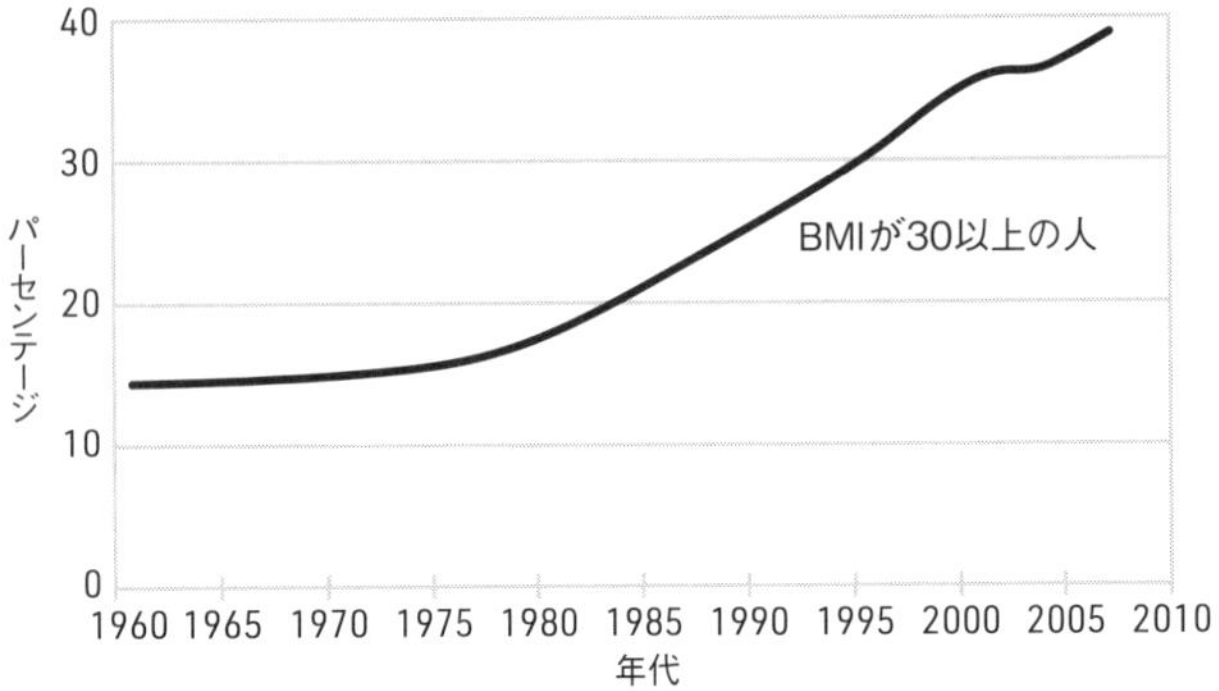

図1-2 ▌アメリカの糖尿病患者数の増加[16]

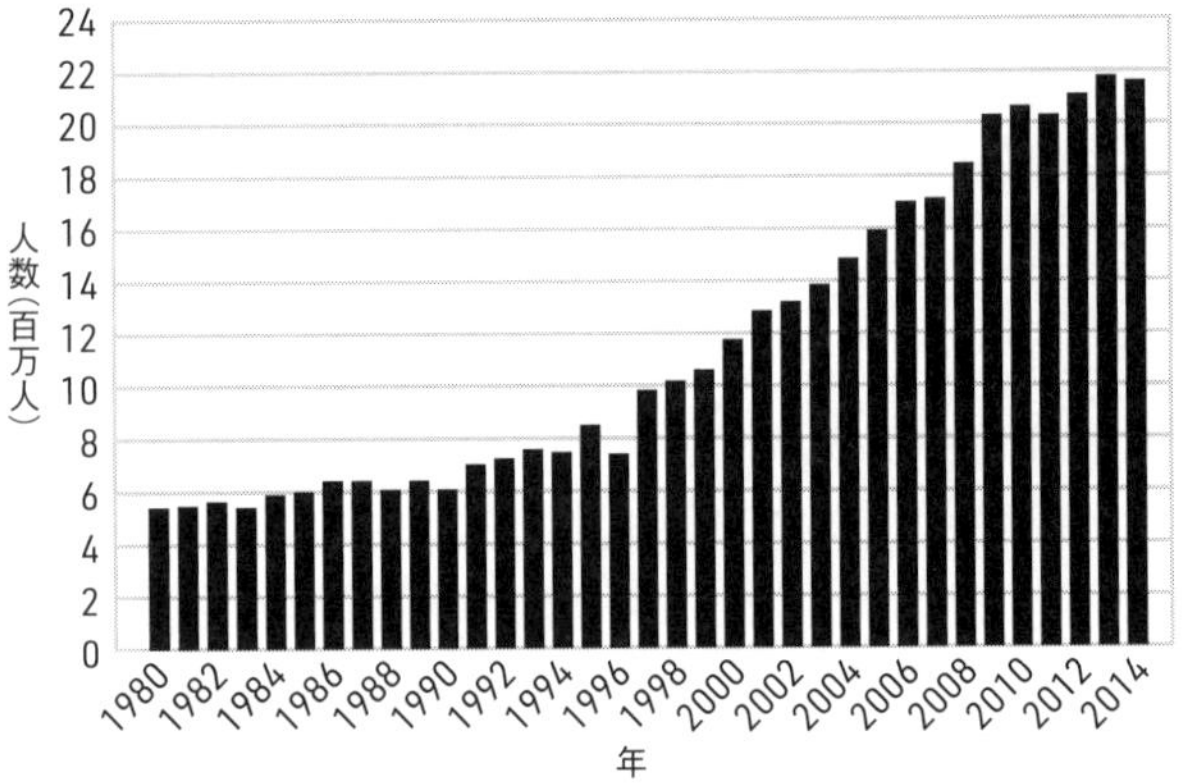

もっと心配なのは、増加が収まる気配がないということだ。

「糖尿病とその予備群」がそうでない人より多い――人類史上初の事態

糖尿病は性別、年齢、人種、教育レベルにかかわらず著しく増加してきた。2型糖尿病は若者にもみられる。かつては1型糖尿病の患者しかいなかった小児科も、いまでは2型糖尿病を患っている肥満の子どもで溢れかえっている。[15]

この現象は北米だけでなく世界中で起こっているが、糖尿病を患っている大人の80％近くは発展途上国に暮らしている人だ。[17] 糖尿病の罹患率は低所得国あるいは中所得国で最も急激に増えている。日本では、新しく糖尿病に罹患する人の80％が2型糖尿病といわれている。

糖尿病は、特に中国で激増している。2013年には11・6％の成人が2型糖尿病に罹患していると推定され、長い間トップの座にあったアメリカの11・3％を上回った。[18] 2007年以降、中国で新たに糖尿病と診断された人の数は2200万人にのぼる――オーストラリアの人口に匹敵する数字だ。

1980年に中国で2型糖尿病と診断された人がわずか1％だったことを考えると、この数字はさらに衝撃的だ。恐ろしいことに、わずか一世代で11・6倍も糖尿病の罹患率が上がったのだから。国際糖尿病連合は、2040年には全世界で10人に1人が糖尿病に罹患するだろうと予測している。[19] これはけっして看過できない問題だ。

アメリカでは成人の14・3％が2型糖尿病を発症し、38％が境界型糖尿病（いわゆる糖尿病予備群）であるので、あわせて52・3％が糖尿病ということになる。つまり、**歴史上初めて、糖尿病の人が糖尿病でない人の数を上回ったことになる。**

境界型糖尿病や糖尿病であるのが、現代では普通のことになってしまった。

2型糖尿病の罹患率が増えたのがここ40年であることを考えれば、これがたんに遺伝の問題や加齢によるものではなく、生活習慣が問題であることを明らかに物語っている。

糖尿病治療費は「1国」がつぶれる金額

2012年、アメリカでは糖尿病の医療費と糖尿病にともなう生産性の低下による損失額の合計が、2450億ドルにのぼると試算された。[20]

糖尿病の治療とそれにともなう合併症の医療費は、糖尿病以外の医療費の2倍から5倍に相当する。すでにWHOでは、**全世界の年間の医療費予算の15％が、糖尿病関連の疾患の治療に費やされている**と試算した。これは、1国が破綻してしまうほどの数字だ。

経済コストや社会コストの高さ、増えつづける罹患率、さらに発症の低年齢化などを考えると、肥満と2型糖尿病はまさに今世紀における流行病といっていいだろう。皮肉なことに、医学知識や技術が大幅に進歩したにもかかわらず、糖尿病は1816年時点よりもはるかに大きな問題となっている。[21]

1800年代には、ほとんどが1型糖尿病だった。ほぼ命は助からない疾患ではあるが、発症する人は少なかった。それが2016年になると、1型糖尿病の人は糖尿病患者の10%未満。2型糖尿病が圧倒的に多く、地域に関係なく患者は増えつづけている。

2型糖尿病の患者はほとんどが太りすぎか肥満であり、糖尿病の合併症に苦しむことになる。インスリンの投与やそのほかの最新の治療法によって血糖値を下げることはできるが、血糖値を下げるだけでは、たとえば心臓疾患、脳卒中、がんなどの糖尿病による合併症を防ぐことはできない。

天然痘、インフルエンザ、結核、AIDSなどほかの疾患はいまではコントロールできるようになったが、糖尿病による合併症の罹患率は危機的なまでの上昇をみせている。

ここでまた、こんな疑問が湧く。

「なぜ私たちは2型糖尿病の広がりを食い止めることができないのだろう?」

「2型糖尿病を発症する子どもの数を減らすことができないのはなぜだろう?」
「なぜ私たちは糖尿病が体を蝕むのを阻止することができないのだろう?」
「なぜ私たちは糖尿病による心臓発作、脳卒中、失明、腎疾患、手足の壊疽を防ぐことができないのだろう?」
「この疾患が発見されてから3000年も経つというのに、なぜいまだに治すことができないのだろう?」

それは、私たちが2型糖尿病という疾患を根本から誤解しているからだ。

成功する可能性のある合理的な治療法を考えるためには、正しく理解するところから始めるしかない。この疾患の根本原因——医学用語でいえば病因——を理解しなければならない。

2型糖尿病の病因は何か。それがわかれば私たちは前に進める。

さあ、そこから始めよう。

2章

2種類の糖尿病

1型糖尿病と2型糖尿病

糖尿病はメタボリック症候群の一種で、慢性的に血糖値が高くなる「高血糖症」(hyperglycemia) が特徴である。接頭辞の〝hyper〟は〝過剰な〟という意味で、接尾辞の〝emia〟とは〝血中の〟という意味である。つまり、高血糖症とはその名のとおり**〝血中のグルコース（ブドウ糖）が過剰〟**であることを意味している。

大きく分けて糖尿病には4種類ある。1型糖尿病、2型糖尿病、妊娠糖尿病（妊娠にともなう高血糖）、その他である。[1]

2型糖尿病がとびぬけて多く、90％を占めている。妊娠糖尿病は妊娠により引き起こされるものなので慢性的な疾患ではないが、将来2型糖尿病を発症するリスクが高くなる。妊娠期間が終わっても高血糖の状態が続くようなら、改めて1型、2型、あるいはその他の糖尿病かどうか診断する必要がある。

図2－1に示すその他の糖尿病は、極めて稀な疾患だ。本書では妊娠糖尿病とその他の糖尿病については扱わない。

糖尿病の症状は「頻尿」や「のどの異常な渇き」

どのタイプの糖尿病にもみられるのは高血糖症、つまり血中のグルコース（ブドウ糖）の濃度が高いという症状だ。

腎臓が再吸収できる量を超えるグルコースが血液中にあると、グルコースは尿中に排出されるようになり、尿の回数や量が増えたり、のどが異常に渇いたりするようになる。

グルコースが慢性的に排出されるようになると、急激に体重が減ったり、食欲が増したりする。糖尿病の典型的な症状をまとめると次のようになる。

図2-1 糖尿病の種類

1型糖尿病
2型糖尿病
妊娠糖尿病
その他 ――遺伝子の異常によるもの ――膵外分泌疾患によるもの ――薬剤や化学物質によるもの ――感染症によるもの ――内分泌疾患によるもの

・のどが渇く
・尿の回数が増える
・食べているのに急激にやせる
・体重が落ちているのに食欲が増す
・体が疲れやすい

高血糖はすべての糖尿病に共通してみられる症状だが、特に1型糖尿病の人によくみられる。2型糖尿病の場合は、徐々に血糖値が上がっていく。2型糖尿病は自覚症状が出る前に血液検査で判明することが現在では多い。

症状が重い場合――ほとんどが1型糖尿病の場合だが――患者は「糖尿病性ケトアシドーシス」を発症することがある。これは、インスリンの絶対的欠乏によって、血液が危険なレベルまで酸性に傾いてしまうものだ。症状としては意識障害、速い呼吸、腹痛、呼気からのフルーツ臭、昏睡状態などがみられる。これらは緊急を要する事態で、**直ちにインスリンによる治療を行う必要がある**。

2型糖尿病が重症化すると、「高浸透圧性高血糖状態」を引き起こすことがある。高血糖から尿の回数が増え、それが深刻な脱水症状、発作、昏睡を引き起こし、死にいたることもある。2型糖尿病の場合、インスリンの分泌量は通常か高い値であるので、先のケトアシドーシスは起こらない。

こうして糖尿病と診断される

糖尿病は「ヘモグロビンA1C」（たんに「A1C」といわれることもある）の数値か「血糖値」によって診断される。

アメリカ糖尿病学会は2009年から診断基準としてA1Cを取り入れているが、A1Cを測るには食事を抜く必要もないし、1日のどのタイミングでも測定できるため、糖尿病の検査としては最も便利である。

ヘモグロビンA1C――3か月間の平均血糖値

「ヘモグロビン」とは、全身に酸素を運ぶ赤血球の中にあるたんぱく質のことだ。

赤血球の寿命は平均すると3か月程度で、この間にグルコースの分子がヘモグロビンと結合するのだが、グルコースと結合するヘモグロビンの数は血中のグルコースの量によって変わってくる。

血液検査をしてヘモグロビンと結合したグルコースの量を測定したものが、ヘモグロビ

図2-2 ▌ヘモグロビンA1Cによる糖尿病の診断基準

A1C	診断
＜5.7%	正常
5.7%-6.5%	境界型糖尿病
＞6.5%	糖尿病

ンA1Cだ。よって、A1Cは3か月間の平均血糖値を反映するものである。

北米ではA1Cはパーセンテージで表されるが、イギリスやオーストラリアでは「モル」という単位で表されている。アメリカ糖尿病学会では、A1Cが5・7%未満を正常と定義しており、6・5%より多いと糖尿病だとされる(図2―2参照)。

境界型糖尿病とは糖尿病へ移行する前の段階で、「血糖値が異常に高いが、糖尿病と診断するほどではない」状態を指す(「糖尿病予備群」)。将来、2型糖尿病に発展するリスクが極めて高いことを示している。

A1Cが6・0~6・5%(42~48mmol/mol)の人は、今後5年間に糖尿病に発展するリスクが25~50%と予測されている。A1Cが5・0%(31mmol/mol)の人に比べると、リスクは20倍以上になる。[2]

図2-3 糖尿病の診断基準

空腹時血糖値>126mg/dL(7.0mmol/L)
OGTT2時間値>200mg/dL(11.1mmol/L)
A1C>6.5%(48mmol/mol)
高血糖の症状および随時血糖値>200mg/dL(11.1mmol/L)

血糖値――検査方法によって「見るべき数値」が変化

糖尿病診断に用いられるもうひとつの検査は、血糖値あるいは血漿ブドウ糖を測定する血液検査である。空腹時血糖値、あるいは経口ブドウ糖負荷試験（OGTT）による測定が行われる。

空腹時血糖値を測定する場合、患者は少なくとも検査前の8時間はカロリーを摂取してはならない。採血をして血糖値を測定し、126mg/dL（7・0mmol/L）より高ければ糖尿病と診断される。

OGTTを行う場合、患者は通常75グラムのブドウ糖が入った飲み物を飲むよう指示される。そのうえで2時間後に採血をし、血糖値を測定する。200mg/dL（11・1mmol/L）より高ければ糖尿病と診断される。

簡単で便利だという理由で、糖尿病の診断にあたっては空腹時血糖値の測定やOGTTに代えてA1Cを使うことが増えてはいるが、**どの検査も正確に測定できるので問題はない**。

場合によっては随時血糖値を診断に使うこともある。これは食事時間に関係なく、ランダムに採血して血糖値を測定するものだ。200mg／dL（11・1mmol／L）より血糖値が高いことに加え、ほかに症状があれば糖尿病と考えられる。

血糖値は「ホルモン」でコントロールされている

つねに血液内を循環しているグルコース（ブドウ糖）の総量は、驚くほど少ない。およそ「小さじ1杯程度」だ。グルコースは血中に浮かんでいるわけではなく、そのほとんどが細胞内にある。

血糖値は、極端に高かったり低かったりしないように、ホルモンによってしっかりとコントロールされている。糖をたくさん食べたときでさえ、様々なホルモンの作用によって、血糖値は一定の、ごく狭い幅に収まるようコントロールされる。

グルコースが腸から血液に吸収されると、膵臓内にあるランゲルハンス島の細胞からインスリン・ホルモンが分泌される。インスリンはグルコースを細胞内に取りこみ、エネルギーとして使えるようにする。

余ったグルコースは将来使うときのために肝臓に蓄積され、血糖値は正常な範囲を超えないよう保たれる。

1型糖尿病——全身の臓器に影響。心臓病リスクは10倍以上とも

1型糖尿病は、かつては「子どもの糖尿病」といわれていた。なぜなら、子どものうちに発症することがほとんどだったからだ。

たしかに、1型糖尿病と診断された患者の4分の3が18歳未満ではあるが、この疾患はどの年齢でも発症する。

ここ数十年、原因はわからないが世界中で1型糖尿病が増加しており、アメリカでは今後も年率5・3％で増えていくとみられている。[3]

ヨーロッパでは、現時点で、この新しいタイプの1型糖尿病が2005年から2030年にかけて倍に増えるとみられている。

1型糖尿病は「自己免疫疾患」である。つまり、体の免疫システムがインスリンを分泌する細胞を攻撃してしまうことによって起こる疾患だ。

患者の血液内にランゲルハンス島の細胞に対する抗体があることが検査でわかれば、自

己免疫反応が起こっているということになる。「時間とともにインスリンを生成する細胞が破壊されていって1型糖尿病となり、インスリンが極端に不足するようになる」のがこの疾患の典型だ。[4]

1型糖尿病には遺伝的素因が強く認められるが、自己免疫による細胞破壊がなぜ起こるのかはわかっていない。一定の季節によく診断されることから、感染症が引き金となって発症するのではないかとも考えられるが、はっきりした原因はまだわかっていない。

ほかにも要因として考えられるのは、牛乳、小麦たんぱく質への感受性が高いことや、ビタミンDの欠乏などである。1型糖尿病は、たとえばバセドウ病（甲状腺疾患）や尋常性白斑（皮膚疾患）など、ほかの自己免疫疾患とともに起こることも多い。

1型糖尿病はインスリンの絶対的な欠乏によって起こる疾患である。

だから、欠乏しているインスリン・ホルモンを十分に補うことが、治療成功の鍵となる。インスリンの投与という治療法の発見によって予後は劇的に改善し、糖尿病は治るようになったと多くの人が思った。

だが、話はハッピー・エンドでは終わらない。年数を経るにつれ、1型糖尿病の人はそうでない人に比べて、合併症を起こすリスクがはるかに高くなり、全身の臓器に影響をおよぼすようになる。

1型糖尿病の人は健康な人に比べて寿命が5年から8年短いし、心臓病になるリスクは10倍以上である。[5]

2型糖尿病――世界の9割以上の糖尿病患者はこちら

これまで2型糖尿病に悩まされてきたのは中高年だったが、世界的に子どもの間でも急速に広がりつつあり、[6]これには肥満の子どもが増えてきたことが影響している。[7]
ニューヨーク市のあるクリニックは、1990年から2000年にかけて、新たに糖尿病と診断した患者の数が10倍も増加したと報告しており、その半分が2型糖尿病だったという。[8]
2001年には、糖尿病と診断された若者のうち2型糖尿病だったのは3％未満だった。ところが10年後の2011年には、その割合が45％まで増えた。[9]
驚異的な広がりといっていいだろう。チーズが熟成されるよりも速く、2型糖尿病はサイクロンのように社会に襲いかかり、甚大な被害をもたらしたのだ。
全体的にみると、世界中で糖尿病と診断される人のおよそ90～95％は2型糖尿病だ。この疾患は長い年月をかけて徐々に進行し、正常型から境界型（予備群）、そして2型糖尿病へと進行していくのが一般的だ。年齢が上がったり肥満になったりすることで、よりリスクは高まる。

高血糖の症状は1型糖尿病のようにインスリンの不足によって起こるのではなく、**「インスリン抵抗性」**によって起こる。

研究者たちが初めて2型糖尿病患者のインスリン値を測定したとき、彼らは低い値が出るだろうと考えていた。だが、驚いたことに、**インスリン値は高かった**のである。低いのではなく。

インスリンが出ているのに血糖値を下げることができない状態を「インスリン抵抗性がある」という。体は抵抗性を克服して血糖値を正常に戻そうと、インスリンの分泌量をさらに増やす。その結果、インスリン値がどんどん高くなるのだ。

だが、その効果は限定的だ。インスリン抵抗性を克服するだけの量のインスリンを分泌できなくなると、皮肉なことに血糖値は上がり、2型糖尿病と診断されることになる。

インスリン治療が「2型糖尿病」をもっと深刻にする

基本的に1型糖尿病と2型糖尿病は対極にある。

1型はインスリン値が極端に低く、2型はインスリン値が極端に高い。だが、おかしなことに、このふたつの糖尿病に対して行われる標準的な薬物治療は、まったく同じなのだ。どちらも血糖値を下げることを目的にしていて、「インスリンを増やして血糖値を下げる」という治療が行われるが、血糖値が高いのは糖尿病の症状にすぎないのであって、疾患そのものではない。

1型糖尿病の場合、体で自然に作りだされるインスリンが不足していることが根本的な問題なので、インスリン治療は役に立つ。

だが、2型糖尿病の場合、根本的な問題はインスリン抵抗性なのに、それについては治療が施されないままになっている。インスリン抵抗性が発現する原因について明確なコンセンサスがないからだ。

それを理解しないかぎり、2型糖尿病がよくなるという希望をもつことはできない。私たちはこの問題に挑まなければならない。手強い問題だと思うかもしれないが、その分見返りも大きい。2型糖尿病を治すことができるのだから。

3章

全身を蝕む

頭から足まで「全身」やられる

糖尿病はほかの疾患と違って、全身を蝕む可能性のある疾患だ。実際、糖尿病の影響を受けない器官はない。

糖尿病による合併症には、大きく分けて「細小血管障害」（細い血管に起こる合併症）と「大血管障害」（太い血管に起こる合併症）がある。

目、腎臓、神経などには毛細血管が通っている。毛細血管が傷つくと目が見えなくなったり、慢性腎症になったり、神経障害になったりするが、これらは長年糖尿病を患っている患者にみられる典型的な症状だ。総称して「細小血管障害」と呼ばれる。

心臓、脳、足などの器官には太い血管がある。この太い血管が損傷すると「アテローム性動脈硬化」という血管の狭窄《きょうさく》が起こる。この動脈硬化性のプラークが破裂すると、炎症や血栓ができ、それが心臓発作、脳梗塞、足の壊疽を引き起こす。これらは総称して「大血管障害」と呼ばれる。

糖尿病によってどのように血管が傷つけられるのか、本章ではそのことをお伝えする。**血糖値が高いことが原因だと一般的に考えられているが、これから述べるように、真実はまるで違う。**血管疾患以外にも、皮膚病、脂肪性肝疾患、感染症、多嚢胞性卵巣症候群、アルツハイマー病、がんなど、糖尿病はほかの多くの合併症を引き起こす。まずは、細小血管障害からみていくことにしよう。

「細い血管」が傷つく

網膜症——目の血管が破れ、失明の恐れが

アメリカでは失明の最も多い原因が糖尿病だ。[1]目の疾患——網膜の損傷(網膜症)——は、糖尿病の合併症として最もよくみられるもののひとつだ。

網膜とは眼底にある光を感じる神経の層のことで、ここに映った〝像〟が脳へ伝達され

る。糖尿病が進むと細い網膜血管が弱くなり、血液やそのほかの液体が漏れだしてしまう。出血などの症状は、眼科検診で行う通常の眼底検査で確認できる。

網膜血管が傷つくと新生血管ができるが、この新しい血管はもろく簡単に破れてしまう。すると、さらに出血し、かさぶたのような増殖組織ができるようになる。

最悪のケースでは、この増殖組織が網膜を本来の位置から引きはがしてしまい、最終的には失明にいたる。レーザー装置を使って新生血管を凝固したり破壊したりすることで、網膜症を防ぐことができる。

アメリカでは失明する人のうち毎年1万人が、糖尿病が原因とされている。[2]網膜症に発展するかどうかは、糖尿病を患っている期間の長さと病状の深刻度による。[3]1型糖尿病の場合、ほとんどの患者は20年以内にいずれかの段階の網膜症に発展する。2型糖尿病の場合は、糖尿病と診断される7年も前から、網膜症となる場合がある。

腎症――生きるためには週3回、「4時間の透析」が必要

腎臓の主な働きは血液をきれいにすることだ。腎臓がうまく機能しなくなると毒素が体にたまってしまい、食欲不振、体重の減少、慢性的な吐き気、嘔吐などの症状が出る。

治療しないまま放置していると、意識がもうろうとしたり、死にいたったりすることも

図3-1 ▌末期腎不全の調整有病率[5]

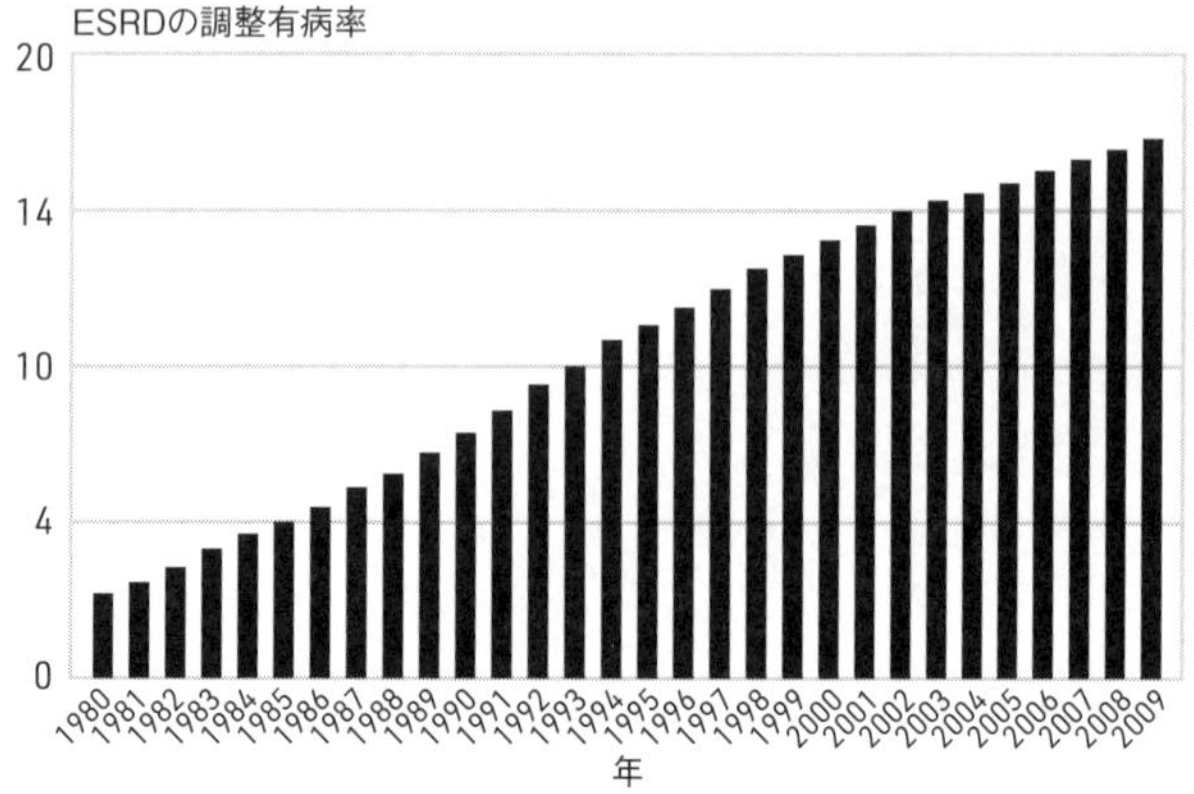

ある。

アメリカでは年間10万人以上が慢性腎臓病と診断され、２００５年には関連する医療費が３２０億ドルにのぼった。財政的な負担も大きいが、精神的なダメージも大きい。

アメリカでは末期腎不全（ＥＳＲＤ）を引き起こす原因として最も多いのが糖尿病腎症で、２００５年に新たに末期腎不全と診断された患者の44％を占める[4]。

腎機能の90％以上が失われた患者は、血液中にたまった毒素を人工的に取り除くために「透析」が必要になる。透析は、患者の〝汚れた〟血液を透析器に通して老廃物をろ過し、きれいになった血液を患者の体に戻すものだ。患者は、腎臓移植をしないかぎり、生きるために週に3回、4時間の透析を生涯続けなければならない。

糖尿病腎症は15〜25年ほどかけて発症することが多いが、糖尿病網膜症と同じく、2型糖尿病が発症する前から診断される場合もある。毎年、2型糖尿病の患者のおよそ2%が糖尿病腎症を発症している。

糖尿病と診断されてから10年経つと、25%の患者に糖尿病腎症の症状がみられる[6]。一度発症してしまうと糖尿病腎症は悪化の一途をたどり、腎機能が失われ、最終的には透析か腎臓移植をしなくてはならなくなる。

末梢神経障害——「感覚」が消えたり、痛みが出たりする

糖尿病患者の60〜70%に、糖尿病神経障害の影響がみられる[7]。糖尿病の病状が重い期間が長いほど、糖尿病神経障害を発症するリスクは高くなる[8]。

糖尿病神経障害の症状は様々である。よくみられるのは末梢神経への影響だ。〝靴下と手袋をする部分〟に広がっていくといわれるが、まず初めに足、それから手、腕に影響が出る。侵される神経によって、次のように様々な症状が出る。

・チクチクするような痛み
・感覚鈍麻
・強い痛み
・疼痛

糖尿病神経障害が重症化して絶え間ない痛みに襲われるようになると、体が消耗していく。症状はよく夜に悪化し、麻酔薬のような強い鎮痛剤を用いても効かないことが多い。痛みではなく、感覚消失の症状が出る人もいる。詳しい検査をすると、感覚麻痺、ふるえ、冷感、影響を受けている部位の反射神経の異常などが見つかる。

感覚の麻痺はたいした症状ではないと思うかもしれないが、けっしてそんなことはない。痛みの感覚があるからこそ、ケガを防ぐことができる。つま先をぶつけたり、変な姿勢で寝転んだりしたときに痛いと感じるのは、それ以上に体がダメージを受けないよう、いますぐ体勢を変えたほうがいいというサインなのだ。

体が変形することも

痛みを感じなければ、私たちは何度でもケガをしてしまうだろう。そんなことが続くと、ケガがますますひどくなったり、体が変形してしまったりすることもあるかもしれない。
典型的な例は足だ。足の神経がひどいダメージを受けると関節がつぶれてしまい——シャルコー足といわれる症状だ——最終的には歩くことができなくなったり、足の切断を余儀なくされたりすることがある。

「自律神経」にも影響が出る

そのほかの末梢神経障害には、大きな筋肉に影響をおよぼす糖尿病性筋萎縮症がある。特に腿《もも》の疼痛、筋力の低下がみられる疾患だ。[9]

自律神経系は呼吸、消化、体温調節、心臓の拍動など、自動的に働く身体機能をコントロールする神経だ。自律神経系がダメージを受けると、吐き気、嘔吐、便秘、下痢、膀胱機能障害、勃起障害、起立性低血圧（立ち上がったときに急に血圧が下がること）などの症状が現れる。心臓につながる神経が影響を受けると、無症候性の心筋梗塞を起こして死にいたるリスクも高まる。[10]

現在行われている治療では、糖尿病による神経障害をよくすることはできない。薬で症状を軽くすることはできるかもしれないが、疾患の進行を防ぐことはできない。

結局、予防するほかはないのだ。

「太い血管」が傷つく

アテローム性動脈硬化——脂肪が「血管の内壁」に付着する

アテローム性動脈硬化とは脂肪が血管の内壁にたまり、動脈が狭く硬くなる疾患だ。心臓発作、脳梗塞、末梢血管疾患など、心血管疾患を引き起こす。

糖尿病はアテローム性動脈硬化のリスクを非常に高める。

アテローム性動脈硬化は、パイプ内に泥がたまっていくように、コレステロールが徐々に動脈を狭くしていく病態とよくいわれるが、じつはこれは正しくない。実際は、動脈が傷つくことによって起こるのだが、なぜ傷つくのかはまだよくわかっていない。

要因はいくつかあると考えられていて、たとえば年齢、遺伝、喫煙、糖尿病、ストレス、高血圧、運動不足などが挙げられる。

動脈の壁が傷つくと、傷口を固めるために凝固反応が連鎖的に起きると考えられている。コレステロール（体内の細胞にあるドロッとした脂肪のような物質）が傷ついた箇所に浸潤し血管が狭くなる。また、血管の壁にある平滑筋も増え、体内にある構造たんぱく質であるコラーゲンも増える。するとさらに、血管が狭くなる。

血管の壁が一度傷ついたくらいではそうでもないが、つねに傷ついていると、こうした反応が起こる。

最終的にはアテロームという「内膜プラーク」〔訳注：粥状の隆起〕ができるわけだが、血管壁にできるこのプラーク内にはコレステロール、平滑筋細胞、炎症細胞がたまっている。このプラークが血液の流れを次第に妨げるようになり、器官に影響が出る。そしてこのプラークが破裂すると、血栓ができる。

この血栓が動脈に詰まってしまうと、通常どおりに血液が流れなくなり、その先にある細胞に酸素が行きわたらなくなって細胞が壊死したり心血管疾患が起こったりする。

心疾患――心筋の一部が「壊死」する

心臓発作（心筋梗塞）は、糖尿病の合併症として最もよく知られた恐ろしい疾患である。心臓に血液を送る血管がアテローム性動脈硬化を起こすことが原因だ。突然この動脈が詰まってしまうと心臓に酸素が届かなくなり、心筋の一部が壊死してしまう。

1970年代に行われたフラミンガム研究では、心疾患と糖尿病に強い関連があることがわかった。[11] 糖尿病によって心血管疾患のリスクは2倍から4倍に高まるうえに、糖尿病の人は糖尿病でない人に比べて、早くからこうした合併症を起こす。65歳以上の糖尿病患者の68%が心臓発作で亡くなり、16%は脳梗塞で亡くなるとされている。[12]

だから、大血管障害を起こすリスクを減少させることがなにより大切だ。心血管疾患によって死にいたったり障害を負ったりする確率は、細小血管障害に起因するものよりはるかに高い。

この30年間で心臓発作の治療は著しく進歩したとはいえ、糖尿病患者の場合はその成果がみられない。糖尿病でない人の死亡率は36・4%も減少したのに対し、糖尿病の人の死亡率は13・1%しか減少していない。[13]

脳梗塞——糖尿病患者は毎年3%ずつリスク増

脳梗塞は脳につながる大血管がアテローム性動脈硬化を起こすことで発症する。血液の流れが突然遮断されると脳に酸素が行きわたらなくなり、脳の一部が壊死してしまう。脳のどの部分が壊死するかによって症状は異なるが、脳梗塞の影響はけっして過小評価できるものではない。アメリカでは死因の第3位となっており、体に障害が残る最大の原因となっている。

糖尿病は脳梗塞の単一のリスク要因としては最も大きなものだ。

糖尿病であるだけで、脳梗塞を起こす確率が150~400%も増加する。[14] 脳梗塞を初めて起こす患者の4分の1は糖尿病患者だ[15]。糖尿病になると脳梗塞を起こすリスクは毎年3％ずつ高まっていくし[16]、脳梗塞の予後もはるかに悪い。

末梢血管疾患――「血流」がまったくなくなることも

末梢血管疾患は足の動脈がアテローム性動脈硬化を起こすことで発症する。血液の流れが悪くなると、足では酸素を運ぶヘモグロビンが不足する。「歩いているときに痛みを感じたりこむら返りを起こしたりするが、休むと痛みが軽減する」というのが末梢血管疾患の最も一般的な症状だ。動脈が狭くなり血流がさらに悪くなると、たとえば寝ているときなど、休んでいるときにも痛みを感じるようになる。末梢血管疾患は人間の動きを著しく妨げ、長期にわたって障害が残ることもある。

血流が悪いと皮膚も傷ができやすくなり、治るまでに長い時間がかかるようになる。糖尿病の患者は、足にほんの少しの切り傷やケガをしただけでも、足部潰瘍になり治ることがない。深刻なケースでは、皮膚が損傷してその下にある組織がむき出しとなり、最終的にはその部分が壊疽することもある。このとき、血流は極端に悪いかまったくない状態なので、組織が死んでしまい、慢性感染症の治療と痛みの軽減のために下肢の切断――最後の手段だ――をしなければならなくなることが多い。

糖尿病は、喫煙と並んで末梢血管疾患の最大のリスク因子である。末梢血管疾患を抱える糖尿病患者のおよそ27％がその後の5年間に症状が悪化し、そのうちの4％が下肢切断にいたるといわれている。[17]

壊疽を起こして切断を余儀なくされた患者は二度と歩くことができないし、そのことでさらにできないことが増えていく。下肢を失うことで運動量が少なくなり筋肉が衰弱する。弱くなった筋肉がさらに運動量を少なくし、悪循環に陥る。

「合併症」があまりに多い

アルツハイマー病――最近の研究では「第3の糖尿病」とも

アルツハイマー病は慢性的で進行性の神経変性病であり、記憶の喪失、性格の変化、認知面の問題などが現れる。認知症のなかで最も多い症状で、アメリカでは死因の第6位である。[18]

アルツハイマー病は体内で血糖を通常どおり使えなくなることに原因があり、おそらく脳で選択的インスリン抵抗性が起こっていると考えられる。

アルツハイマー病は糖尿病と関係があるという考え方も広まってきており、多くの研究者が**「アルツハイマー病は第3の糖尿病といってもいい」**と述べている。[19]

がん——罹患リスク・罹患後の死亡リスクともに上昇

2型糖尿病は、乳がん、胃がん、大腸がん、腎臓がん、子宮がんなど、最も一般的ながんのリスクを高める。これは糖尿病の治療法に関係があるのかもしれないが、この点については10章で詳しく述べる。

糖尿病を患っていたがん患者の生存率は、糖尿病でない人に比べるとはるかに低い。[20]

脂肪性肝疾患——75%の患者で肝臓が病的に肥大

非アルコール性脂肪性肝疾患（NAFLD《ナッフルディー》）とは、肝臓の重さの5％を超える中性脂肪（トリグリセライド）が蓄積した肝臓のことである。これは腹部超音波検査で発見することが可能だ。

余分な脂肪が蓄積しすぎると肝臓の組織が損傷する。

これは標準的な血液検査でわかり、「非アルコール性脂肪肝炎」（NASH《ナッシュ》）と呼ばれる。現在のアメリカでは人口の30％がNAFLD、5％がNASHであると推定されていて、どちらも肝硬変（肝臓の不可逆的な損傷）を引き起こす原因である。[21]

NAFLDは発症後間もない1型糖尿病にはほぼみられない。それに対して、2型糖尿病の場合は75％の患者にみられる。

脂肪肝がどんな症状を引き起こすかについては、7章で詳しく説明する。

感染症――「足の傷」が治りにくくなる

糖尿病患者は、様々な感染症にかかりやすくなる。

感染症とは体内に入って増殖する異物によって引き起こされる症状である。糖尿病患者は糖尿病でない人に比べて、あらゆる細菌や真菌による感染症にかかりやすく、その影響も深刻になることが多い。

たとえば、糖尿病患者は重度の腎症になるリスクが4～5倍高い。[22] 口腔カンジダ症、カンジダ膣炎、爪白癬（つめみずむし）、水虫などのあらゆる真菌感染症が、糖尿病患者にはよくみられる。

なかでも特に深刻な感染症は「足の感染症」だ。

血糖値を適切にコントロールしていても、糖尿病患者の15%は足の傷が治らないことがある。こうした傷口からの感染症は複数の微生物が原因であり、広域抗生物質治療を行う必要がある。だが、末梢血管疾患（前述参照）によって血流が悪くなっていると傷が治りにくい。

結果として、糖尿病患者が下肢切断にいたるリスクは15倍も高くなり、事故が原因の場合を除くと、アメリカで下肢切断を余儀なくされた人の50%が糖尿病によるものである。糖尿病性足感染症の治療には200万ドルかかると試算されている。[23]

感染症にかかる確率が高いのには、ほかにも様々な要因がある。血糖値が高いと免疫力が低下することもそうだ。また、血流が悪いと抗体を作りだす白血球が体の各部分に十分に届かなくなるのも一因である。

皮膚の変化――肌や爪の色が変わる

皮膚や爪の状態も糖尿病と関係がある。医学的な問題もあるが、見た目もおおいに問題だ。深刻な糖尿病が隠れていることも多いので、治療を行ったほうがいい。

黒色表皮腫は皮膚の色が灰黒色になり、なめらかだが厚くなる。特に首まわりや体のなかでシワになる部分に起こりやすいのだが、これはインスリン値が高いと出る症状だ。
糖尿病性皮膚障害はおもに下肢にみられる暗い色をした鱗屑《りんせつ》性病変として現れる。
スキン・タッグ（軟性線維腫）は皮膚にできる柔らかな突起（イボ）で、まぶた、首、脇の下などにできることが多い。スキン・タッグのある患者の25％以上が糖尿病を患っている。[24]
糖尿病患者には爪のトラブルもよくみられ、特に真菌感染が多い。爪が黄褐色になったり、分厚くなったり、爪床《そうしょう》から剥がれてしまったりする（爪甲剥離症）。

勃起障害――50歳以上の患者の約半数が該当

コミュニティごとに39歳から70歳までの男性を対象にして研究を行ったところ、10〜50％の男性に勃起障害がみられた。

糖尿病が重大なリスク因子で、そうでない人に比べると勃起障害になるリスクは3倍以上、かつ患者の年齢も若い。糖尿病による血流不足によってリスクが高くなるものと考えられる。

勃起障害のリスクは加齢やインスリン抵抗性が増すことによって増え、50歳以上の糖尿病患者の50〜60％がこの問題を抱えている。[25]

多嚢胞性卵巣症候群――女性の卵巣に「塊」ができる

ホルモンのバランスが崩れると卵巣に嚢胞（良性の塊）ができることがある。

これは「多嚢胞性卵巣症候群」（PCOS）と呼ばれる症状で、不規則な月経、過剰なテストステロン［訳注：男性ホルモンの一種］、嚢胞がある（超音波検査で見つかる）ことなどが特徴である。

PCOS患者には肥満、高血圧、高コレステロール値、インスリン抵抗性など2型糖尿病と同じ症状が多くみられる。

PCOSはインスリン抵抗性が大きくなることで起こり[26]、若い女性の場合、2型糖尿病になるリスクも3～4倍高くなる。

「血糖値を下げればいい」話ではない

ほとんどの疾患は体のある器官だけに症状が出るものだが、糖尿病はあらゆる器官に様々な症状が出る。

だから、失明の原因として最も多いのは糖尿病だし、腎臓病の原因として最も多いのも糖尿病だ。心臓疾患の最大原因にして、脳梗塞の最大原因でもある。下肢切断、認知症、不妊症、神経障害の原因として最も多いのも糖尿病だ。

糖尿病が発見されてから何世紀も経つというのに、なぜこうした疾患はよくならずに悪化する一方なのだろう。

糖尿病に対する理解が深まれば当然、合併症も減っていくと考えられていた。だが、少しも減っていない。

論理的に考えれば、状況がますます悪くなっているのは、2型糖尿病に対する理解と治療が根本的に間違っていることが要因だといわざるをえない。

私たちは血糖値を下げることばかりに注目しすぎている。だが、高血糖というのはあくまで症状であって原因ではない。**高血糖という2型糖尿病の症状の根本原因は、インスリン抵抗性が大きいことにある**。

この根本原因に対処しないかぎり、インスリン抵抗性、そして2型糖尿病のまん延、さらにそれにともなう合併症は悪くなる一方だろう。

もう一度初めから考え直さなくてはならない。2型糖尿病の原因は何か。インスリン抵抗性を引き起こすものは何なのか、どうしたら元に戻すことができるのか。

明らかなのは、「肥満」が大きな原因であるということだ。だからまず、肥満の原因を知るところから始めなければならない。

自力根治の声①

サイモンの場合

インテンシブ・ダイエタリー・マネジメント・プログラム（IDMプログラム：私たちがクリニックで行う「集中的な食事管理プログラム」）を受けにきたときのサイモンは66歳で体重121キロ、腹囲は135センチありBMIは43だった［訳注：アメリカではBMI30以上、日本ではBMI25以上が肥満とされる］。

８年前に２型糖尿病と診断され、血糖値をコントロールするためにシタグリプチン、メトホルミン、グリピジドを服用していた。高血圧の症状もあり、腎臓がんのため片方の腎臓を摘出していた。

私たちは彼に、炭水化物の量を減らし、体にいい脂質を含んだ食事を摂るよう助言し、さらに24時間のファスティングを週に３回実施してみてはと提案した。

すると６か月後、薬はカナグリフロジンだけでよくなり、彼は減量を続けながらこの薬を一定期間飲みつづけた。それから１年が経つ頃には、体重も血糖値も著しく改善したので、私たちは薬を処方するのをやめた。それ以来、彼は薬を飲んでいない。

最後の検診で測定した彼のヘモグロビンA1Cは5.9％で、これは糖尿病ではないと診断できる数字だったし、２年で20キロ減らした体重を維持できていたし、まだ減りつづけてもいた。

体全体が健康になったことに、とても満足しているという。ズボンのサイズは４ＬからＬに変わったし、一生付き合っていかなければならないと思っていた２型糖尿病もよくなった。

彼はいまでも低炭水化物の食事を心がけ、24時間のファスティングを週に１、２回取り入れている。

自力根治の声②

ブリジットの場合

初めてブリジットに会ったとき、彼女は62歳で２型糖尿病を10年患っており、慢性腎臓病と高血圧の症状があった。

インスリン抵抗性がとても大きく、血糖値をコントロールするために毎日合計210単位のインスリンを打たなければならなかった。体重は147キロで腹囲147センチ、BMI は54.1だった。

彼女はインスリンの投与をやめたいと思い、７日間のファスティングを決行したところ、気分がとてもよく体調もよかったため、さらに２週間のファスティングを行った。

21日後、彼女はインスリンを投与しなくてもよくなり、薬も必要なくなった。減った体重を維持するため、彼女は１日おきに24時間あるいは36時間のファスティングを行うスタイルに変え、体重をコントロールするためにダパグリフロジンだけは飲むことにした。このとき彼女の A1C は6.8%で、インスリンを投与していた頃よりもいい数値だった。

食事管理プログラムを始める前のブリジットは元気がなく、自分の足で私の診療所まで歩いてくることもできなかった。それがファスティングを始めると元気を取り戻し、自由に歩き回れるようになった。ズボンのサイズは10Ｌから４Ｌになった。

ここ３年ほど、彼女はインスリンの投与をしていないし、29キロ減った体重を維持している。血圧も正常値に戻り、いまは薬を飲んでいない。

第 2 部

「インスリン」は敵か味方か

糖尿病につきまとう厄介な誤解

4章

「摂取カロリー減」でもやせない

カロリー神話が生んだ勘違い

「糖尿肥満」とは〝糖尿病〟（2型糖尿病）と〝肥満〟を組み合わせた言葉だ。「ブロマンス［訳注：性的な関わりはないが男性同士の親密な関係をいう］」という刺激的な言葉と同じように、この言葉は糖尿病と肥満の密接な関係を表している。

糖尿病と肥満は、じつは同じひとつの疾患である。こう書くと少し奇異に聞こえるかもしれないが、実際、このふたつの原因は同じだ。

だが、明らかに同じ疾患といえるにもかかわらず、すべての医者がそれをわかっているとはかぎらない。

1990年、現在はハーバード公衆衛生大学院で疫学と栄養学の教授をしているウォルター・ウィレット博士が、体重の増加と2型糖尿病には強く一貫した関係性があることを突きとめた。

肥満がまん延しはじめたのは1970年代の終わり頃で、当時の公衆衛生はいまほど危機的な状況ではなかった。2型糖尿病についても懸念事項として簡単に述べられるにすぎなかった。それよりも当時はAIDSが話題の的だった。

実際、1990年にアメリカ農務省が公表した食事ガイドライン諮問委員会の答申書では、「35歳以降に体重がいくらか増えるのは健康な証である」という記述がみられる。

その同じ年、ウィレット博士は従来の考え方に異議を唱え、**「18歳以降の体重の増加は2型糖尿病の決定因子となる」**と発表した。[1]

博士によれば、体重が20〜35キロほど増えると2型糖尿病になるリスクは113倍高まり、35キロを超えて増えると173倍高まるという！

体重の増加がこれより少なくても、リスクは大幅に高まる。だが、疑い深い医療関係者にこの考えを納得させるのは容易なことではなかった。[2]

「太り気味の人でも糖尿病のリスクが大幅に高まるという報告書を初めて出したときは、たいへん苦労した」とウィレット博士は当時を回想している。「医療関係者はまったく信じてくれなかった」

図4-1 ボディマス指数(BMI)の基準

ボディマス指数	分類
＜18.5	低体重(やせ型)
18.5-24.9	普通体重
25.0-29.9	過体重
30.0-34.9	肥満
35.0-39.9	重度の肥満
≧40.0	病的な肥満

糖尿病リスクが360%高まる「正常なはずのBMI値」

ボディマス指数は肥満度を表す標準的な指数で、次のような公式で算出される。

ボディマス指数（BMI）＝体重（kg）÷身長の2乗（㎡）

BMI25以上は過体重、18・5から24・9は普通体重とされている［訳注：日本の場合は25以上を肥満としている］。

しかし、BMIが23〜23・9の女性は、BMIが22以下の女性に比べると、2型糖尿病を発症するリスクが360％高くなるという。BMI23・9が普通体重の範囲に入っていることを考えると、これは驚くべきことだ。

1995年、研究者たちはこうした新しい見解を受けて、5・0～7・9キロ体重が増加すると2型糖尿病のリスクが90％高まるとし、8・0～10・9キロ体重が増えるとそのリスクが270％高まるとした。[3]

一方、体重が減少するとリスクは50％以上減るとされた。こうして、体重の増加と2型糖尿病とは密接な関係があるという理論が確立されていった。

さらに恐ろしいことに、「体重が過剰に増加すると、死にいたるリスクが著しく高まる」ともいわれた。[4]

看護師でさえ糖尿病・心臓病が増加

すぐに、これを裏づけるほかのエビデンスも積み上げられることになる。

ハーバード公衆衛生大学院のフランク・スペイザー博士が、1976年に女性看護師を対象にした看護師健康調査を開始した。

これは心血管疾患とがんのリスク因子を研究する最大規模の研究で、長期間にわたるこの疫学調査の対象となったのは、ボストン近郊の12万1700人の女性看護師だった。

1989年には、ウィレット博士が11万6000人の女性看護師を対象にした看護師健康調査Ⅱを開始し、2年ごとにデータをとった。調査が開始された頃は全員が比較的健康だったのだが、時が経つにつれ、多くの対象者が糖尿病や心臓病など慢性的な疾患を抱えるようになっていった。集められたデータを見直すと、こうした疾患が現れたリスク要因がいくつか浮かび上がった。

2001年、ウィレット博士は再度、「2型糖尿病の最大のリスク因子は肥満である」と発表した。[5]

「グリセミック指数」は一見良さそうだが、欠点も

看護師健康調査Ⅱの結果、「生活習慣」も重要なリスク因子だとわかった。標準体重を維持し、定期的に運動をし、喫煙をやめ、健康的な食事をしていれば、2型糖尿病の91%は防げるというのだ。

だが、大きな疑問が残る。何をもって〝健康的な食事〟というのだろうか。

ウィレット博士のいう健康的な食事とは、食物繊維と多価不飽和脂肪酸が多く、トランス脂肪酸が少なく、「グリセミック負荷」の低い食事だ。

炭水化物は消化されるときにグルコース（ブドウ糖）に分解される。

「グリセミック指数」とは、炭水化物を含む食品を50グラム食べたあとのグルコースの数

値の上がり具合を測る指数だ。

だが、同じ一皿でも食品によって含まれている炭水化物の量は千差万別だ。たとえば、標準摂取量の果物に含まれている炭水化物は50グラムもないだろうが、標準摂取量のペイストリーにはもっと多く含まれている。

そこで、標準摂取量の食品に含まれる炭水化物の量にグリセミック指数を掛け合わせて得られる「グリセミック負荷」と呼ばれる数値を使うと、グルコースの上昇度合いをうまく測ることができる。

一般的に、**「糖分」と「精製された炭水化物」のグリセミック負荷は高い。「脂質」と「たんぱく質」は血糖値をあまり上げないのでグリセミック負荷はとても低い。**

世界中の医療業界では低脂質の食事が推奨されているが、ウィレット博士が勧める健康的な食事は、「高脂質、高たんぱくの食事」だ。博士が勧める食事療法では糖分と精製された炭水化物は減らすが、脂質は減らさない。

1990年当時、脂質は体に悪いと考えられていて、「脂質は大量殺人者」だとか、「悪者」だとか言われていた。「体にいい脂質」などという言葉はなかった。

たとえばジャンボ・シュリンプ（大きな小エビ）などのように、矛盾した言葉だと思われていたのだ。だから、「脂質を含んだアボカドは心臓発作を起こす果物」「脂質を含んだナッツは心臓発作を起こすおつまみ」「オリーブ油は心臓発作を起こす液体」などといわれた。

ほとんどの人が、脂質が動脈を詰まらせると信じこんでいたのだが、じつはこれはたんなる思いこみにすぎない。

「天然油脂が悪い」というエビデンスはひとつもない

ケンブリッジ大学で肥満の研究をしているゾエ・ハーコムビー博士が1980年代の初頭に集められたデータを検証したところ、当時は「低脂質の食事を摂るように」という指針がアメリカでもイギリスでも出されていたことがわかった。

しかし、食品に含まれる天然油脂が心血管疾患を悪化させるという証拠は、これまでいっさいない。だから、低脂質の食事を、という指針を裏づけるエビデンスはまったくのデタラメだ。[6]政府が脂質をよくないものとしたとき、科学的な根拠は何ひとつなかったのである。

それなのに、脂質が悪者であるという説が医学界でも一般大衆の間でも定着してしまったために、脂質ではなく精製された穀物や糖分こそが問題であると主張するのは、とんだ変わり者と思われるようになってしまった。

誰もが低脂質の食事がいいと思いこんでいたので、ウィレット博士の主張はとんでもない詐欺まがいだと思われた。だが、真実は明らかになった。

いま、私たちは肥満が2型糖尿病の主因だと知っている。

だが、太っていることだけが問題なのではない。**「腹部の肥満」こそが、問題**なのである。

「医師」が自分の糖尿病に気づけなかった

２０１２年、マイケル・モズリー博士はＴＯＦＩだった。ＴＯＦＩは〝thin on the outside, fat on the inside（隠れ肥満）〟の頭文字をとったものだ。

モズリー博士は医者でありながら、ＢＢＣ放送のジャーナリスト、ドキュメンタリー番組の制作者でもあり、国際的なベストセラー作家でもある。50代半ばの頃、彼の体は時限爆弾を抱えていた。

彼の体重はそれほど多いわけではなく、身長１８０センチ、84・８キロ、腹囲は91センチだった。ボディマス指数（ＢＭＩ）は26・１で、かろうじて過体重のカテゴリーに入る程度だ。

標準的な指標からすると問題なしと考えられる。体調もよい。中年になった頃からお腹の周りが少し太ったが、少し肉がついた程度だ。

だが、BMIは2型糖尿病のリスクを測るものとして最適とはいえない。腹囲、つまり胴まわりの脂肪のつき方のほうが、2型糖尿病の予測にははるかに役に立つ。[7]

モズリー博士はBBCで医療機関への取材をしたときに、磁気共鳴映像法（MRI）で自分の全身の写真を撮った。すると、なんともショックなことに、彼の器官は文字どおり脂肪のなかを泳いでいた。

一見すると肥満ではないものの、彼の脂肪は胴まわりに隠れていたのである。

18か月後、医者に行くと、通常の血液検査で2型糖尿病が見つかった。

モズリー博士はがっくりと肩を落としてこう言った。「これまで自分は健康だと思っていたのに、突然、そうではないとわかった。自分にこれほど内臓脂肪があるということを深刻に受け止めなければならない[8]」

内臓脂肪は腹部内や、たとえば肝臓、腎臓、大腸などの臓器の周りに蓄積するもので、腹囲が増えることで気づく。ほとんどの脂肪がお腹周りにつく。こうした肥満は**「中心性肥満」**とも呼ばれる。

健康リスクは「脂肪がつく部位」で変わる

脂肪がどこについているかで健康リスクが変わってくる。肥満の大人のおよそ30％が代謝に問題がないのは、それが理由だ。[9] 健康的な太り方をしている人は、危険な内臓脂肪ではなく皮下脂肪のほうが多い。

逆に、特に太っていない人が肥満の人と同じように代謝に問題がある場合は、内臓脂肪が原因であるといえる。[10]

２型糖尿病と診断される患者のボディマス指数の範囲は幅広い。グラフで示すと正規分布となり、〝やせている〟糖尿病患者の数が特に多いわけではない。[11] 新たに糖尿病と診断される患者の36％は、25未満の標準的なボディマス指数だ。

図４－２をご覧いただきたい。糖尿病発症の鍵となるのは、明らかにボディマス指数で表される体脂肪の量ではないことがわかる。むしろ、臓器の周りに蓄積した内臓脂肪や臓器の内部にある脂肪こそが問題なのである。[12]

中心性肥満は体重ではなく代謝の異常とおおいに関係があり、[14] 心血管リスクが高まったり[15]２型糖尿病を発症するリスクが高まったりする。[16] 内臓脂肪を減らせば、２型糖尿病の進行を防ぐことができる。[17]

一方、皮下脂肪は2型糖尿病や心臓疾患とはあまり関係がない。脂肪吸引によって外科的に皮下脂肪を10キロ近く取り除いても代謝にはほとんど変化がみられないことから、[18]皮下脂肪は2型糖尿病の発症にはほとんど関係ないと考えられる。

ウエスト値は「身長の半分」未満が理想

腹囲と身長の比率を計算して得られる「ウエスト・身長比」は、中心性肥満を測定する簡単な方法だ。ボディマス指数よりもはるかに寿命の予測に役立つ。[19] **ウエストが身長の半分未満であるのが理想だ。**

たとえば、平均的な身長の178センチの人であればウエストは89センチ未満であることが望ましい。中心性肥満の度合いが高くなると、メタボリック症候群のリスクも一気に高くなる。

内臓脂肪のタイプによっても違いがある。たとえば肝臓や膵臓などの臓器の中の脂肪は、臓器の周りに蓄積された脂肪よりも危険だ。臓器内部の脂肪は、2型糖尿病、非アルコール性脂肪肝炎（または脂肪性肝疾患）、心血管疾患など、肥満による代謝性合併症のリスク

図4-2 ▌新たに糖尿病と診断された患者のBMI分布図[13]

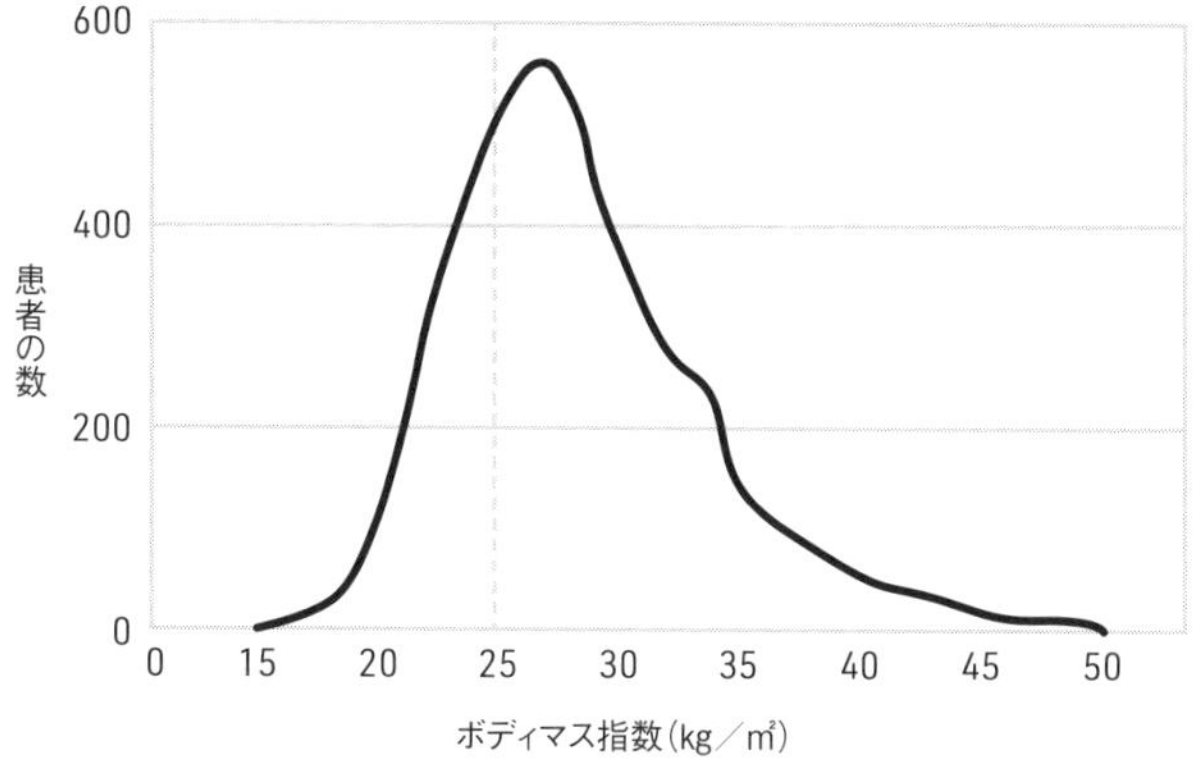

図4-3 ▌ウエスト・身長比と損失生存年数——比率が0.5を超えるところから急激な増加がみられる[20]

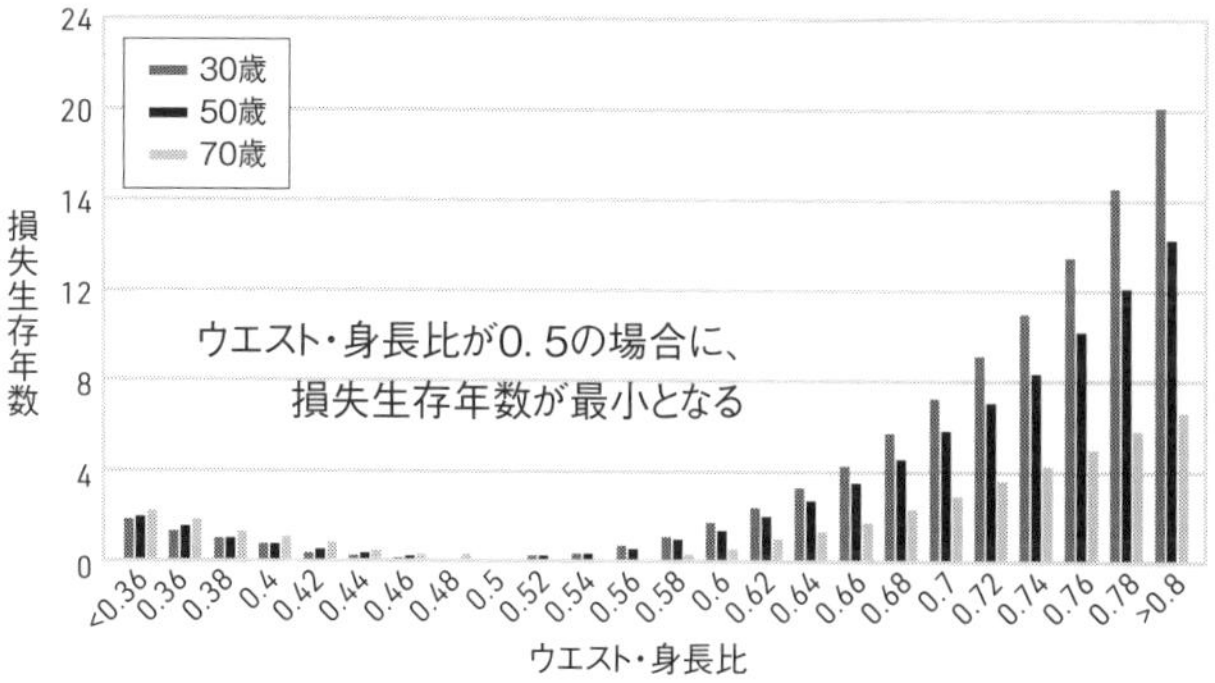

が高まる。[21]一方、臓器の周りにある内臓脂肪を外科的に取り除いても、代謝に改善はみられない。[22]

肝臓内脂肪は、インスリン抵抗性を引き起こす大きな要因である。[23]また、中心性肥満は肝臓内脂肪の量とおおいに関係がある。[24]膵臓内の脂肪も2型糖尿病の発症に大きく関わっているが、それについては7章で述べる。

中心性肥満が危険なことがこれでわかったが、なぜ臓器の内部に脂肪がたまるのだろうか。カロリーが何か関係しているのだろうか。

糖尿病は「カロリー」とは関係ない

「食事量を減らしましょう」「カロリーを減らしましょう」「食べる量に気をつけましょう」

減量のためのアドバイスとして、これまでの50年間、繰り返しこう言われてきた。だが、これほど肥満がまん延している現状を目の当たりにすれば、このアドバイスこそが大災害であったといえるだろう。カロリーを減らそうというアドバイスが繰り返されるのは、体重が増えてしまう原因を誤って理解しているからだ。

なぜ肥満になるのだろう。私たちは立ち止まってこの根本的な問題を考えてみようとはしない。答えならとっくに知っているると思いこんでいるからだ。

わかりきったことじゃないか、と誰もが思っている。カロリーを摂りすぎると肥満になる。消費するカロリーよりも多くのカロリーを摂ると体重が増える。こうしたエネルギーバランスの法則を、私たちは子どもの頃から刷り込まれてきた。

・脂肪の蓄積＝摂取カロリー － 消費カロリー

この50年、「減量するにはまずカロリー摂取を控えること」というアドバイスが行われてきた。特に、カロリーの高い脂質を制限するように言われてきた。カロリー摂取を控えて体重を減らすために、「肉、バター、チーズ、ナッツなど脂質を多く含んだ食品を減らさなければいけない」と言われてきたのだ。

食品のガイドラインや食事バランスガイドが作られ、新しく提唱された低カロリー神話を子どもにも浸透させるために、このバランスに則ったお子様ランチが作られたりした。「カロリーを控えよう」と誰もが言う。「食事量を減らし、運動量を増やそう」とみなが口を揃えて言う。

栄養成分表示にカロリー数を明記することも義務づけられた。正確にカロリーを計算できるソフトやアプリも開発された。いま自分がどのくらいのカロリーを燃焼させているかを正確に測ることのできる、『Fitbit』のような小さな装置も発明された。
私たちはレーザービームのように創造力をカロリーという一点に集中させ、道路を渡ろうとする亀のように根気強くカロリーを減らしてきた。

その結果どうなっただろうか。暑い夏の日の朝霧が晴れていくように、肥満問題は消えていっただろうか。

答えは「ノー」だ。カロリーを減らせばいいというアドバイスの根底にあった前提は、エネルギー摂取（カロリー摂取）とエネルギー消費（カロリー消費）と脂肪の蓄積は、それぞれが独立した変数であり、意識的にコントロールすることができる、というものだ。
「私たちの体を正常な状態に保つために使われるカロリーは、つねに一定で変わらない」という仮定のもとに考えられたアドバイスだ。

だが、これは誤りである。

基礎代謝率は「40%」も上下する

じつは、体は基礎代謝率――心臓の拍動、肺の呼吸、腎臓や肝臓の解毒作用、脳による思考、体熱の発生などに必要なエネルギー――を40％も上げたり下げたりして調節するこ

とができる。摂取カロリーを減らしても、体がカロリーの消費を抑えようとして活動が鈍くなるだけで、体重が減るわけではない。

さらに、摂取カロリーと消費カロリーの差が体脂肪になるという考え方は、重複して働く満腹ホルモンや飢餓ホルモンの働きをまったく考慮に入れていない。

私たちは何をいつ食べるかを自分で決めることはできても、空腹を感じることをやめることはできない。いつカロリーを燃やして体熱を発生させ、いつカロリーを脂肪として蓄積するかを自分で決めることはできない。

それを決めるのはホルモンだ。だから、「まずはカロリーを減らそう」というアドバイスでは、私たちがどんなに頑張ったところで効果は出ないのだ。

1970年代に始まった2型糖尿病の嵐は、それから40年経ったいま、猛烈なハリケーンとなって世界中をのみこみ、疾患と障害を広めている。

医師は「誤り」をなかなか認められない

脂質とカロリーを減らそうという輝かしいアドバイスを尻目に、これほど急速に肥満が広がったのはなぜなのか。考えられる可能性はふたつしかない。

アドバイスはよかったのに、人々がそれに従わなかったのか。それとも、たんにアドバイスが間違っていたのか。

やる気はあるが体が言うことをきかない——あるいは、夢はあるがやる気がない——という考えは、溺れている人に笑えと言うのと同じくらい馬鹿げた話だ。

世界的な肥満のまん延は、たんに世界中の人たちが突然、同時に、申し合わせたかのように意志薄弱になったから、とでも言うのだろうか。

車の通行が左側か右側かでさえ統一されていないこの世界で、世界中の人が一斉に食事量を増やし運動量を減らして太ろうとしたとでも？

これでは〝被害者非難〟を繰り返すだけだ。アドバイスを与えた側を「アドバイスが悪い」と非難するのではなく、アドバイスを受けた側に「アドバイスはいいのだから、それに従わないのが悪い」と責任を転嫁しているだけである。

何ら科学的根拠がないのにカロリー制限法には問題がないと宣言することで、医者や栄養学者たちは非難の矛先が自分たちに向かないようにしたのだ。こうなったのは自分たちの責任ではない。あなたの責任なのだ、と。アドバイスは間違っていない。それにあなたが従わないだけなのだ、と。

彼らがこのゲームを好むのも当然だ。これまで自分たちが述べてきた肥満に関する高尚な論理が間違いだったと認めるのは、心理的に難しいだろう。

だが、カロリー制限法がどのくらい有効かといえば、「頭の禿げた人に髪をとかせと言うのに等しい」ようなエビデンスがいくつもある。

7年以上カロリーを厳しく削って減った体重は「500g」未満

これまで行われた研究のなかで最も大規模で重要な栄養学研究といえば「女性の健康イニシアチブ」だ[25]。これは約5万人の女性を対象に行われたランダム化試験で、低脂質、低カロリーの食事療法が減量に効果があるかどうかを確かめるものだった。

減量させるのが目的ではないものの、一方の被験者グループの女性には一日に摂るカロリーを342キロカロリー減らし、運動量を10％増やすよう、徹底的なカウンセリングが行われた。カロリー計算によると、1年でおよそ15キロ減るはずだ。

1997年時点の結果は惨憺たるものだった。被験者は指示をよく守り、7年以上もカロリー計算を続けていたにもかかわらず、**体重はまったく減っていなかったのだ。ほんの500グラムさえも。**

この結果は衝撃的で、「カロリーの摂りすぎが肥満のもとだ」という理論を厳しく批判するものとなった。カロリーを減らしても、体重は減らなかったのだ。

とるべき道はふたつにひとつだ。お金のかかる研究を行ってやっと得られた科学的なエビデンスを信じて、確実で正しい肥満の理論を導き出すか。それとも、科学を無視して、従来の考え方や偏見を信じつづける道を選ぶか。

後者を選ぶのであれば、何の苦労もないし想像力が試されることもない。かくして、この画期的な研究の結果はほぼ忘れ去られ、栄養学の歴史においては取るに足らないものとされた。それ以降、私たちは、肥満と2型糖尿病の患者が爆発的に増えるという報いを受けてきたのである。

カロリー制限をしても99・4%の確率で減量に失敗する

実際の臨床場面でも、これが大失敗であることを裏づける結果ばかりだった[26]。減量のためにカロリー摂取を制限するという従来の方法の失敗率は99・4%と試算された。病的な肥満の人の場合、失敗率は99・9%におよんだ。この数字をみてもダイエット業界の人は特に驚きもしなかったし、減量しようとしたことがある人も驚くことはなかった。

摂取カロリーと消費カロリーの差が体脂肪になるという理論は、直感的に正しいような気がするために広く信じられた。だが、腐ったメロンのように、この理論も外側の皮をむけば中は腐っている。

単純化されすぎたこの理論は、誤った想定に基づいている。最も大きな誤りは「基礎代謝率、あるいは消費カロリーはつねに一定である」という想定だ。実際は、**摂取カロリーを40％減らすと、すぐに基礎代謝率が40％減る。結果として、体重は減らない。**

「体重は意識的にコントロールできる」というのも誤った想定だ。

人間の身体機能はどれも意識的にコントロールすることはできない。甲状腺、副甲状腺、交感神経、副交感神経、呼吸、血液の循環、肝臓、腎臓、消化管、副腎などの働きはすべて、ホルモンによって緻密にコントロールされている。体重や体脂肪率もホルモンによって厳格にコントロールされている。

実際、人間の体には体重をコントロールするために重層的に働くシステムがいくつもある。自然界で生き延びるのに最も大切なもののひとつである体脂肪を決定づけるのが、私たちが気まぐれで口にする食べ物だけであるはずがない。

人間は「ホルモン」にコントロールされている

ホルモンが空腹感をコントロールしている。つまり、ホルモンがいつ食べ、いつ食べるのをやめるかを体に伝えている。

「グレリン」は空腹を感じさせる強力なホルモンで、「コレシストキニン」「ペプチドYY」は満腹を感じさせて食べるのをやめるよう体に伝えるホルモンだ。

食べ放題のビュッフェにいるところを想像してみるといい。あなたはすでに山盛りの料理を何皿も食べていて、お腹は110％満たされている。

このとき、ポーク・チョップをあといくつか食べられるだろうか。そのことを考えただけで胸やけがするのではないだろうか。数分前に美味しいと思って食べたのと同じポーク・チョップなのに。

この違いは、満腹ホルモンが分泌されて食べるのをやめさせようとしているから生まれたのだ。人間は食べ物が目の前にあるかぎり食べつづけてしまうと思われているが、実際はそうはいかない。摂取カロリーはホルモンによって厳格にコントロールされている。

体脂肪の蓄積は、じつはエネルギーが過剰であるから起こる問題ではない。「エネルギーの配分の問題」だ。

体熱を発生させたり、新しい骨組織を作ったりするエネルギーよりも、脂肪としてためこむエネルギーが多すぎることが問題なのだ。そして、**何にエネルギーを使うかもホルモンによってコントロールされている**。

「カロリーの摂りすぎが肥満を招く」という間違った考えを信じているかぎり、カロリーを無駄に減らしては失敗することを繰り返すだけだ。

私たちは、空腹を感じないでおこうと決めることはできない。基礎代謝率を増やそうと決めることはできない。摂取カロリーを減らせば、体は代謝率を下げて不足分を節約するだけだ。

脂肪の蓄積や体重の増加をコントロールするうえで最も重要なのは、何を食べるかによって変わるホルモン信号をコントロールすることだ。カロリー数ではない。

肥満はホルモンのバランスが崩れることで起こるのであり、カロリーのバランスが悪いから起こるのではない。**体重が増えすぎてしまうのはどのホルモンに原因があるかといえば、おもに過剰に分泌される「インスリン」だ**。

これと同じように、2型糖尿病もカロリーのバランスが悪いためではなく、インスリンのバランスが悪いために起こる疾患である。

5章 「インスリン」の真実

血糖値を下げるというより、糖を細胞に詰めこむホルモン

恐ろしい話をしよう。私はあなたを太らせることができる。いや、相手が誰であろうと太らせることができる。いともたやすいことだ。**インスリンを投与するだけでいい。**

インスリンは体内で分泌されるホルモンだが、インスリンが多すぎると体重が増えたり肥満になったりする。

そもそもホルモンとは体に信号を伝える化学的な物質である。ホルモンは内分泌腺で構成される内分泌器で生成され、体の機能を維持するために分泌される。

脳にあるエンドウ豆ほどの大きさの下垂体では、体の各部分の代謝プロセスをコントロールするための様々なホルモンが生成されるため、「脳下垂体」は内分泌腺中枢と呼ばれることもある。

脳下垂体で生成されるホルモンには、たとえば骨や筋肉などの成長を促す信号である成長ホルモンがある。また、頸部にある蝶のような形をした甲状腺では、甲状腺ホルモンが生成されて全身に信号が送られる。この信号を受け取ると、たとえば心臓の鼓動が速くなったり、呼吸が速くなったり、基礎代謝率が上がったりする。

これと同じように、膵臓ではインスリンというホルモンが生成されるのだが、インスリンはおもに食物エネルギーの吸収や蓄積に関する信号を送るホルモンである。

細胞に「ブドウ糖」を詰める

私たちが口にした食べ物は、吸収しやすいように胃や小腸で分解される。すべての食べ物はたんぱく質、脂質、炭水化物の3つの多量栄養素から成っているが、それぞれ消化のされ方は異なる。

たんぱく質は「アミノ酸」に分解される。脂質は「脂肪酸」に分解される。糖が鎖のようにつながってできた炭水化物は、「グルコース」(ブドウ糖)など分子量が小さい糖に分解される。

これに対し、微量栄養素とはその名が示すとおり、微量ながらも健康のために必要なもので、たとえばビタミンやミネラルなどがある。

インスリンの働きのひとつは、エネルギーを蓄積するために、細胞のドアを開けさせてグルコースを細胞に取りこむことだ。

ホルモンは標的細胞を見つけて、その細胞の表面にある受容体と結びつく。ホルモンが鍵で、受容体が鍵穴のようなものだ。正しいホルモンだけがその受容体を開けて信号を伝えることができる。

インスリンがまさにこの鍵の働きをするホルモンで、細胞の鍵穴にぴたりとはまり、グルコースを取りこむためのドアを開けさせることができる。

体内のすべての細胞が、グルコースをエネルギーとして使うことができる。インスリンがなければ、血液中を循環しているグルコースは容易に細胞の中に入ることはできない。

食べても食べても体重が減る「1型糖尿病患者」

自己免疫反応によってインスリンを分泌する細胞が破壊されてしまう1型糖尿病は、インスリンの分泌量が異常に少なくなってしまう疾患だ。

細胞のドアを開ける鍵がないと、グルコースはエネルギーを供給するために細胞の中に入ることができなくなって血中にたまり、細胞は飢餓状態となる。

その結果、どんなに食べても患者の体重は減りつづける。なぜなら、食物のエネルギーをうまく活用することができないからだ。

細胞に取りこまれないグルコースは最終的には尿とともに排出され、患者は衰弱していく。1型糖尿病は治療しないまま放置していると、死にいたる疾患だ。


一方、1型糖尿病でない人が何かを食べるとインスリンが分泌されてグルコースが細胞の中に取りこまれ、すぐにエネルギーとして使うことができるようになる。余った食物エネルギーはあとで使えるように蓄積される。

たとえば糖類や精製された穀物などの炭水化物を食べると血糖値が素早く上がり、インスリンが分泌される。たんぱく質を食べたときもインスリン値が上がるが、このとき同時に「グルカゴン」〔訳注：血糖値上昇ホルモン〕や「インクレチン」〔訳注：インスリンの分泌を促すホルモン〕などの血糖値を調整するホルモンも分泌されるため、血糖値はそれほど上がらない。

一方、脂質を食べたときは、血糖値もインスリン値もわずかに上がるだけだ。

インスリンは「食物エネルギー」を体にためようとする

インスリンのもうひとつの主な役割は、栄養素が間もなく到着するという信号を肝臓に送ることだ。

アミノ酸や糖は腸を循環した血流（門脈循環）にのって肝臓へ運ばれ、そこで処理される。一方、脂肪酸は腸で直接吸収されるため、肝臓を通らずに血流にのる。肝臓で処理する必要がないため、脂質を食べてもインスリンを分泌させる信号を送る必要がなく、インスリン値は比較的変わらないままとなる。


すぐに必要なエネルギーが補給されると、次にインスリンは「食物エネルギーをあとで使えるように蓄えろ」という信号を出す。

人間の体は筋肉や中枢神経系を動かすためのエネルギーとして炭水化物を使うが、余ったものはグルコースとなって肝臓に送りこまれる。また、肝臓に運ばれたアミノ酸からはたんぱく質が作られて筋肉、皮膚、結合組織などになるが、余ったアミノ酸はそのまま肝臓で蓄えることはできないのでグルコースに変えられる。

「肝臓」がパンパンになってから体に脂肪がつく

食物エネルギーはグリコーゲンか脂肪のどちらかに変換され体に蓄積される。

エネルギーとして使われずに余ったグルコースは、炭水化物から合成されたものであろうとたんぱく質から合成されたものであろうと関係なく、鎖のように長くつながってグリコーゲン分子となり、肝臓に蓄えられる。

グリコーゲンとグルコースはどちらからどちらにでも簡単に変換することができる。体の細胞でエネルギーが必要になったときはグリコーゲンがグルコースに変換され、血液中に放出される。骨格筋もグリコーゲンを貯蔵することができるが、貯蔵された筋肉細胞でしかエネルギーとして使うことができない。

肝臓はかぎられた量のグリコーゲンしか貯蔵することができない。だから、**肝臓がいっぱいになってしまうと、余ったグルコースは〝de novo lipogenesis（脂肪の新生）〟というプロセスを経て、体内で脂肪に変えられる**。

〝de novo〟とは「新しいものから」という意味で〝lipogenesis〟は「新しい脂肪を作る」という意味だ。つまり、文字どおり「新しい脂肪を作る」ということだ。

インスリンは肝臓に、「余ったグルコースからトリグリセライド分子というかたちの新しい脂肪を作れ」という信号を送る。新しく作られた脂肪は肝臓から排出されて脂肪細胞に蓄えられ、必要なときに体にエネルギーとして供給される。

つまり、体は余った食物エネルギーを糖（グリコーゲン）あるいは体脂肪として蓄える

図5-1 肝臓が糖を脂肪に変える

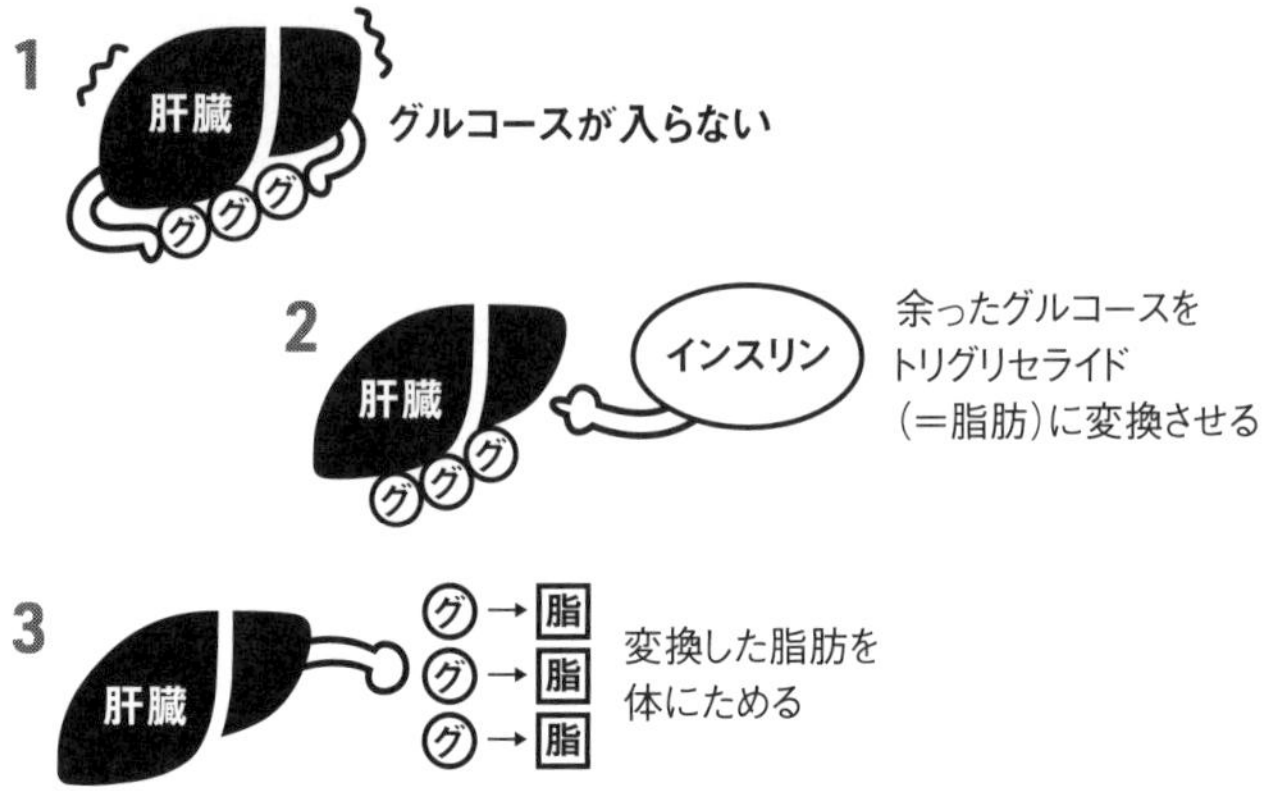

のである。インスリンは「糖や脂肪を燃やすのをやめて蓄えろ」という信号を送るホルモンだ。

食事を終えたあと（つまりファスティングを始めたあと）、体がエネルギーを必要とするときは、グリコーゲンや脂肪がエネルギーとして供給される。

ファスティングという言葉は、たんに食事や間食の合間の何も食べない時間のことを指す。**ファスティングをしている間、人間の体は蓄えてあるエネルギーを使う。つまり、グリコーゲンや脂肪を分解してエネルギーとして使うのだ。**

食後数時間経つと、血糖値が下がりインスリン値も下がりはじめる。

肝臓はエネルギーを補給するため、蓄えておいたグリコーゲンを分解してグルコース分子に変換し、血中に放出して循環させる。ちょうどグリコーゲンを貯蔵するときと逆のプロセスだ。

このプロセスはおもに夜に行われる。これは夜に何も食べないと仮定したときの話だ。

絶食後しばらくして脂肪が燃えはじめる

このようにグリコーゲンは簡単に使えるが、その量にはかぎりがある。ファスティングの時間が短い場合なら、グリコーゲンは身体機能に必要なグルコースを補うのに十分な量がある。

だが、ファスティング時間が長くなると、肝臓は蓄えられている体脂肪から新しいグルコースを生成するようになる。このプロセスは**「糖新生」**と呼ばれる。文字どおり「新しく糖を作る」という意味だ。つまり、エネルギーを放出するために脂肪が燃やされるというわけだ。

これは脂肪が蓄えられるときと逆のプロセスだ。

こうした「エネルギーの蓄積／放出」のプロセスは毎日起こっている。

図5-2 ▌食物エネルギーは糖や脂肪として蓄えられる

食事 → インスリン増加 → 糖を肝臓に蓄積、肝臓で脂肪を合成

図5-3 ▌糖新生——グリコーゲン合成と逆のプロセス

肝臓内で糖が燃やされる・肝臓内で脂肪が燃やされる ← インスリン値の減少 ← ファスティング

通常は、このバランスのとれた、よくできたシステムはうまく統制がとれている。

食事をすると、インスリンの量が増え、エネルギーをグリコーゲンか脂肪にして蓄える。

ファスティングをしている時間は、インスリンの量が減り、蓄えておいたグリコーゲンや脂肪が使われる。**食べている時間（インスリンが多い時間）と食べない時間（インスリンが少ない時間）のバランスがとれているかぎり、体脂肪の量が増えることはない。**

「食べている時間」が長いと体脂肪が増える

エネルギーの蓄積において、インスリンにはもうひとつ役割がある。

肝臓がグリコーゲンでいっぱいになってし

まうと、新しく作られた脂肪を蓄えておく余裕がなくなる。「トリグリセライド分子」というかたちの新しい脂肪は、肝臓内で作られたリポタンパク質という特別なたんぱく質と結合して「超低密度リポタンパク質」となり血中に放出される。

すると、インスリンはリポタンパク質リパーゼというホルモンを活性化させ、脂肪細胞に「血液からトリグリセライドを取りこんで蓄えろ」という信号を出す。このようにして、余った炭水化物とたんぱく質は、体脂肪として長期間蓄えられる。

インスリンが過剰に分泌されると、脂肪の蓄積が加速して肥満になる。

どのようなプロセスかって？　**食べている時間が食べていない時間より長くなるとインスリンが多い状態が続くことになり、それが脂肪の蓄積につながる。**

「グルコースを取りこめ」というインスリンからの信号が肝臓に過剰に出されると、最終的には肝臓内でグルコースから新しい脂肪が作りだされる。一般的に、インスリン値が高い時間（食事をしているとき）とインスリン値が低い時間（ファスティングをしているとき）が交互にくれば、体重は変わらないはずだ。

しかし、インスリン値が高い時間が多くなってしまうと、「食物エネルギーを体脂肪に変えて蓄えろ」という信号をつねに受け取ってしまうことになる。

体重は「血中のインスリン量」しだいで変わっていく

血糖値を下げるために、1型糖尿病の患者にも2型糖尿病の患者にもインスリンの投与が行われている。

インスリン治療の副作用で体重が増えてしまうことは、インスリン治療をしている患者も、インスリンを処方している医者も、十分に知っている。

これは、「高インスリン血症」つまり血中のインスリン値が高い状態にあると体重が増えるということの明らかなエビデンスといえる。

ほかにも、このことを裏づけるエビデンスがある。

「インスリノーマ」というのは膵臓にできる希少な良性腫瘍で、つねに多量のインスリンを分泌してしまう疾患だ。患者には低血糖の症状があり体重も増加しつづける。このことからもインスリンの影響がみてとれる。手術で腫瘍を取り除くと、体重が減る。

また、「スルホニルウレア」（経口血糖降下薬）は糖尿病の治療薬で、インスリンの分泌を促す薬剤だ。インスリンの分泌が促されるため、体重が増えるという副作用がある。

これに対して、「チアゾリジンジオン」系の薬剤は2型糖尿病の治療に使われ、インスリン値は上げないがインスリンの効果を上げる。結果はどうなるかって？　血糖値は下がるが、体重は増える。

だが、糖尿病の治療をすると必ず体重が増えるというわけではない。

現在、2型糖尿病の治療に世界中で最も広く使われているのは「メトホルミン」という薬剤だ。この薬剤は、インスリンの量を増やすのではなく、肝臓がグルコースを生成（糖新生）するのを阻害することで血糖値を下げる薬剤だ。

この薬剤はインスリンの量を増やすことなく効果的に2型糖尿病の治療を行うことができるもので、体重が増えることはない。

インスリン値というのは高すぎると体重が増え、低すぎると体重が減る。

思い出してほしいのは、治療前の1型糖尿病患者は病的なまでにインスリン値が低く、どれだけ多くのカロリーを摂取しようと体重が増えないということだ。

通常の量のインスリンがないと食物エネルギーをうまく使ったり蓄えたりすることができないので、治療をしないで放置しておくと、患者は衰弱して死んでしまう。インスリンを投与することで、こうした患者は再び体重を増やすことができるようになる。

インスリンの量が増えると体重が増える。インスリンの量が減ると体重が減る。

これは単なる相関関係ではなく、インスリンこそが体重を決定する要素であるということだ。体内で分泌されるホルモン、特にインスリンが、私たちの体重や体脂肪の量を最終的に決めている。

肥満になるのはホルモンのバランスが悪いからである。カロリーのバランスが悪いからではない。

160年近く前に「低炭水化物ダイエット」が行われた

「高インスリン血症」は肥満を招く。

これはとても大切なポイントで、つまりは肥満を解消しようと思ったら、インスリン値を低くすることが重要ということになる。

高度に精製され、加工された炭水化物――砂糖、小麦粉、パン、パスタ、マフィン、ドーナツ、米、ジャガイモなど――は血糖値とインスリン値を上げることでよく知られている。こうした高度に精製された炭水化物が高インスリン血症の主な原因なのだとしたら、体重が増える主な原因もそれだといえるだろう。

図5-4 ▌肥満のホルモン理論Ⅰ
——高インスリン血症が肥満を招く

太るもとである炭水化物 ➡ 高インスリン値 ➡ 肥満

この先の章でも「肥満のホルモン理論」を展開し、図で示してあるのでご覧いただきたい（図5-5、6-3、7-2、8-1、9-1、9-2、9-3、9-4）。順にみていくと、時間とともにメタボリック症候群がどのように発症するのかがわかる。

この肥満理論は**「炭水化物―インスリン仮説」**として知られている。「アトキンス・ダイエット」に代表されるような低炭水化物ダイエットの基本的な理論はここからきている。〝太るもと〟である炭水化物を食べなければ、インスリン値を低く保つことができ、体重が増えるのを防ぐことができる。

初めて低炭水化物ダイエットが実践されたのは、はるか昔の19世紀半ばのことだ。

1863年、イギリスで葬儀店を営んでいたウィリアム・バンティングが、世界初のダイエット本ともいわれる『市民に宛てた肥満についての手紙』という小冊子を発行した。[1] 91・6キロだった彼は、体重を減らそうと食べる量を減らして運動量を増やしたがうまくいかなかった。今日の世界でダイエットに励んでいる人たちと同じように、彼も失敗したのだ。

図5-5 ▌肥満のホルモン理論II
――インスリン抵抗性が高インスリン血症を招く

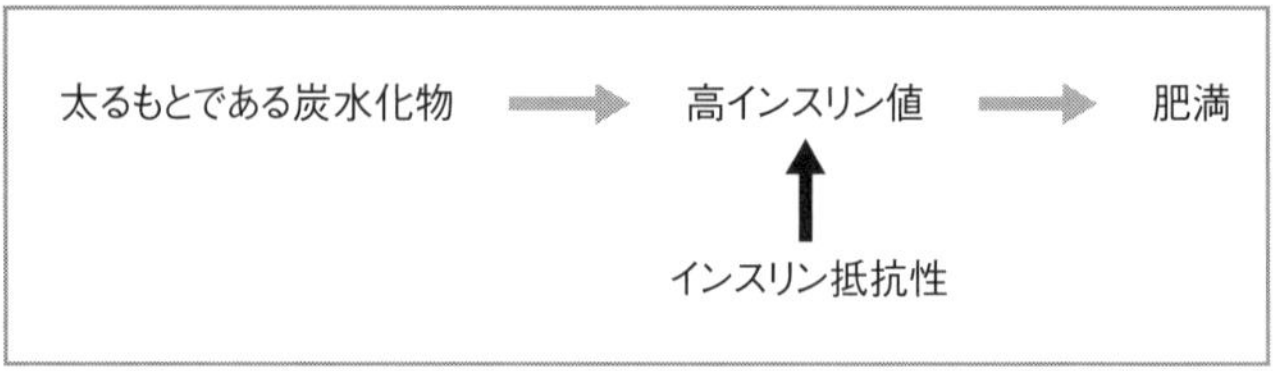

そこで、外科医のアドバイスもあり、彼は新しい方法を試してみることにした。それまで彼がよく食べていたパン、牛乳、ビール、甘いもの、ジャガイモを厳しく制限してみたところ、彼の体重は減り、減った体重も維持することができたのだ。

20世紀になると、精製された炭水化物の量を減らした食事療法は、肥満の治療として標準的なものになった。

「糖質」だけが原因ではない

低炭水化物ダイエットは広く成功しているものの、炭水化物―インスリン仮説はまだ不完全だといえる。たしかに精製された炭水化物は高インスリン血症の主な原因ではあるが、それだけが原因ではないからだ。

ほかにも大きな影響を与えるものがある。

そのなかでも特に重要なのが**「インスリン抵抗性」**だ。

先に述べたように、インスリンとは細胞の中にグルコースを取りこむための扉を開ける鍵のようなものだ。だが、インスリン抵抗性のある状態になると、通常の量のインスリンでは扉を開けられなくなり、グルコースを細胞の中に取りこむことができなくなるため、血中にグルコースがたまってしまう。

すると、体は抵抗性を克服してなんとかグルコースを細胞の中に取りこもうと、インスリンの分泌量をさらに増やす。その結果、血糖値は通常の値に戻るが、つねに高インスリン血症の状態となってしまうわけだ。

私たちがインスリン抵抗性を問題視するのは、それに端を発した「高インスリン血症」が体重の増加を招くからだ。

そこで頭に浮かぶのは、こんな難問だ。そもそも、どうやってインスリン抵抗性は発現するのだろうか?

6章

インスリン・パラドックス

「血糖値を下げるインスリン」が出すぎて糖尿病

2型糖尿病の患者は、糖尿病と診断される10年以上も前から肥満であることが多い。また、肥満以外は特に問題のない人（糖尿病ではない人）でも、やせている人に比べてインスリン抵抗性が大きくなっていくことがわかっている。

空腹時の血中のインスリン値を測ることでインスリン抵抗性があるかどうかを調べることができるのだが、この数値は肥満から境界型糖尿病になり、やがて2型糖尿病へと症状が進行していくにつれて増えていく（図6－1参照）[1]。

このことから、肥満こそインスリン抵抗性が発現する根本原因だろうと考えられた。肥満によって出る何かしらのホルモンがインスリン抵抗性を発現させるのではないかと、こ

図6-1 ▌肥満から2型糖尿病へ進行するにつれて変化するインスリン値[2]

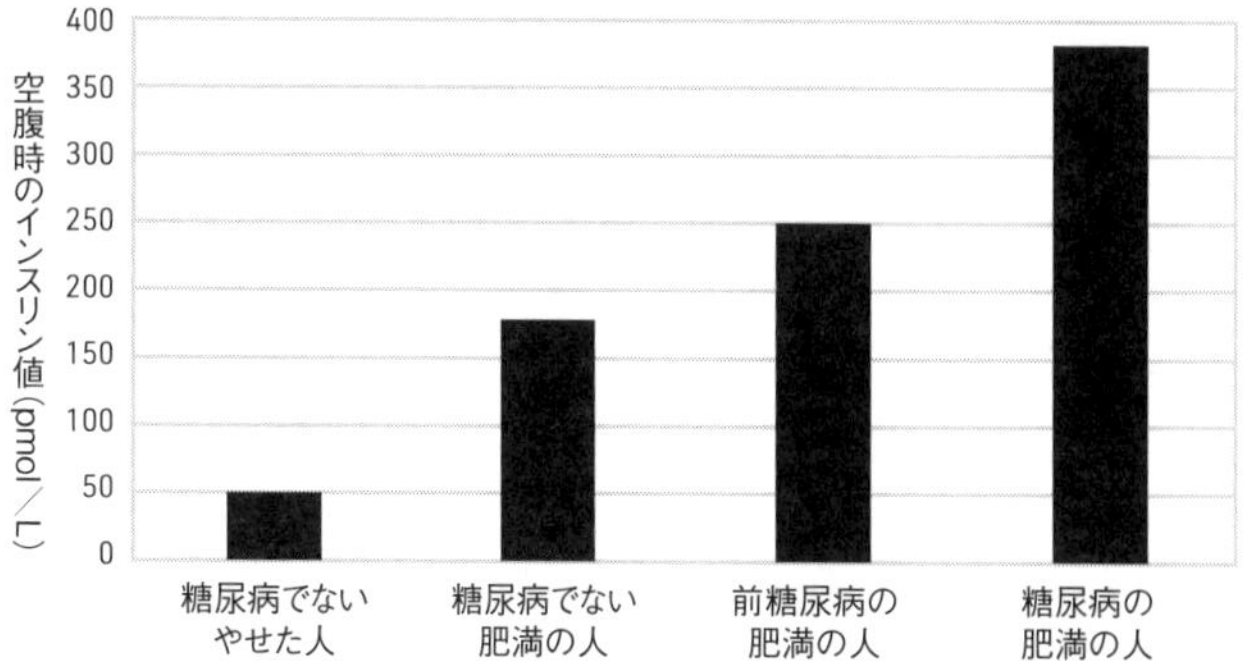

れまで何百億ドルという資金と何十年という期間をかけて熱心に研究が行われてきたのだが、このふたつの因果関係を突きとめることはできなかった。

だいいち、もし肥満がインスリン抵抗性の原因だというならば、標準的な体重の人も2型糖尿病になるのはなぜだろう。肥満の人でも2型糖尿病にならない人がいるのはなぜなのだろうか。

では逆に、インスリン抵抗性が肥満の原因かといえば、それはありえない。なぜなら、インスリン抵抗性を発現する前から肥満であることがほとんどだからだ。

すると、残る可能性は、肥満とインスリン抵抗性の発現にはほかの要因Xがあるということになる。このあとでも述べるが、このふ

図6-2 高インスリン血症——肥満とインスリン抵抗性を招く要因X

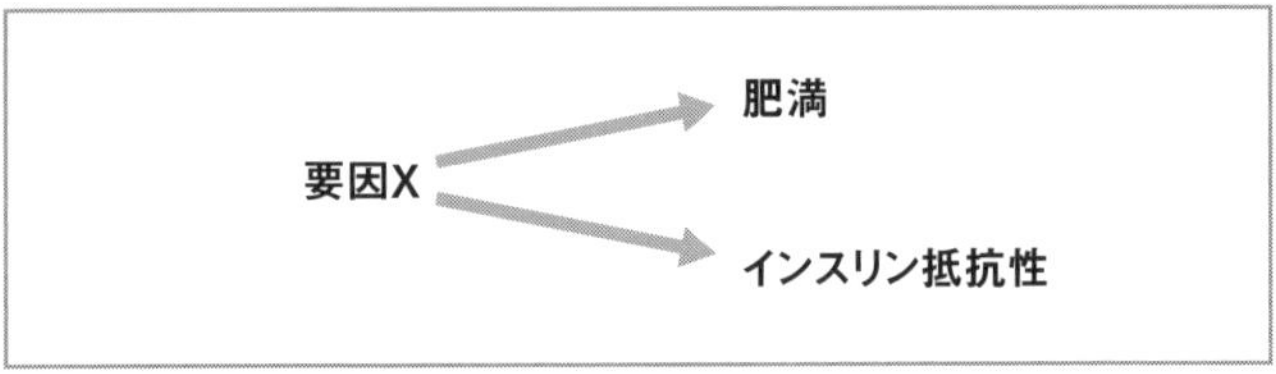

たつに共通するのはインスリンの分泌量が多いことだ。

つまり、**要因Xは「高インスリン血症」**である。

「体の防衛反応」が働く

人間の体には「恒常性の維持（ホメオスタシス）」という基本的な生物学的原理が働いている。

もし、ある方向に向かって急激な変化があれば、体は元の状態に戻ろうとして逆方向の反応を起こす。たとえば、体がとても冷えたときは、ガタガタと震えることで体熱を生みだして調整しようとする。逆に体が熱くなりすぎたときは、汗をかいて冷やそうとする。

生き残るためには適応力が必要不可欠であり、どんな生物にとってもそれは同じだ。

抵抗性も、いってみれば適応力の一種だ。何か変化が起こっていつもの範囲を超えてしまうと、体はそれに適応することで耐性を保とうとする。

つまり、より多くのものにさらされることで抵抗性が強くなる。何につけ、過剰な量に長期間さらされると、体は抵抗性をもつ。これはよくみられる現象だ。

インスリノーマと診断されたとき、ローラはまだ25歳だった[3]。

インスリノーマは極めて稀な膵臓の腫瘍で、インスリンを多量に分泌してしまう疾患だ。それにより多量のグルコースが細胞に取りこまれるため、低血糖の症状が繰り返し起こる。そのためローラはつねに空腹を感じていた。また、インスリンは肥満を招く主な要因でもあるため、彼女の体重はあっという間に増えた[4]。血糖値は脳が正常に機能できないほど低くなってしまい、集中力もなくなり、体調も悪くなった。ある晩、車を運転しているときにローラは自分の足をコントロールすることができなくなり、危うく事故を起こしかけた。低血糖症にともなうけいれんが起きたのだった。

ずいぶんひどい症状だと思うかもしれないが、彼女の体が防御策をとっていなければ、もっとひどいことになっていたはずだ。

インスリン値が高くなるにつれ、彼女の体の中ではインスリン抵抗性が大きくなっていた。インスリン抵抗性を発現しなければ、多量のインスリンによって血糖値がたちまち危険なレベルにまで下がり、死にいたったことだろう。

体は（もちろん私たちも）死にたくないので、インスリン抵抗性を自ら発現させることで、恒常性を維持しようとしたのだ。

インスリン抵抗性は高いインスリン値になると自然と発現する。

つまり、**インスリンがインスリン抵抗性を招くのである**。幸い、ローラはインスリノーマと診断され、腫瘍の摘出手術を受けた。腫瘍が取り除かれるとインスリン抵抗性はすっかり元に戻り、低血糖による症状も出なくなった[5]。

高インスリン値を元に戻すと、インスリン抵抗性も元に戻る。多量のものにさらされることで抵抗性が発現するが、抵抗性を発現させるもとを絶てば抵抗性もなくなる。

インスリノーマという希少疾患の例には、インスリン抵抗性の原因を理解する鍵となるヒントがある。

やればやるほど効かなくなる

恒常性の維持は生物が生き残るための最も基本的な原理なので、体は様々な抵抗性を発現させる。抵抗性を発現できるかどうかで、生き残れるかどうかが決まる。

ほかにどんな抵抗性の仕組みがあるのか、みてみよう。

■「騒音」に対する抵抗性——騒がしいのにぐっすり眠る赤ん坊

誰かに向かっていきなり大声で叫ぶと、その人は驚いて跳び上がり、こちらに気づくだろう。だが、ひっきりなしに叫んでいると、その効果はすぐになくなってしまう。つまり、相手は叫び声に対して抵抗性を身につけたということだ。オオカミ少年がいくら叫んでも、村人たちはすぐにそれに慣れてしまって耳を貸さなくなった話と同じだ。つねにさらされていると抵抗性が生まれるのである。

原因を取り除くと抵抗性はなくなる。では、叫ぶのをやめたらどうなるか?「オオカミが来た」と叫ぶのを1か月やめてみたらどうなるだろうか。村人たちはまた少年の声に耳を傾けるようになるだろう。しばらく叫ばなかったことで、抵抗性がなくなるからだ。「オオカミが来た」と次に叫んだときは、村人たちからすぐに反応があるだろう。

騒がしい環境で眠っている赤ん坊を見たことはあるだろうか。たとえば、つねに騒々しい空港などで。周りから大きな騒音がつねに聞こえているなか、赤ん坊はすやすやと眠っている。これは騒音に対する抵抗性があるからだ。

同じ赤ん坊が静かな部屋の中で眠っていたら、きっと床がほんの少しきしんだだけでも起きてしまうだろう。親なら誰でも体験したことがある悪夢だ。少しも大きな音ではないのに、なぜか耳につく。静かな部屋の中にいる赤ん坊には騒音に対する抵抗性がないからだ。赤ん坊はすぐに目を覚まして泣き叫ぶ。そして親はがっかりする。

抗生物質耐性――「薬が効かない細菌」の誕生

新しい抗生物質ができたばかりの頃は、標的とした細菌をすべて殺すことができる。だが、時が経つにつれ、この抗生物質を多量に投与してもほとんどの細菌は生き残れるようになり、薬剤耐性をもった〝薬剤耐性菌〟となる。薬剤耐性菌が増殖して広がっていくと、抗生物質の効果はなくなってしまう。

こうした問題が、いまや世界中の都市部にある病院で起きている。菌が抵抗性をもってしまい、どの抗生物質も効かなくなっているのだ。

抗生物質耐性はここ最近にかぎった話ではない。

1928年、スコットランドの生物学者アレクサンダー・フレミングがペニシリンを発見し、1942年には、第二次世界大戦で使用するために、アメリカ・イギリス両政府の資金援助のもと、ペニシリンの大量生産が始まった。

1945年にノーベル賞を受賞したフレミング博士は、ペニシリンについて述べた受賞スピーチのなかで、「2年後にはペニシリンに耐性をもつ菌が現れるだろう」と予見していた。

フレミング博士は耐性菌が現れることをなぜ自信をもって予見することができたのだろうか。それは、恒常性の維持という生物学の基本原理をよく理解していたからだ。

生体システムを乱されると、生物は元の状態に戻ろうとする。私たちが抗生物質を飲めば飲むほど、体の器官は生き残ったり再生したりするために、自然と抵抗性を身につける。つまり、さらされることで抵抗性が生まれるのだ。

原因を取り除けば抵抗性はなくなる。それなのに、多くの医者はよく考えもせずに逆の行動をとる。抵抗性を克服しようとして、より多くの抗生物質を処方する。そしてそのことが、さらに抵抗性を高める結果となる。

抗生物質耐性をなくすためには、抗生物質の服用を厳しく制限することが重要だ。そこで、いまでは多くの病院で抗生物質を適正に使用するための支援プログラムが実施されるようになり、強い抗生物質の使用を命に関わる場合に限定し、効力を保つようにしている。細菌が抗生物質にさらされる機会を減らせば抵抗性も減り、結果的に命を救えるようになる。

ウイルス抵抗性——「ウイルス」を打ってウイルスを予防する

ジフテリア、麻疹、水ぼうそう、ポリオなどのウイルスに対する抵抗性は、ウイルス感染そのものによってできる。

ワクチンが開発される以前は、〝麻疹パーティ〟〝水ぼうそうパーティ〟などといって、感染したことのない子をウイルスに感染して発症した子と遊ばせて、わざわざウイルスにさらすのが一般的だった。

けっして楽しいパーティとはいえないが、麻疹に一度かかれば一生かかることはない。さらされることで抵抗性が生まれるからだ。

ワクチンもこれと同じ原理だ。あるとき、イギリスの田舎で医師をしていた若いエドワード・ジェンナーは、酪農場で働く女たちは弱い牛痘ウイルスに感染しているために、天然痘ウイルスに対して抵抗性があるという話を耳にした。

そこで彼は1796年、ひとりの少年を故意に牛痘ウイルスに感染させ、同じような種類の天然痘ウイルスに対して抵抗性があるかどうかを観察した。不活性化されたウイルス、あるいは毒性を弱めたウイルスを摂取することで、人間は実際に病気になることなく、そのウイルスに対する免疫を得ることができる。

つまり、ウイルスにさらされることでウイルス抵抗性ができるのだ。

薬物耐性――「以前の量」だと満足できない

コカインなどの薬物を初めて摂取したときは強烈な反応がある――いわゆる〝ハイ〟な状態だ。だが、薬物を続けて使うたびに、それほど強烈な反応ではなくなっていく。薬物の乱用者は以前と同じ〝ハイ〟な状態を手に入れようと、次第に薬物の摂取量を増やすようになる。

長い期間に何度もこうして薬物を摂取していると、体は薬物の効果に対して抵抗性、つまり耐性がついてしまう。人間は麻薬性鎮痛薬、マリファナ、ニコチン、カフェイン、アルコール、向精神薬（精神安定剤）、ニトログリセリンなど、様々な薬物に対して抵抗性をもってしまう。

これもまた、さらされることで抵抗性が生まれることを示す例だ。

治療薬への感受性を取り戻すためには、「薬の量」を抑える期間が必要だ。1年間アルコールを飲むのをやめれば、1年後に飲んだときには十分な効果があるだろう。

以上に挙げた例に共通することは何だろう。

騒音の場合、刺激に対して鈍感になるのは抵抗性のメカニズムが働くからだ。人間の耳は実際の騒音の大きさではなく、音の変化に反応する。

抗生物質の場合は、薬剤耐性菌が生き残ることが原因だ。薬物耐性、あるいは脱感作療法〔訳注：アレルギーの治療のために原因物質を少しずつ増量しながら定期的に投与し、過敏性を除去する治療法〕の場合は、細胞の受容体の数が減るのが原因だ。

それぞれメカニズムに多少の違いはあるが、結果はすべて同じだ。そこがポイントである。恒常性の維持は生物が生き残るための基本なので、生体システムはつねに元に戻す方法を見つけ出す。つまり、さらされることで抵抗性が生まれるのだ。

これらのことから、インスリン抵抗性についてこんなことがいえるのではないだろうか。

「インスリンにさらされるから、インスリン抵抗性が発現する」と。

糖尿病は「時間」の問題

インスリンなどのホルモンが抵抗性を招くメカニズムは、薬物の場合とほぼ同じだ。どちらも細胞の表面にある受容体に働きかけ、その結果、受容体が抵抗性をもってしまうのだ。インスリンの場合、受容体が長い期間にわたって多量のインスリンにさらされることで——高インスリン血症——インスリン抵抗性が発現する。

これを実証するのはとても簡単だ。健康な人たちをボランティアとして募り、彼らに多量のインスリンを投与しつづけてインスリン抵抗性が発現するかどうか観察すればいい。

ありがたいことに、この実験はすでに行われている。

ある実験で、健康な若者のグループに48時間連続してインスリンを投与したところ、彼らのインスリン抵抗性は15％高まった。[6] これと同じようなほかの実験で、健康な若者のグループに96時間連続してインスリンを静脈注射したところ、彼らのインスリン抵抗性は20～40％高まった。[7]

これらの実験結果が示すことは驚き以外の何物でもない。**通常の量のインスリンを長時間投与しただけで、健康な若者がインスリン抵抗性を発現したのだ。**

やはり、インスリンがインスリン抵抗性を招くのである。だから、私は相手が誰であってもインスリン抵抗性を発現させることができる。十分な量のインスリンを投与するだけでいいのだ。

「血糖値」は改善したのに糖尿病は悪化した

2型糖尿病の場合は、インスリンの分泌量が多いことでインスリン抵抗性が発現する。

あるとき、当初はインスリンを投与されていなかった患者に少しずつ量を増やしながらインスリンを投与していき、最終的に1日100単位という多量のインスリンを投与する実験が行われた。[8]

するると、インスリンの投与量が増えるにつれ、インスリン抵抗性が高まっていった――体と影が切っても切れないものであるのと同様に、直接の因果関係があるということだ。さらに、**血糖値は改善したものの、糖尿病は悪化していた**。インスリンがインスリン抵抗性を招いた結果だ。

だが、ただホルモンの分泌量が多いだけでは抵抗性は発現しない、あるいは抵抗性の度合いはそこまで深刻にはならない。人間の体はもともと、ホルモンを短時間に一気に分泌することで抵抗性を発現させないような仕組みになっている。

ある効果を得るために、かぎられた時間だけ多量のホルモンが分泌され、その後、分泌量はすぐに減り、少ない値で推移する。これが体の概日リズムだ。分泌量の少ない時間が長く続いても、抵抗性が発現することはない。

たとえば、メラトニンは、脳にある松果体で生成される、睡眠と覚醒のサイクルを制御するホルモンで、日中はほとんど検知されない。このメラトニンは夜に分泌量が増え、明け方に最も多くなる。

コルチゾールは副腎で生成される、ストレスを制御するホルモンだが、目覚める前に分泌量が増え、その後、分泌量は減少する。

成長ホルモンは脳下垂体で生成される、細胞の再生を促すホルモンだが、そのほとんどは深い眠りについている間に分泌され、日中はほとんど検知されない値まで減少する。

副甲状腺ホルモンは骨の代謝を制御するホルモンで、明け方に分泌量が最も多くなる。

このように、ホルモンが分泌されるのが一定の時間であるかぎり、抵抗性は発現しない。

ホルモンというのは、いつも多量に分泌されているわけではない。概日リズムに合わせて特定のホルモンが時折、短時間だけ分泌されることで、最大の効果が得られるようにできている。

その時間が過ぎると、分泌量はまた減る。短時間しか分泌されないため、抵抗性が発現する暇もない。体はつねに「オオカミが来た」と叫んでいるわけではないのだ。

肝心なときにだけ分泌されることで、最大の効果を得ることができる。

図6-3 ▍肥満のホルモン理論Ⅲ
――高インスリン値→抵抗性→高インスリン値

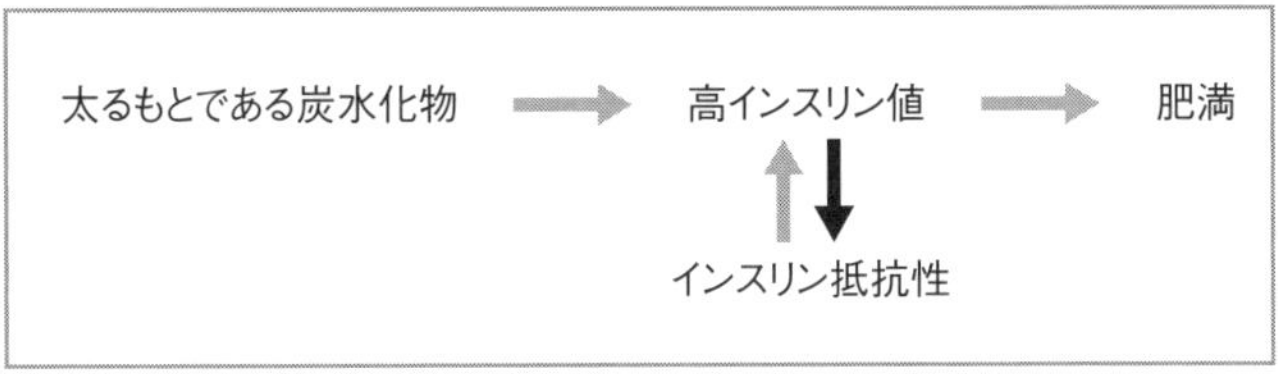

「食事の有無」に関係なくインスリン値が高くなる

抵抗性が発現する要因はふたつある。すなわち、**「ホルモンの分泌量が多いこと」**と、**「そのホルモンの刺激が長い時間続くこと」**だ。

通常、インスリンは一気に分泌されるため、インスリン抵抗性が発現することはない。だが、体がつねにインスリンにさらされていると、抵抗性が発現する。

ここまででおわかりだろうが、抵抗性は多くの刺激に長い時間さらされていることで引き起こされるため、ホルモンの分泌量が増えればそれだけ抵抗性の度合いが増すことになる。これがさらに悪循環を引き起こし、自己強化のサイクルをたどる。

ホルモンにさらされることで、そのホルモンに対する抵抗性ができる。抵抗性ができたことで、さらに多くのホルモンの分泌が促される。さらに多くのホルモンにさらされると、抵抗性もさらに増す……。つねに多量のインスリンがグルコースに向かって、「細胞内に入れ」と怒鳴っていれば、そのうちいくら怒鳴っても効果はなくなる（インスリン抵抗性が発現する）。当然、体はもっと多くのインスリンを分泌し、もっと大きな声で怒鳴ろうとする。大きな声で怒鳴れば怒鳴るほど、効果はなくなる。高インスリン血症がこの悪循環の源だ。

高インスリン血症になるとインスリン抵抗性が発現し、それがさらに高インスリン血症を悪化させることになる。

このサイクルが何度も繰り返されることでインスリン値が極端に高くなり、結果として体重が増えたり肥満になったりする。このサイクルが長く続くほど、インスリン抵抗性も肥満の度合いもひどくなる。

つまり、肥満もインスリン抵抗性も、長い時間をかけて積み上げられるものなのだ。この悪循環から何十年も抜けだせない人は、インスリン抵抗性が非常に大きくなっていると考えられる。

そういう人は抵抗性があるために、食事の有無にかかわらずインスリン値が高い状態にある。

空腹なのに「肥満ホルモン」が働く

さらに話は悪い方向に進む。インスリン抵抗性が発現すると、空腹時のインスリン値も高くなるのだ。

通常なら、空腹時のインスリン値は低い。夜中に何も食べないでいると低いインスリン値で1日が始まるのが普通なのだが、インスリン抵抗性があると高いインスリン値のまま1日を始めることになってしまう。

結果は悲惨なものになる。太っている人はさらに太ってしまう。インスリン抵抗性によってさらに太り、それがさらに多量のインスリン分泌を招く要因となる。肥満がさらに肥満を招くのだ。

インスリン抵抗性が発現すると、それを克服しようとして高インスリン血症になることは昔からわかっていた。

だが、高インスリン血症もまたインスリン抵抗性の原因になるという新しい概念も、少しずつ受け入れられるようになってきている。

図6-4 ▌高インスリン血症——肥満と糖尿病を結びつけるもの

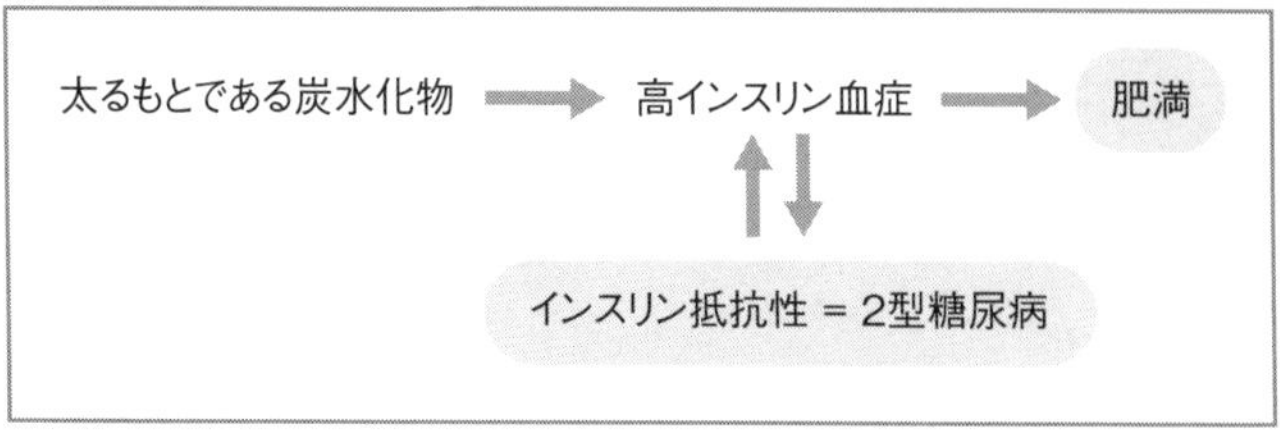

バンティング賞を受賞したボストン大学医学部のバーバラ・コーキー博士は、2011年に行った講義のなかでこう述べている。「高インスリン血症がインスリン抵抗性、肥満、糖尿病の根本原因である」[9]

バンティング賞とはアメリカ糖尿病学会による最高位の科学賞であり、コーキー博士の説はたんに反主流派のたわ言ではない。

2型糖尿病の特徴は、インスリン抵抗性の度合いが高いことである。肥満も2型糖尿病も、同じ原因——高インスリン血症——によって引き起こされるものなのだ。

このふたつに密接な関係があることから〝diabesity（糖尿肥満）〟という造語も生まれた。この言葉は、糖尿病と肥満がひとつの同じ疾患であるということを暗に示してもいる。

通常量のインスリンが「効かない体」になる

通常あるいはそれ以上の量のインスリンが分泌されているのに血糖値が高いままであれば、インスリン抵抗性が発現しているということになる。「グルコースを取りこめ」というインスリンの指示を細胞が拒否している状態だ。

では、高インスリン血症になるとなぜ、こうした現象が起こるのだろうか。

現在主流となっている鍵と鍵穴という考え方によれば、鍵（インスリン）を鍵穴（細胞の表面にある受容体）に差し込むとドアが開き、グルコースが細胞の中に入っていくが、いったん鍵（インスリン）を引き抜いてしまうと、血中のグルコースは細胞に入れなくなってしまう。

インスリン抵抗性が発現すると、鍵と鍵穴がうまく合わなくなる。その鍵ではドアを開けづらくなり、ドアは十分に開かない。すると、グルコースはいつもどおりに細胞の中に入れなくなり、ドアの外、つまり血液中にたまっていく。細胞の中に入るグルコースの量が減ると細胞は飢餓状態になり、もっとグルコースを取りこもうとして体はさらに多くのインスリンを分泌する。

いまある鍵だけではドアを十分に開けることができないので、体はもっと多くの鍵を作りだしてドアを開けさせようとする。すると高インスリン血症の状態になり、インスリンを増やしたことで、細胞がエネルギーとして必要とするグルコースが細胞の中にようやく入っていけるようになる。

これが、現在主流の鍵と鍵穴という考え方による説明だ。理論的にはよさそうだ。だが、残念なことに、これが正しいという根拠はない。

問題なのは鍵（インスリン）なのだろうか、それとも鍵穴（インスリン受容体）のほうなのだろうか。じつは、そのどちらでもない。2型糖尿病の場合、インスリンの分子構造もインスリン受容体の分子構造も、まったく問題ないのだ。となると、何かほかのものが鍵と鍵穴のメカニズムを狂わせているということになる。

いったいそれは何なのか？　何十年にもわたり熱心に研究が行われたが、もっともらしい犯人を見つけることはできなかった。

肝臓に「余った脂肪」がつく

何かを食べたときに分泌されるインスリンは、おもに肝臓に対して働いて食物エネルギーの蓄積を促すということを思い出してほしい。

インスリンは肝臓にふたつの働きかけをする。

①「蓄えた食物エネルギー」（体脂肪など）を燃やすのをやめさせる
②摂取した食物エネルギーを「グリコーゲン」にして蓄えさせたり、「新しい脂肪」を作りださせたりする

もし、細胞がインスリンに対して抵抗性をもっていて、飢餓状態にあるとしたら、どちらの働きかけもあまり効かないはずである。

ひとつ目はまさにそうだ。インスリンがいくら肝臓に「体脂肪を燃やして新しいグルコースを作るのをやめろ」という信号を送っても、肝臓はグルコースを作りつづける。そしてグルコースが血中に溢れ出る。

だが、ふたつ目の働きかけは逆に効き目がよくなるのである。グルコースを取りこめないために細胞が飢餓状態になると、肝臓は新しい脂肪を作らなくなるはずだ。グルコースが足りないのに脂肪が作りだせるわけがない。レンガがなければレンガ造りの家を建てられないのと同じことだ。大工がいても材料がなければつくれない。

ところが、インスリン抵抗性があると脂肪を作りだす働きは活発になる。この点に関してはインスリンの効き目は悪くなるどころかよくなるのだ。新しい脂肪が次々と作りだされ、それを蓄えておく場所がなくなる。すると、余った脂肪は肝臓にたまっていく。本来ならば脂肪がない場所だ。

インスリン抵抗性があるとインスリンの効き目が悪くなるので、体脂肪は高くなるのではなく低くなって然るべきなのに。

だが、ほとんどの場合、2型糖尿病はこの肝臓内の過剰な脂肪の蓄積と関係がある。

細胞はすでに「ブドウ糖」でぎっしり

肝臓内でインスリンの一方の効き目は悪くなり、もう一方の効き目がよくなるのは、いったいなぜなのだろうか。

同じインスリン受容体をもった同じ細胞が、インスリンの量は同じなのに、ある効き目は悪くなりある効き目はよくなるのはなぜなのか。

世界有数の研究者たちがこれまで何十年も、何百万ドルという資金をかけて研究を行っても、このインスリン抵抗性のパラドックスを解明することはできなかったのだが、ついに、「『インスリン抵抗性は鍵と鍵穴に問題があって細胞が飢餓に陥るものである』という古くて錆びついた考え方自体が間違っているのではないか」と研究者たちは考えるようになった。

このパラドックスを解明するヒントは、「インスリンそのものがインスリン抵抗性を発現させる」という点にある。つまり、真の問題はインスリン抵抗性ではなく、インスリン抵抗性を引き起こす高インスリン血症にあるということだ。

インスリン抵抗性とは、一定量のインスリンが分泌されているのにグルコースを細胞内に取りこむことが難しくなるという症状のことを指しているにすぎない。

では、グルコースを取りこめない原因が、細胞内がすでにグルコースでいっぱいになっているためだと考えたらどうだろう？

インスリン抵抗性をオーバーフロー現象だととらえれば、このパラドックスを説明することができる。

「新しい糖」は血中を漂うほかない

ラッシュアワーの地下鉄を思い描いてみてほしい。地下鉄が駅に停まり、車掌が安全確認をしたあとドアが開き、乗客が乗りこむ。乗客は全員難なく列車に乗りこんでホームには誰もいなくなり、列車が発車する。

細胞はこの地下鉄のようなものだ。インスリンが車掌で、グルコース分子が乗客だ。インスリンが然るべき信号を出すとドアが開き、グルコースは整然と難なく細胞の中に入っていく。

ところが、インスリン抵抗性を発現している細胞の場合、インスリンがドアを開ける信号を出しても、グルコースは細胞内に入っていかない。細胞内に入っていかないので、グルコースは血液内にたまる一方だ。

なぜ、こんなことになっているのだろうか。

先ほどの地下鉄の例で考えてみよう。ホームに入ってきた列車は「ドアを開けろ」という信号を受け取り、ドアを開ける。

だが、乗客は列車に乗らない。〝車掌〟の指示に対して抵抗性をもっている状態だ。やがて列車は発車してしまい、ホームには大勢の乗客が残される。

鍵と鍵穴の理論では、「何かが邪魔をして車掌が信号を送ってもドアが少ししか開かない」ということになる。乗客はドアから中に入ることができないので、乗客がホームに取り残されたままガラガラの列車がホームを出ていく。

オーバーフロー現象はこれとは違う考え方だ。

列車がホームに到着するが、前の駅ですでに満員状態となっている。車掌がドアを開ける信号を出しても、ホームで待っていた乗客は列車に乗りこむことができない。なぜなら、すでに満員だからだ。乗客が乗りこむことができないのを見て、私たちは「ドアが開かなかったのだ」と勝手に結論づけてしまっていただけなのだ。

同じことが肝臓の細胞にも起こっている。

多量のインスリンが分泌されて、すでに細胞にグルコースがいっぱい詰めこまれていれば、インスリンがドアを開けさせたとしてもグルコースは細胞の中に入ることができない。

それを見た私たちは、「インスリンがグルコースを中に取りこませようとしているのに、細胞がインスリンに対して抵抗性をもっているために取りこめないのだ」と勝手に結論づけてしまっている。

地下鉄の場合は、乗客をさらに列車に詰めこむために〝押しこみ係〟が必要になるだろう。

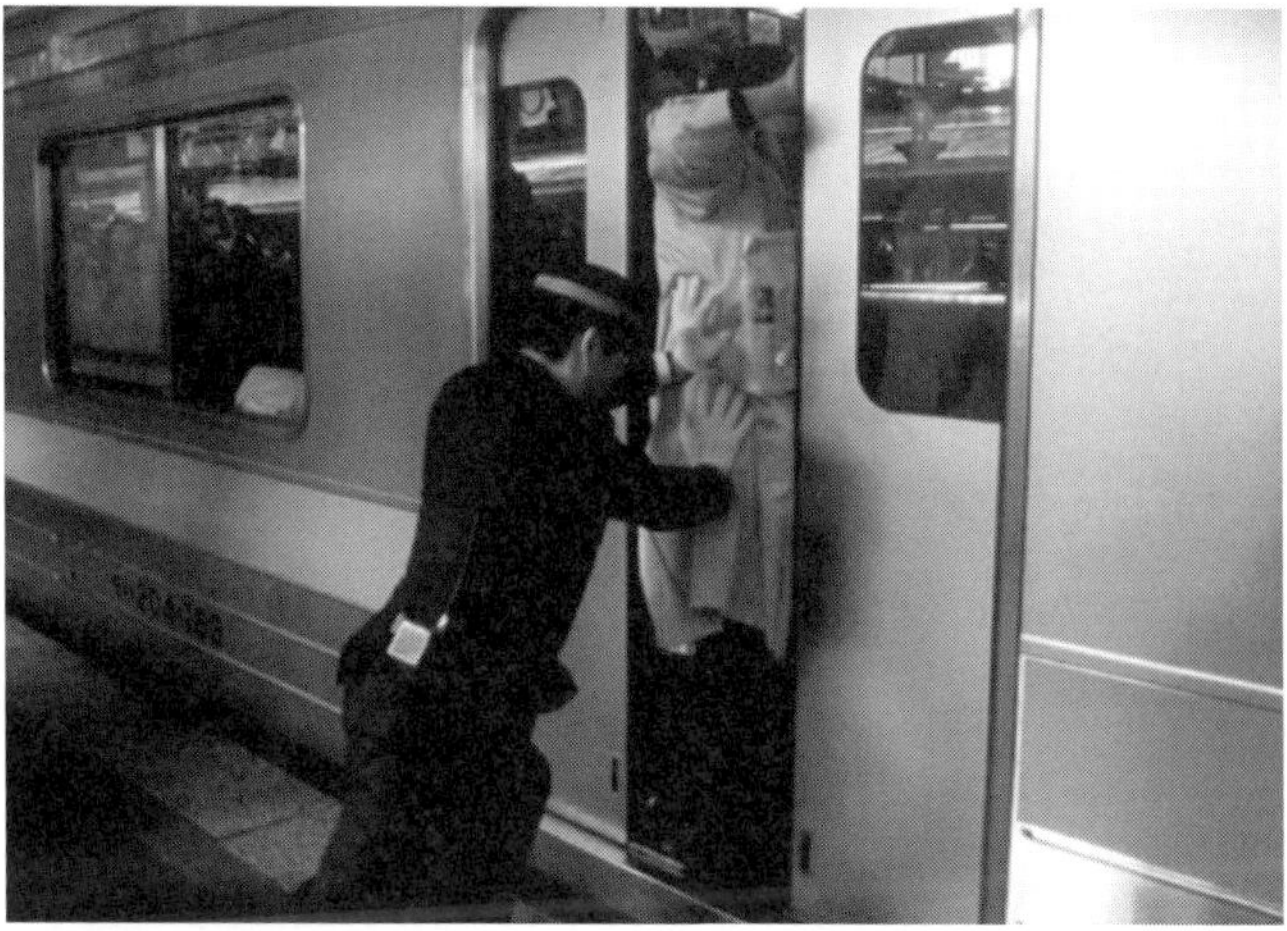

１９２０年代のニューヨーク市では、満員電車に乗客がさらに押しこまれていた。北米ではこうした光景はもうみられなくなったが、日本ではいまでもみられる。乗客がホームに取り残されていると〝旅客整理係〟なる人がやってきて、乗客を列車に押しこむ。

そして「悪循環」が始まる

高インスリン血症は、言ってみれば体の中の押しこみ係だ。

すでにグルコースでいっぱいの細胞に、さらに多くのグルコースを詰めこもうとする。グルコースが血中に取り残されていると、細胞になんとかグルコースを取りこもうと、体はさらにインスリンを分泌する。

この戦法は、初めはうまくいく。だが、す

でいっぱいの細胞にさらに多くのグルコースを詰めこむには、もっと強い力が必要になる。そうやって、インスリン抵抗性を克服しようとして高インスリン血症もひどくなる。

だが、そもそも、どちらが根本原因なのだろうか。それは高インスリン血症だ。そこから悪循環が始まる。

肝臓の細胞を考えてみよう。

初めは、細胞（列車）の中は空だ。入ってくるグルコース（乗客）と出ていくグルコースの量が同じなら、何も問題はない。食事をする時間（高インスリン値）と食事をしない時間（低インスリン値）のバランスがとれていれば、インスリン抵抗性は発現しない。

だが、高インスリン血症となってつねにインスリン値が高くなると、グルコース（乗客）は細胞内（列車）に入りつづけるばかりで、そこから出ていかない。そのうち、細胞（列車）はいっぱいになり、細胞の表面にある受容体（ドア）が開いてもグルコース（乗客）は中に入れなくなる。

このとき、細胞にはインスリン抵抗性がある。それを補おうとして、体はもっと多くのインスリン（列車の押しこみ係）を作りだし、グルコースを細胞内に押しこもうとする。

こうしたことが繰り返されるうちに、インスリン抵抗性は大きくなっていく。

糖を「脂肪」に変えてなんとかしようとする

インスリン抵抗性は高インスリン血症を招き、高インスリン血症もまたインスリン抵抗性を招く。

この悪循環は止まることなく続いていく。細胞は飢餓状態にあるのではない。グルコースで溢れかえっている状態なのだ。そのグルコースが細胞からこぼれ出ると、血糖値が上がる。

このとき、新しく脂肪を作りだす機能はどうなるだろうか。細胞内はグルコースでいっぱいで、もうグルコースが入る余地はない。だから、余ったグルコースを脂肪に合成する働きが減ることはない。**それどころか、グルコースで溢れかえっている状態をなんとかしようと、細胞はできるだけ多く脂肪に変換しようとする。**

体内のほかの器官に運ぶことができる量以上の脂肪が作りだされると、脂肪は肝臓に蓄積する。肝臓はもともと脂肪を蓄積するようにはできていない器官だ。すると、脂肪肝になる。

インスリンが分泌されているのにグルコースが細胞内に取りこまれないというパラドッ

図6-5 ▌糖の摂りすぎ→脂肪肝→インスリン抵抗性

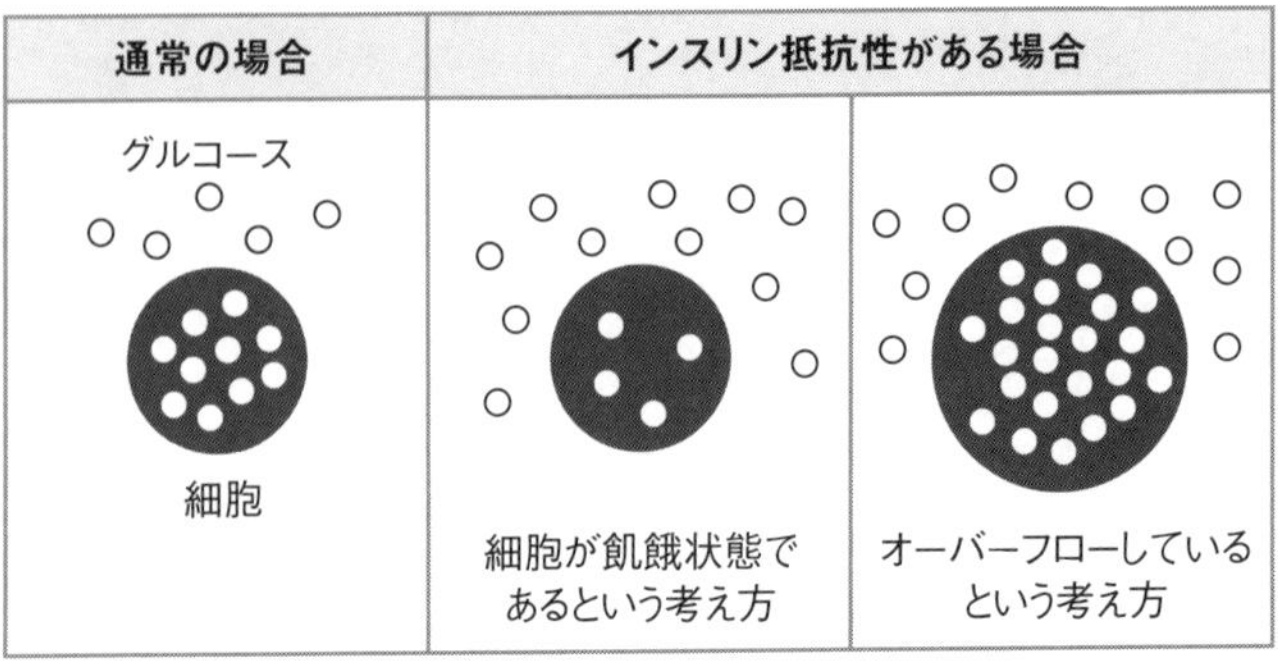

クスは、このように「オーバーフローの状態になっているからだ」と考えれば、うまく説明がつく。

血糖値をみると細胞にインスリン抵抗性が発現していると考えられるのに、脂肪を新生する働きをみると、細胞のインスリン感受性は高いと考えられる。肝臓の細胞でもこれと同じことが起こっている。

インスリン抵抗性を新しいパラダイムでとらえれば（オーバーフロー現象だと考えれば）、このパラドックスは解明することができる。細胞の内部は飢餓状態にあるのではなく、グルコースで溢れかえっているのだ。

この細胞──過剰なグルコースが詰めこまれ脂肪に変換される──によって脂肪肝がで

きる。

インスリン抵抗性とは、「グルコースが詰めこまれすぎている脂肪肝から、グルコースが溢れ出る」という問題なのだ。

摂りこんだ栄養素をまず初めに代謝するのが肝臓なので、糖を摂りすぎることによって起こる健康上の問題が真っ先に現れるのが肝臓だ。

そして、インスリン抵抗性は、おもにグルコースやフルクトース（果糖）の摂りすぎによって肝臓に過剰な脂肪がたまることで発現する。

つまり、**糖を摂りすぎることで脂肪肝になり、それがインスリン抵抗性を引き起こすのだ**（図6－5参照）。

自力根治の声③

フィリップの場合

46歳のフィリップは、難治性の糖尿病性足潰瘍を治療するため、入院して抗生物質の静脈内投与を行った。10か月前に足に潰瘍ができてから形成外科で治療をしてきたのだが、いっこうによくならなかったのだ。

５年前から２型糖尿病も患っていて、血糖値をコントロールするためにシタグリプチンとメトホルミンを服用していた。私は病院でフィリップと彼の父親に、病状が深刻であることを話した。難治性の足潰瘍は足が壊疽してしまい、切断を余儀なくされることも多い。

抗生物質による治療が終わって退院するとき、私はフィリップに集中的な食事管理プログラムに参加しないかと声をかけた。

彼はギリシャ正教会の信者だ。ファスティングはギリシャ正教会でよく行われることもあり、彼は私たちが行っているプログラムの意義をすぐに理解してくれた。フィリップは週に１回、48時間のファスティングを実践しはじめた。

すると、１か月で血糖値が正常に戻り、血糖値を下げる薬を飲まなくてもよくなった。慢性的で難治性の足潰瘍も、１か月で治癒した。

フィリップは食事管理プログラムを１年続けており、今は薬も飲んでいない。足潰瘍がぶり返すこともないし、体重は９キロ減少、A1C は２種類の薬を服用しているときでも7.2%だったのに、6.5%まで下がった。

自力根治の声④

シビルの場合

69歳のシビルは２型糖尿病に罹患してから10年になる。高血圧の症状もあるし、心臓発作や脳卒中を起こしたこともあるし、バイパス手術も３度行った。

私が初めて会ったとき、彼女はインスリン治療を始めて５年が経っており、毎日70単位のインスリンを投与するとともに、血糖値を低く保つためにシタグリプチンとメトホルミンを服用していた。

体重は92キロあり、腹囲は117センチ、BMI は35.8だった。

集中的な食事管理プログラムで、彼女は炭水化物の量を制限し、体にいい脂質を含んだ食事を摂るとともに、１日おきに24時間か36時間のファスティングを行った。血糖値が高くなりすぎたり低くなりすぎたりしないように、医者にはインスリンの投与量を慎重に調整してもらい、体の健康状態をよく観察してもらった。

すると、２か月でインスリンを投与しなくてもよくなり、シタグリプチンも服用しなくてよくなった。この食事プログラムを始めてから６か月が経つが、体重は14キロ減少し、腹囲も13センチ細くなった。

糖尿病の薬をいっさい飲まなくてもすむように、彼女は現在も努力を続けているが、A1C が6.2%まで下がったので、メトホルミンの服用量は前より減らすことができている。

第3部

「糖の摂りすぎ」が問題

どう考えてもこれが原因

7章

太った肝臓×太った筋肉×太った膵臓

「標準体重」でも油断できない

イングランド・オッカム村出身の修道士、哲学者ウィリアムは、物事を解決するための基本原理である「lex parsimoniae」、いわゆる「オッカムの剃刀」を提唱したといわれる。これは、「仮定条件が少ないものほど正しい」という原理だ。つまり、「最もシンプルな説明こそ、たいがい正しいものである」ということだ。

一方、かのアルバート・アインシュタインはこう言っている。「何事もできるだけシンプルにすべきだが、シンプルすぎてもいけない」

2型糖尿病はおもにインスリン抵抗性が大きくなることで起こる疾患だと考えられるが、実際は体にふたつの不具合が起こることによって引き起こされる。

まず、オーバーフロー現象である「インスリン抵抗性」。これは肝臓や筋肉に脂肪がつくことが原因で発現する。インスリン抵抗性は糖尿病の早い段階からみられ、実際、2型糖尿病と診断される10年以上も前から起こっている例も多いが、そのときはまだ、血糖値は正常なレベルに収まっている。膵臓のβ細胞が、抵抗性がある分だけインスリンの分泌量を増やしてバランスをとっているからだ。

つまり、代償作用として血中のインスリン値を高めることで（高インスリン血症）、グルコースを細胞に取りこませ、血糖値を正常な範囲に収めているのだ。

食生活を変えないかぎり、インスリン抵抗性という不具合の次には、ふたつ目の不具合である「膵臓のβ細胞の機能障害」が起こる。

このことから、これまで医学界では、β細胞の機能障害は、インスリンを生成する細胞が疲弊して、最終的に傷ついてしまうことが原因で起こるとされてきた。

この考え方に基づけば、ふたつの現象はそれぞれ別の原因によって起こるということになる。だが、このふたつが密接に関わっていることを勘案すれば、「オッカムの剃刀」の原理に則って考えると、ふたつの現象の根底には同じメカニズムがあると考えることができるはずだ。

日に日に大きくなっていくインスリン抵抗性を克服するのに必要な量のインスリンを生成することができなくなったときに初めて、血糖値が上がり2型糖尿病と診断される。

つまり、2型糖尿病には、インスリン抵抗性の悪化とβ細胞の機能障害というふたつの先行条件があるということになる。2型糖尿病と診断される何年も前から、このふたつの不具合を反映したふたつの段階を経て、血糖値は上昇していく。[2]

第一段階——10年以上血糖値は正常。しかし、着実に進行

図7－1からわかるように、**インスリン抵抗性は平均すると2型糖尿病と診断される13年前からすでに発現している**。

インスリン抵抗性が大きくなるにつれて次第にインスリン値が高くなっていくので、血糖値は長い期間をかけて徐々に上がっていき、急激に上がることはない。10年以上、血糖値は正常の範囲にとどまっている。子どもや若者の場合はこの期間がもっと短く、21か月で糖尿病を発症してしまうこともある。[3]

インスリン抵抗性の主な要因は、臓器内やその周りにたまった「内臓脂肪」だ。[4]

内臓脂肪が真っ先にたまるのは肝臓で、インスリン抵抗性がひどくなる前から、すでに

図7-1 ▌2型糖尿病が発症するまでの血糖値の変化[1]

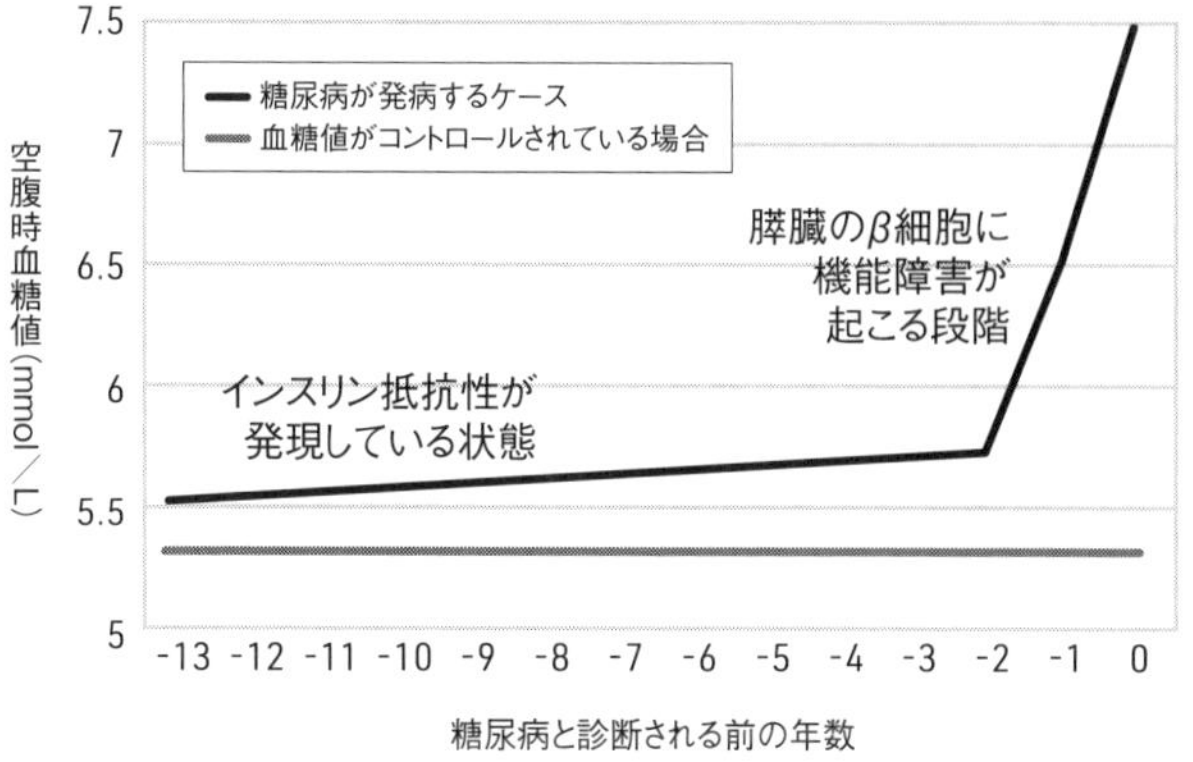

脂肪がたまっていることが多い。

脂肪肝——何年も前から脂肪がつく

これまで述べたように、肝臓は食物エネルギーを蓄積したりエネルギーを生産したりする臓器だ。

腸で吸収された栄養素は血流にのって肝臓に直接運ばれる。体脂肪というのは体が食物エネルギーを蓄える方法なのだから、脂肪がたまることによる疾患が肝臓と関係が深いのも不思議なことではない。

脂肪のつき方にはいろいろあることを思い出してもらいたい。

食事に含まれる余分な脂質は、肝臓を通らずに体のあらゆる部分に蓄積する。皮膚の下にたまった脂肪（皮下脂肪）は体重やＢＭＩに反映されるが、健康への影響はほとんどない。美容の観点からは望ましくないが、代謝面ではまったく問題ない。
一方、食事に含まれる過剰な炭水化物とたんぱく質は、グリコーゲンとなって真っ先に肝臓に蓄積される。肝臓がグリコーゲンでいっぱいになると、脂肪新生の働きによって余ったグルコース（糖）は脂肪に変えられる。その脂肪は肝臓から体のほかの部分に送りだされ、たとえば腹部の臓器内やその周りにたまったりする。
肝臓が脂肪を作りだしてほかの臓器に送りだせる量を超えると、脂肪は肝臓内にたまりはじめ、中心性肥満となって重大な健康問題を引き起こすことになる。糖を摂りすぎてインスリンを多く出しすぎている期間が長くなると、脂肪肝となる。[5]
そのうち、満杯の脂肪肝は新しいグルコースを受け入れることができなくなり、インスリン抵抗性のある状態となる。先に述べたとおり、インスリン抵抗性とはオーバーフロー現象だ。すると、次のようなことが起きる。
①高インスリン血症が「脂肪肝」を引き起こす
②脂肪肝が「インスリン抵抗性」を発現させる
③インスリン抵抗性が発現すると、さらに「高インスリン血症」となる
④このサイクルが繰り返される

図7-2 肥満のホルモン理論IV
——高インスリン値→脂肪肝→インスリン抵抗性

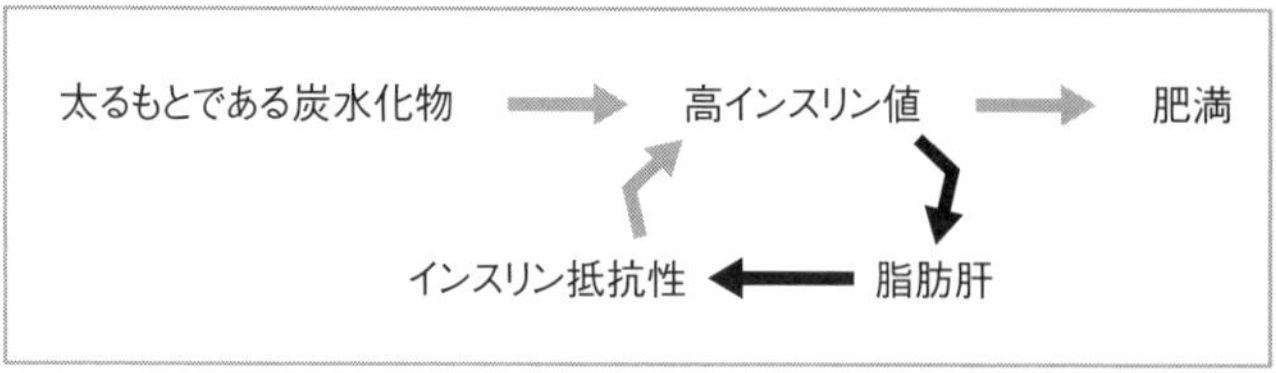

肥満そのものよりも肝臓内の脂肪のほうが、インスリン抵抗性と糖尿病を引き起こす重大な要因である。

肥満から境界型糖尿病（糖尿病予備群）、糖尿病にいたるまでのすべての段階で、脂肪肝はインスリン抵抗性に関わっている。

これはどんな人種にも、どんな民族にも共通している。

脂肪肝があれば、高インスリン血症とインスリン抵抗性が悪化しているのは確実なので、そのことをいち早く知るには脂肪肝があるかどうかをみればいい。

脂肪肝は、2型糖尿病と診断される10年以上も前からある。[6] 肝臓は徐々に脂肪を蓄積していき、インスリン抵抗性も徐々に大きくなっていく。

脂肪肝になっているかどうかは超音波検査で調べることができるし、腹囲やウエスト・身長比の増え方も大事な指標になる。

肝臓の傷つき具合を測る血液検査でも脂肪肝が徐々に進行していることがわかる。この段階は〝肝臓からの長く無言の叫び〟と称されている。

主な脂肪性肝疾患は2種類ある——「アルコール性肝疾患」と「非アルコール性脂肪性肝疾患」だ。

ひとつ目は言葉どおり、多量のアルコールを飲むことに関係がある。アルコールのほとんどは肝臓だけで代謝されるため、多量のアルコールを頻繁に飲むと、肝臓はオーバーフローの状態になる。その結果、脂肪肝となる。

だが、脂肪肝が原因の疾患や糖尿病を患っている人の多くはアルコール依存症ではないし、科学者が脂肪肝と糖尿病の関係に着目したのは最近になってからのことである。

非アルコール性脂肪性肝疾患（NAFLD）——炭水化物の食べすぎで

1890年、ウィーン大学のアルフレッド・フレーリッヒ博士が初めて、肥満は神経とホルモンの異常によって起こるものであることを解明した。

突然、肥満になった男の子が、のちに脳の視床下部に損傷を負ったことが原因であると診断され、そのせいで異常に体重が増えたという事例があった。それにより、視床下部はエネルギーのバランスを調整するところであるとわかった。

ネズミの実験では、脳の視床下部に損傷を与えると異常な食欲が起こって肥満になることが判明した。同時に、研究者たちはある事実に気づいた。実験によって肥満になったネズミはどれも肝臓にダメージを負っており、なかには肝臓が機能不全になるほどひどい場合もあったのだ。

遺伝的に肥満のネズミにも、同じく肝臓に病変があった。「これはどういうことなのだろう」と彼らは疑問をもつ。肝臓は肥満と何か関係があるのだろうか？

カンザス州トピカにある退役軍人のための病院で医師を務めているサミュエル・ゼルマン博士が、1952年に初めて肝臓と肥満の関係を突きとめた。[7]

アルコールが脂肪肝を引き起こすことはすでにわかっていたが、アルコールを飲まない彼の看護助手が肝臓病を患ったのだ。彼は1日に20本ものコカ・コーラを飲んでいた。

肥満もアルコールと同じように肝臓にダメージを与えることは、当時はまったく知られていなかったのだが、ゼルマン博士はネズミの実験データからそのことに気づき、そこからの数年間、肝障害の所見のある、アルコールを飲まない肥満患者20人の追跡調査を行った。その結果、**彼らが全員、当時は望ましいとされていた炭水化物の多い食事をしていたことがわかったのである。**

アルコールを飲まなくても「肝臓」は太る

それから30年ほど経った頃、メイヨー・クリニックのユルゲン・ルートヴィヒ博士が、アルコールを飲まない20人の患者を、「非アルコール性脂肪性肝疾患」であると診断した（ＮＡＦＬＤ）[8]。

20人全員が肥満で、糖尿病など肥満に関連した疾患を患っており、肝臓がダメージを負っているというエビデンスがいくつもあった。

ＮＡＦＬＤと診断された患者のうち、血液検査から臓器に機能不全があることがわかった患者は、「非アルコール性脂肪肝炎」（non-alcoholic steatohepatitis、ＮＡＳＨ）を起こしているとされた。これは〝脂肪〟を意味する〝steato〟の派生語で、〝肝臓の炎症〟という意味だ。ＮＡＳＨはＮＡＦＬＤの病状が進行したものである。

１９８０年当時、ルートヴィヒ博士は、ＮＡＦＬＤが発見されたおかげで「医者は気まずい会話をしなくてすむようになった」と述べている。というのも、アルコールを飲まなくても脂肪肝になることがわかったおかげで、「本当はアルコールを飲んでいるんだろう」と患者を何度も責めることがなくなったからだという。

さらに重要なのは、NAFLDが認識されたことで、肥満、高インスリン血症、インスリン抵抗性、脂肪肝は互いに関連性が高いとわかったことだ。**どれかひとつの症状があれば、必ずといっていいほどほかの症状も見つかる。**

「子ども」の肝臓が太っている

肥満の人が脂肪肝である確率はそうでない人に比べて5〜15倍高い。また、2型糖尿病の人の85%に脂肪肝がある。[9] 糖尿病を発症していなくても、インスリン抵抗性があると脂肪肝の程度はひどい。[10]

少なくとも肥満の人の3分の2はNAFLDの影響があるともいわれている。[11] さらに、NAFLDは肥満と2型糖尿病の増加にともなって、子どもの間でも大人の間でも急増している。[12]

脂肪肝、つまり肝臓内の脂肪の蓄積は、インスリン抵抗性があるかどうかを判断するうえで最も重要な指標だ。[13]

肥満の子どもの場合、肝障害の指標となる血中のアラニンアミノ基転移酵素（ALT）

図7-3 ▌肝臓内の脂肪が多くなるにつれてインスリン抵抗性が高まる[17]

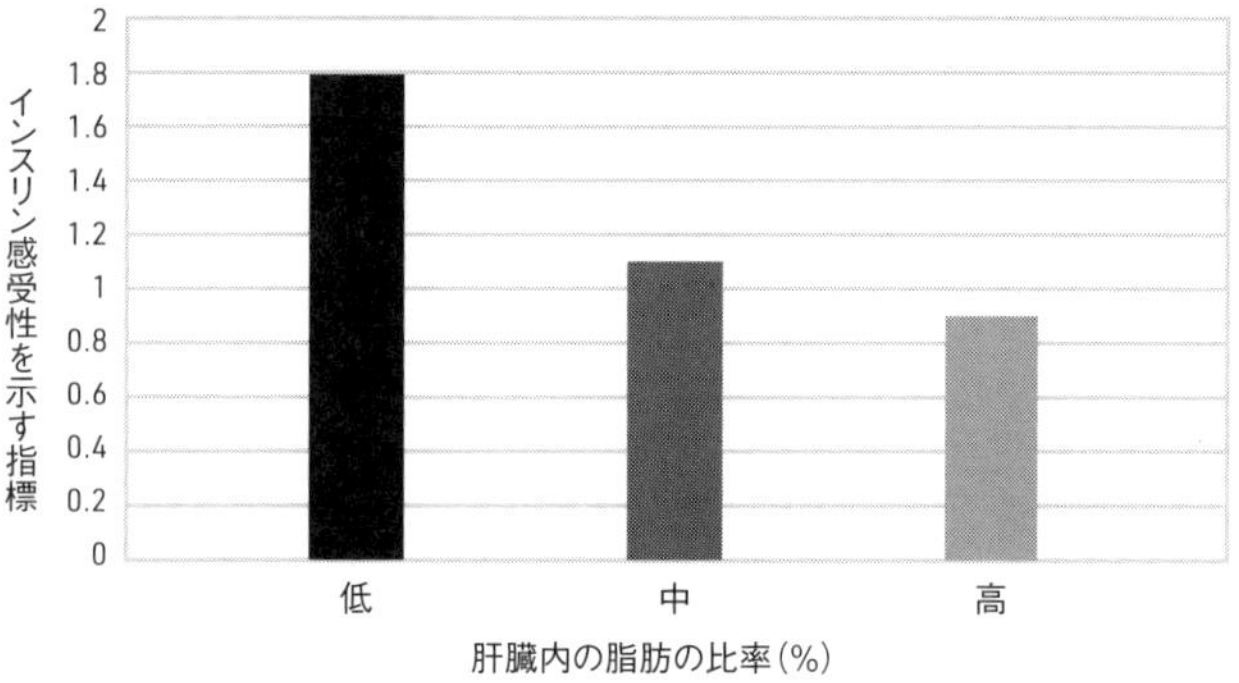

の濃度が上昇すれば[14]、インスリン抵抗性が発現しているとみられ、2型糖尿病につながると考えられる。脂肪肝が進行すれば、境界型糖尿病、インスリン抵抗性、β細胞の機能障害などが現れる。

また、ＮＡＳＨは肝疾患の終末像である肝硬変を引き起こす大きな要因のひとつであり、西洋諸国では肝臓移植を受ける大きな理由のひとつだ。北米では、ＮＡＳＨの有病率は全人口の23％と推定されている[15]。

これほどまん延しているのは恐るべきことだ。ほんの一世代前には非アルコール性脂肪肝炎などまったく知られていなかったのに、いまでは西洋諸国において肝酵素の異常と慢性肝疾患の最も多い原因となったのだから[16]。

脂肪の蓄積が多いのに肝障害の所見がない

人がいたり、脂肪の蓄積がほとんどないのに深刻な肝障害がある人がいたりするのがなぜなのかは、まだわかっていない。

脂肪が肝臓に徐々に蓄積していくにつれ、インスリン抵抗性も高まっていく。2型糖尿病の患者の場合、肝臓の脂肪の量とインスリンの分泌量には相関関係があり、[18] インスリン抵抗性の度合いを反映している。つまり、肝臓の脂肪が多ければ多いほど、インスリン抵抗性が高いのだ。

だから、インスリン抵抗性を理解するには、まず脂肪肝がどのようにできるのかを理解しなければならない。

「甘いお菓子」で肝臓に脂肪がたまる

ここに恐ろしい事実がある。私はあなたの肝臓を脂肪肝にすることができる。いや、相手が誰であっても脂肪肝にすることができる。

それのどこが恐ろしいかって？　**脂肪肝になれば3週間で2型糖尿病を発症するのだ！**

過剰なグルコースと過剰なインスリンが脂肪の生成を促す。肝臓が脂肪を脂肪細胞に送りこむよりも速いペースで脂肪が生成されると、脂肪は肝臓内に蓄積するようになる。**甘**

いお菓子を食べすぎるだけで蓄積する。脂肪肝の出来上がりというわけだ。

過体重のボランティアの人たちに、「通常の食事に加えて甘いお菓子1000キロカロリーを毎日食べさせる」という実験が行われたことがある。[19] 1000キロカロリーと聞くとずいぶん多く感じるかもしれないが、小さなキャンディーの袋ふたつ、1杯のジュース、そしてコカ・コーラ2缶を毎日食べたり飲んだりするだけだ。

3週間後、体重の増加は2%ほどで、さして多くはなかった。だが、肝臓の脂肪はなんと27%も増えていた。脂肪の生成率が増えたことが原因だ。この脂肪肝はけっして侮れない。肝障害を示す血液の指標も30%増えていた。

だが、最悪な事態は免れた。被験者となったボランティアたちが通常の食生活に戻ると、体重、肝臓の脂肪、肝障害を示す指標はすべて元に戻ったのである。体重が4%減っただけで、肝臓の脂肪は25%も減った。**つまり、脂肪肝は元に戻すことが可能なのである。**

肝臓から過剰なグルコースをなくし、インスリンの分泌量を減らしてやれば、肝臓は元どおりになる。高インスリン血症が脂肪の生成を促し、それが脂肪性肝疾患を引き起こす主な原因になるのだから、インスリン値を通常レベルにまで下げてやれば、脂肪肝は元どおりになる。

多量のインスリン分泌を促すのは精製された炭水化物で、脂質よりもはるかに体に悪い。

炭水化物の多い食事をすると脂肪の生成率は10倍に増えるが、脂質の量を増やして炭水化物を減らした食事にすると、肝臓の脂肪生成率はほとんど増えない。[20]

じつは、グルコースよりも脂肪肝を引き起こしやすいのは「フルクトース」（果糖）だ。[21]フルクトースを摂ってもインスリン反応はそれほど起きないにもかかわらず。それについては、次章で詳しく説明することにしよう。

また、付け加えると、2型糖尿病とは異なり、1型糖尿病はインスリン値が極端に少なくなる疾患なので、肝脂肪は減るのが特徴だ。[22]

「フォアグラ」と同じ過程で肝臓が肥大化

動物の肝臓を太らせるのも簡単だ。珍味として知られるフォアグラは、アヒルやガチョウの脂肪肝だ。

ガチョウにはもともと、渡りに備えてエネルギーを蓄えるために大きな脂肪肝を形成する性質があるのだが、4000年以上も前のエジプト人が〝強制給餌〟という方法を考えたそうだ。かつては手で無理やり押しこんで過食にさせていたが、いまはもっと近代的で効率のよい方法で行われている。1日に数回、でんぷん質を多く含む、すりつぶされたコーン飼料が、ガチョウやアヒルの消化管に鉄パイプを通して直接流しこまれる。すると、わずか10日から14日で、肝臓は太って肥大化する。

フォアグラの生産方法と人間の脂肪肝のでき方は基本的に同じだ。多量の炭水化物を摂る食事をすれば、インスリン値が上がって脂肪肝が出来上がる。

1977年に発表された『米国人のための食生活指針』では、「脂質を減らし、パンやパスタなどの炭水化物の量を増やそう」と強く推奨された。その結果どうなっただろうか。インスリン値が劇的に上がった。私たちが気づかぬうちに、人間のフォアグラが作られていたようなものだ。

脂肪肝はインスリン抵抗性の前兆であるが、これはほんの始まりにすぎない。たとえば骨格筋や膵臓など、ほかの器官に脂肪が蓄積することも、インスリン抵抗性を引き起こす大きな原因のひとつになる。[23]

脂肪筋——穀物で「霜降り牛」になる

骨格筋は骨格を動かす大きな筋肉で、たとえば上腕二頭筋、上腕三頭筋、大腿四頭筋、体幹筋、臀《でん》筋など、私たちが手足を動かすときに使う筋肉のことをいう。自分で動きをコントロールすることのできない心臓の心筋や内臓などの平滑筋とは異なる。

骨格筋は食事によって補われたグルコースを大量に燃やしたり、エネルギーを素早く供給するためにグリコーゲンにして蓄えたりする。筋肉に蓄えられたグリコーゲンが体のほかの器官で使われることはない。骨格筋に脂肪が少し含まれているのは普通のことだ。しかし、脂肪細胞が脂肪を蓄積する細胞であるのに対して、筋肉細胞はそうではない。

高インスリン血症と過剰な糖があれば、肝臓は新しい脂肪を生成し、生成した中性脂肪を体内のあちこちに蓄積させる。脂肪細胞がいっぱいになると骨格筋も脂肪を取りこむようになり、筋繊維の間に脂肪が沈着する。専門的には筋細胞内の脂肪蓄積と呼ぶが、もっと簡単に**「脂肪筋」**と呼んでもいい。

農場で生まれ育った家畜をみれば、脂肪筋がどうやってできるかよくわかる。

筋繊維の間に蓄積した脂肪は美味しいといわれている！　脂肪のすじが筋肉と交じりあって斑模様（霜降り）に見える。焼くと脂肪が溶けだし、肉が柔らかくしっとりとして香り高くなり、肉汁が溢れ出す。

霜降り牛肉の値段が高いのはそのためだ。最高級の牛肉である日本の神戸牛の霜降りはすばらしく、賞もとっている。アメリカの農務省は霜降りの度合いで牛肉のランク付けを行っている。最高級にランク付けされる高価な牛肉は、霜降り度合いが最も高い。

牧場主は、霜降りの度合いは「餌」で決まると知っている。牛は反芻動物であり、普通は草だけを食べるので霜降りはできない。香りは高いが、それほど柔らかくない肉になる。だが、穀物を多く混ぜた食事を与えると、成長率もよくなるし霜降りもできる。そのため、草を食べて育った牛に、最後の一定期間トウモロコシを与えて理想的な脂肪筋を作らせ、霜降りにさせるのである。

炭水化物の多い餌を与えれば脂肪筋ができる。家畜の場合は当たり前のように知られているこの事実が、**人間でも同じように起こる**。

脂肪肝になると、肝臓にインスリン抵抗性が発現する。

同じように、脂肪筋になると、骨格筋にインスリン抵抗性が発現する。高インスリン血症になると、骨格筋の内部に過剰な脂肪とグルコースが詰めこまれる。すると、骨格筋はいっぱいになり、インスリンを分泌してもそれ以上脂肪やグルコースを中に詰めこむことができなくなる。オーバーフロー現象だ。**骨格筋はとても大きな筋肉であるため、体全体がインスリン抵抗性をもってしまうことになる**[24]。

骨格筋への脂肪の蓄積、肥満、そしてインスリン抵抗性の増加は、互いに関連している[25]。

肥満の人の筋肉は、やせている人の筋肉に比べて取りこむ脂肪酸の割合は同じでも、脂肪を燃焼させるスピードが半分であるため、筋肉に沈着する脂肪がずっと多い。減量すれば、この問題も部分的に改善される。

なぜ筋肉は脂肪を簡単に燃やすことができないのだろうか。その答えは、いわゆる「ランドル・サイクル」（グルコース脂肪酸回路）と呼ばれる生化学プロセスにある。

ランドル・サイクル――燃やせるのは、糖か脂肪、どちらかだけ

1963年、フィリップ・ランドル博士が初めてグルコース脂肪酸回路、いわゆるランドル・サイクルを提唱した[26]。

ランドル博士は摘出された心臓と骨格筋の細胞調製を用いて、細胞はグルコースを燃やしている間は脂肪を燃やすことができず、逆もまた同様であることを立証した。

この現象はインスリンやそのほかのホルモンの働きとは関係がない。人間の体は、グルコースと脂肪の両方を同時に使うことはできない。**糖も脂肪も燃やすことはできるが、両方同時には燃やせないのである。**

ほとんどの細胞は脂肪をエネルギーとして直接使うことができるが、たとえば脳などの

重要な細胞は脂肪をエネルギーとして使うことができない。

体が飢餓状態に陥ると、肝臓、心臓、膵臓、骨格筋などの大きな器官は、わずかなグルコースを脳のために残しておこうとして、脂肪を燃焼させるようになる。生き残るために起こるこうした本能的なメカニズムのおかげで、人間は食べ物がないときでも生き残ってこられた。

肝臓が糖新生を行って新しいグルコースを作っても、体が必要としているすべての量をまかなうことはできないため、ランドル・サイクルが働いて、グルコースを最も必要としている器官のためにとっておくのである。

さらに、肝臓はグルコースを節約するために脂肪から「ケトン体」を作りだし、脳が必要とするエネルギーの75％をまかなう。

「血糖」が使われない

体がグルコースの利用を制限して脂肪酸を利用する仕組みは、「生理学的に起こるインスリン抵抗性」と呼ばれている。

たとえば、低炭水化物ダイエットやファスティングをしているとき、体はおもに脂肪を燃焼させ、グルコースを燃焼させることはできない。

すると、そのあとに炭水化物を食べはじめたとき、細胞は一時的にグルコースをうまく処理しきれなくなり、血糖値が上がる。あたかもインスリン抵抗性が発現したかのような現象が起きるわけだが、このときの現象はインスリン抵抗性のメカニズムとは異なる。インスリンの分泌量が増えるにつれて体は再びグルコースを燃やすように切り替わり、血糖値も下がる。

この逆のことも起きる。体はグルコースを燃焼させているときは脂肪を燃焼させることができないが、あとで使えるように脂肪を蓄積しておこうとする。グルコースでいっぱいになった骨格筋は、ランドル・サイクルにより過剰な脂肪を燃焼させることができなくなる。骨格筋がグルコースを燃焼させているときは、脂肪を燃焼させることができないので、脂肪はたまる一方だ。すると、ほら！　脂肪筋の出来上がりだ。

脂肪筋と脂肪肝が出来上がるとインスリン抵抗性が大きくなり、それを克服しようとして高インスリン血症になると、血糖値はなんとか正常値内に収まる。

だが、これまでみてきたように、これはじきに自己強化のサイクルに陥り、インスリン抵抗性が高まることになる。時が経つにつれインスリン値もインスリン抵抗性も、とんでもなく高くなっていく。

すると、最終的にはこんなことが起こる。2型糖尿病の発症にいたる第二段階に入るのだ。

第二段階――「β細胞」の機能障害

インスリンを生成する膵臓内のβ細胞が、次第に高まっていくインスリン抵抗性を克服するだけのインスリンを生成できなくなると、血糖値が急激に上がる。そして、インスリンの生成が追いつかなくなると、わずか1、2年で2型糖尿病と診断されることになる。インスリンの生成がピークを迎えたあと、生成量が落ちてしまうのだ[27]。

インスリンの生成量が落ちていくことを「β細胞の機能障害」、あるいは「膵臓のバーンアウト」ともいう。いったいなぜ、膵臓はバーンアウトしてしまうのだろう。

多くの研究者は、高血糖症がβ細胞を破壊するのだと述べている。

だが、この説では明らかに解明できない点がある。インスリン抵抗性が発現しても、しばらくは血糖値もコントロールされた状態にある。血糖値が急激に上がるのはβ細胞が機能不全に陥ったあとのことだ。つまり、β細胞が機能不全になったことで高血糖となるのであって、その逆ではない。

現在広く信じられている仮説は、「長期間にわたってインスリンを過剰生成することによってβ細胞が疲弊してしまう」というシンプルなものだ。長年使われつづけてきたおんぼろのエンジンのように、使いすぎたことで致命的なダメージを負ってしまうという考え方だ。

だが、使いすぎによって次第に膵臓が傷ついていくというパラダイムには、3つの問題点がある。

β細胞は「回復する細胞」

まず、β細胞の機能は元に戻すことが可能だと証明されている。

イギリスのニューカッスル大学のロイ・テイラー博士が、超低カロリーダイエットによって膵臓の機能を回復できることを実証している[28]。減量することで2型糖尿病をよくすることができるという事実も、β細胞の機能回復が可能であることを物語っている。

つまり、β細胞はバーンアウトしないのである。

次に、体というのは使いすぎると機能が減るのではなく増していくのが普通だ。

筋肉トレーニングをすれば筋肉は強くなるだけで、バーンアウトすることはない。過剰なホルモン分泌を続けていれば、内分泌腺は小さくなるのではなく大きくなる。ものをよく考えたりよく勉強したりすれば、知識が増える。脳はバーンアウトしない。

同じことがインスリンを生成する細胞についてもいえる。細胞は萎縮するのではなく肥大する。

最後に、β細胞がバーンアウトするという考え方は、「長期間にわたって過剰に使っているとダメージがある」といっていることになる。

たとえば、瘢痕《はんこん》（傷痕）の線維が過剰に増殖してケロイドになるのには何十年とかかる。だが、子どもや若者への2型糖尿病の広がり方をみれば、この考え方がまちがっていることがわかる。わずか3歳の子どもが2型糖尿病を発症していることを鑑みれば、体の一部分がすでにバーンアウトしたとは考えられない。

では、なぜβ細胞は機能不全を起こすのだろうか。

インスリン抵抗性が起こったあとにβ細胞の機能不全が起こるということは、オッカムの剃刀方式で考えれば、インスリン抵抗性と同じメカニズムでβ細胞が機能不全に陥るのだと考えられる。つまり、問題は「脂肪の蓄積した臓器」であり、最近の研究結果からもそれが原因ではないかと考えられている。

2型糖尿病にいたる第一段階では、まず脂肪肝や脂肪筋がインスリン抵抗性を高める。第二段階で、脂肪の蓄積した膵臓がβ細胞の機能不全を起こす。膵臓はバーンアウトするのではない。脂肪がたまりすぎているだけなのだ。

脂肪膵――脂肪で「膵臓」が詰まっている

高インスリン血症が脂肪肝を引き起こし、肝臓が脂肪でいっぱいになると、新しく作られる脂肪は体のほかの場所に運ばれる。脂肪細胞になるものもあれば、骨格筋にたまるものもある。もちろん、膵臓にも多量の脂肪が蓄積する。

膵臓の重さと体重の重さの関係が初めて注目されたのは1920年のことだ。肥満の人の遺体から取りだした膵臓にたまっていた脂肪が、やせている人の遺体から取りだした膵臓にたまっていた脂肪の2倍あったのだ[29]。

1960年代に入る頃にはX線撮影の技術が向上して膵臓の脂肪を直接測ることができるようになり、膵臓への脂肪の蓄積、肥満、中性脂肪の多さ、インスリン抵抗性は互いに関係があることがわかるようになった。脂肪膵のある患者の全員に、脂肪肝がみとめられたのである。

最も重要なことは、脂肪膵は明らかに2型糖尿病と関連性があるということだ。[30] 2型糖尿病の患者は、糖尿病でない人に比べて、膵臓内や肝臓内の脂肪が多い。[31] 膵臓内の脂肪が多ければ多いほど、インスリンの分泌量は少なくなる。[32]

つまり、脂肪膵と脂肪肝の有無が、2型糖尿病とそうでない患者を分けるものであるということだ。

胃を小さくしたり小腸までのバイパスを作ったりする肥満外科手術（減量手術）の際にも（13章で詳述）、2型糖尿病患者とそうでない人の違いははっきりわかる。この手術は脂肪吸引とは異なり、脂肪を直接取り除くものではなく、代謝のうえでは何ら変化はない。[33]

肥満だが糖尿病でない人は、膵臓に蓄積した脂肪量は標準程度で、手術のあと体重が減っても、膵臓内の脂肪量は変わらない。

肥満で2型糖尿病を発症している人は、膵臓に過剰な脂肪が蓄積しているが、減量手術をしたあとは膵臓内の脂肪量が減り、インスリンの分泌力が元に戻る。その結果、手術から数週間後には、体重はまだ多すぎるものの2型糖尿病は改善する。

膵臓脂肪が「0・6g」減っただけでも効果あり

膵臓への過剰な脂肪の蓄積は、2型糖尿病の場合にかぎってみられる症状だ。膵臓のβ

細胞がバーンアウトしたわけでないのは明らかである。脂肪で詰まっているのだ。

膵臓の脂肪が0・6グラム減っただけでも、2型糖尿病は改善する。減量手術から8週間もすれば、脂肪肝も元どおりになり、インスリン抵抗性も元に戻る。


減量手術以外にも、こうした効果が得られる方法はある。COUNTERPOINT研究では、突然、食事から極端にカロリーを減らす実験が行われた。すると、数週間で膵臓内の脂肪が減り、インスリンの分泌力が回復したことがわかった[34]。

異所性脂肪、つまり脂肪細胞以外の場所に蓄積する脂肪が、インスリン抵抗性を引き起こす大きな要因となる。「脂肪肝」「脂肪筋」「脂肪膵」がこれにあたる。過度の肥満患者でも、異所性脂肪がない人はインスリン抵抗性を発現していない[35]。

肥満の人の20%がインスリン抵抗性を発現しておらず、代謝にも問題がないのは、これが理由だ[36]。逆にいえば、標準的な体重の人でも脂肪細胞ではなくほかの臓器や筋肉に脂肪が蓄積した人は、2型糖尿病を発症する可能性があるということだ。

脂肪細胞に脂肪が蓄積するのは問題ない。ほかの臓器や筋肉に脂肪が蓄積するのが問題なのだ。

1950年代になってから初めて注目されるようになったのだが、**内臓の肥満、あるい**

は中心性肥満、腹部肥満が、代謝にダメージを与える。[37]

インスリンがなければ、異所性脂肪、そしてインスリン抵抗性が発現することはない。[38] 事実、インスリン値が低い時間が長くなると、蓄積された脂肪は次第になくなっていく。過剰なカロリーを脂肪に変え、それを脂肪のまま蓄積しておくには、インスリンが必要だからだ。

2型糖尿病はたんに体脂肪が増えたことで発症するのではなく、臓器や筋肉に脂肪がたまることで起こる。問題は脂肪そのものではなく、「異所性脂肪」だ。脂肪肝や脂肪筋が、2型糖尿病の第一段階であるインスリン抵抗性を引き起こす。そして、第二段階として、膵臓に脂肪がたまることが原因でβ細胞の機能不全が起こる。つまり、2型糖尿病を招く要因は、次のふたつである。

- 「脂肪肝」「脂肪筋」によって引き起こされるインスリン抵抗性
- 「脂肪膵」によって引き起こされるβ細胞の機能不全

重要なのは、このふたつの機能不全は、ひとつの同じ根本原因によって起こるという点だ。**その根本原因とは、グルコース（ブドウ糖）とフルクトース（果糖）の摂りすぎによ**

って高インスリン血症になり、内臓の中に脂肪がたまることである。

要は、糖の摂りすぎが2型糖尿病を招くということだ。シンプルすぎるが、これが最も正しく、直感的にも理解できる結論だ。

「肝臓」と「膵臓」にたまる脂肪が問題

ふたつの悪循環により2型糖尿病が発症する——肝臓と膵臓で起こる悪循環だ。

まず初めの悪循環は肝臓で起こる。グルコースとフルクトースを摂りすぎると、高インスリン血症、脂肪肝になり、インスリン抵抗性が発現する。

こうして悪循環が始まる。インスリン抵抗性が高まるとともに高インスリン血症もひどくなり、このサイクルは終わることなく続く。サイクルが回りつづけるたびに、どんどん症状は悪化していく。

この肝臓のサイクルが何年も続いたあと、今度は膵臓のサイクルが始まる。脂肪肝は自らを減圧して、新しく作られた脂肪を低密度リポタンパク質というかたちで、骨格筋や膵臓などのほかの器官に運搬する。脂肪筋ができると、体全体のインスリン抵抗性が高まる。

一方、膵臓に脂肪が詰めこまれると、インスリンをいつもどおりに分泌することができなくなる。それまで血糖値を低くするために分泌されていたインスリンも、分泌量が少な

図7-4 ▌肝臓のサイクル（インスリン抵抗性）

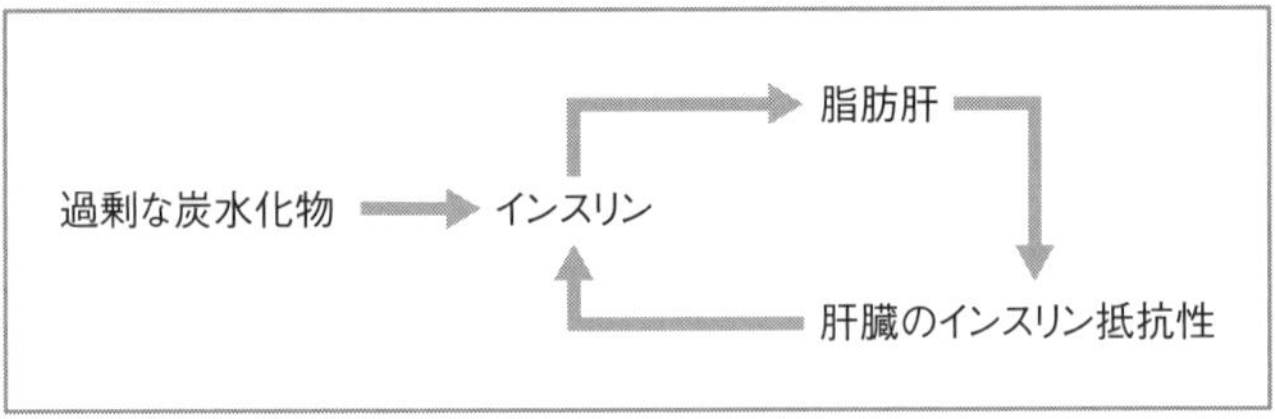

くなりはじめる。

インスリンの分泌量が少なくなると血糖値が急激に上がり、最終的には2型糖尿病と診断される。

インスリンの分泌量が減っても、血糖値が高いため、インスリンの分泌を促そうとする刺激は続く。じつはこれは、体がこの悪循環を断ち切ろうとして起こす反応なのだが、それについてはこの先の章で述べる。

肝臓のサイクル（インスリン抵抗性）と膵臓のサイクル（β細胞の機能不全）のふたつが、2型糖尿病を発症させる悪循環を招く。

だが、このふたつの根本的なメカニズムは同じだ。過剰なインスリンによって異所性脂肪ができ、臓器や筋肉に蓄積することによって起きる。

2型糖尿病への一連の流れを最初に引き起こすのは「高インスリン血症」だ。高インスリン血症は糖の摂りすぎ、

図7-5 ▌膵臓のサイクル(β細胞の機能不全)

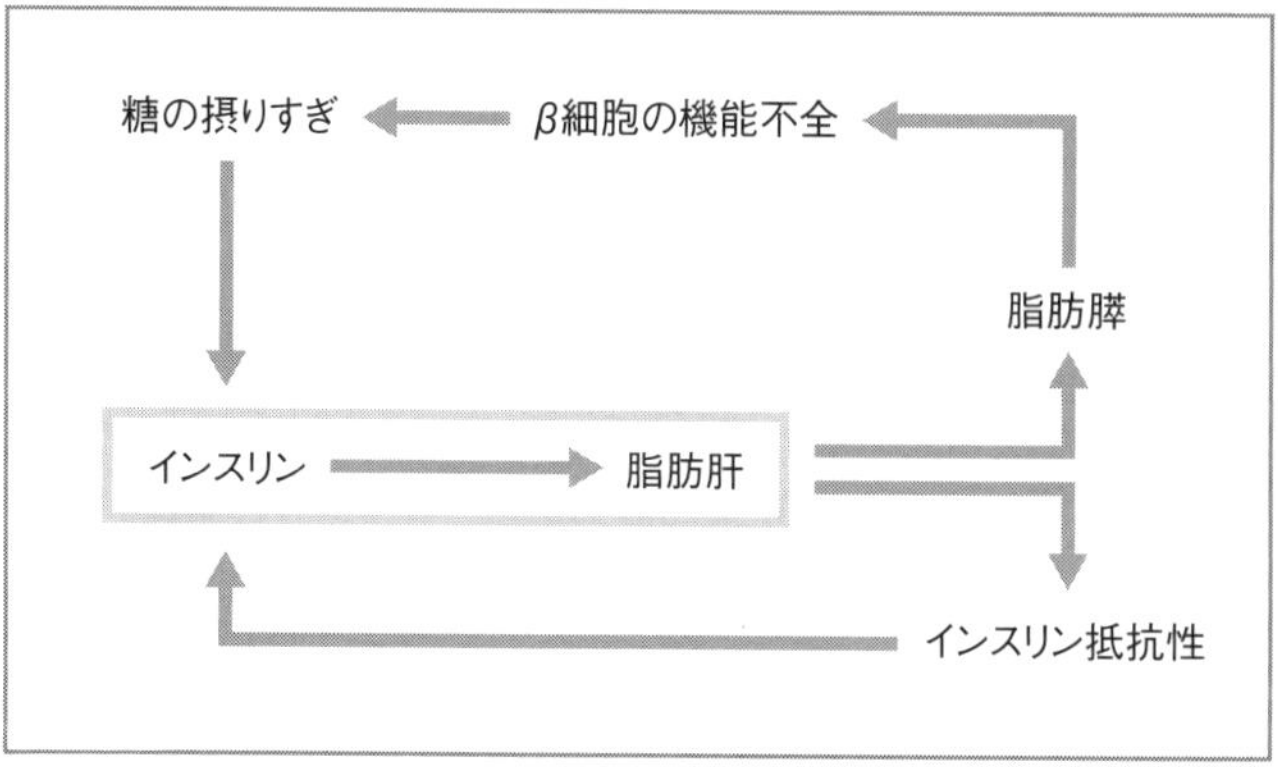

おもにグルコースとフルクトースの摂りすぎが原因で起こる。

つまり、2型糖尿病は糖の摂りすぎによる疾患なのだ。これをよく理解するには、フルクトースの恐ろしさを考えてみなくてはならない。

8章

フルクトースは恐ろしい

「果糖だから安心」は誤り

2009年、サンフランシスコにあるカリフォルニア大学の小児内分泌学者、ロバート・ラスティグ博士が「砂糖―その苦い真実」という90分の講義を行った。[1]大学側は医学教育の一環として、彼の講義をYouTubeにアップロードした。

すると、意外なことが起こった。とてつもない視聴回数を記録したのだ。これはペットの猫を撮った楽しいホームビデオではない。子どもが投げたボールが父親の股間を直撃したというようなビデオでもない。生化学の複雑なグラフをいくつも示しながら行われた、栄養学の講義なのである。

彼の講義は世界の耳目をとらえて離さなかった。現在までの視聴回数は700万回にものぼる。

これほど注目を集めた内容とは何だろう。**「砂糖は体に悪い」**というものだ。

「砂糖の摂取量」が増え、2型糖尿病患者も増加

砂糖の摂りすぎは危ないという警鐘を鳴らしたのは、ラスティグ博士が初めてではない。1957年にはイギリスの著名な栄養学者ジョン・ユドキン博士が、「心疾患の発症率の上昇はおもに砂糖が原因である」と警告している。

だが、世間は、脂質こそが問題であるというアンセル・キーズ博士の主張に従うほうを選んでしまった。ユドキン博士は医学界から引退したあと、将来を空恐ろしいほどに予見した『純白、この恐ろしきもの―砂糖の問題点』（評論社、1978年）という本を出版したが、[2]彼の警告はまったく注目されなかった。

1977年に公表された『米国人のための食生活指針』で、「砂糖の摂りすぎは危険だ」と国民に対してはっきりと警告されたにもかかわらず、この警告は「脂質こそが悪者である」というヒステリックなまでの主張にかき消されてしまった。

かくして、食事に含まれる脂質が国民の最大の敵となり、砂糖の摂りすぎを懸念する声は、沈みゆく太陽の最後の一筋の光のごとく、ゆっくりと消えていった。

砂糖の摂取量は1977年から2000年にかけてじわじわと増えていき、それと並行

するように肥満率も増えていった。
そしてその10年後には、まるで甘えん坊の弟のように、2型糖尿病がしっかりと後をついてきたのである。

ここ最近の糖尿病の増え方は、肥満の増加だけでは説明がつかない。肥満率が低くても糖尿病の罹患率が高い国もあるし、その逆もある[3]。

2000年から2010年にかけてのスリランカの肥満率はわずか0・1%上昇しただけだが、同じ期間に糖尿病の罹患率は3%から11%に増えている。同じ期間のニュージーランドの肥満率は23%から34%に増えているが、糖尿病の罹患率は8%から5%に減っている。この矛盾は砂糖の摂取量で説明することができる。

糖にも「種類」がある

炭水化物は「糖質」でできている。

糖質には単一分子のもの（単純糖質または単糖類）と、単糖がつながってできたもの（複合糖質または多糖類）がある。

グルコース（ブドウ糖）やフルクトース（果糖）は単純糖質だ。料理などに使われる砂糖（スクロース）は二糖類で、グルコースとフルクトースが1分子ずつ結合したものだ。

また、天然の炭水化物とは、精製されていない、あるいは加工されていないものである。たとえば果物、野菜、精製されていない穀物などに含まれている糖は、天然の炭水化物だ。

これに対して、精製された炭水化物は加工されたものである。たとえば小麦は挽かれて小麦粉になり、米は精米されて蒸したり炊いたりしやすいようにされ、トウモロコシは酸や酵素が加えられてコーンシロップ（果糖ブドウ糖液糖）になる。


5章でみたように、血液中にある糖は「グルコース」（ブドウ糖）だ。血糖値という言葉を使うこともあれば、血液内のグルコース濃度と表す場合もある。体のすべての細胞はグルコースを使うことができるし、グルコースは体内を自由に循環する。筋肉細胞は瞬発的にエネルギーを必要とするため、血液からグルコースをさかんに取りこむ。赤血球のように、エネルギー源としてグルコースだけしか使えない細胞もなかにはある。

フルクトースは果物に含まれる糖で、天然の炭水化物のなかで最も甘い。フルクトースを代謝できるのは肝臓だけで、フルクトースは体内を自由に循環することはない。脳、筋肉、そのほかの器官は、フルクトースをそのままエネルギー源として使うことはできない。

フルクトースを食べても血液中のグルコース濃度がさほど上がらないのは、グルコースとは種類の異なる単糖だからだ。また、フルクトースはインスリン反応を直接促すことはない。

「砂糖」は2種類の糖分子から成る

「スクロース」（砂糖）はグルコース1分子がフルクトース1分子と結合してできたものなので、半分がグルコースで半分がフルクトースである。

「果糖ブドウ糖液糖」は、化学的にはスクロースとよく似ていて、55％がフルクトースで45％がグルコースでできている。フルクトースはそれだけで口にすることはまずないが、加工された食品にはよく含まれている。

「でんぷん」は、ジャガイモ、小麦、トウモロコシ、米などに含まれる主な炭水化物で、グルコースが鎖のようにつながってできたものである。でんぷんは植物によって作られるもので、エネルギーを蓄える働きがある。地中に育つ根菜に含まれることもあれば、トウモロコシや小麦などのように地上で育つものに含まれることもある。

　重量の70％はアミロペクチンで、30％はアミロースである（どちらもグルコースがつながってできたもの）。人間を含む動物は、グルコース分子をつなげて、でんぷんではなくグリコーゲンに変えることができる。

グルコースがつながってできたでんぷんは、食べたあと、ひとつひとつのグルコース分子に分解されて腸に吸収される。小麦粉のような精製された炭水化物は素早く吸収されるが、豆類のように加工されていない炭水化物が吸収されるのには、もっと時間がかかる。

「果物の甘み」にも注意が必要

4章でみたように、グリセミック指数は、様々な炭水化物を食べたときの血糖値の上昇度合いを示すものだ。ブドウ糖そのものが最も血糖値を上げるので、これを最大指数の100とする。ほかの食べ物の指数は、これを基準に定められる。

フルクトースやラクトース（牛乳に含まれる糖）は血糖値をほとんど上げないので、グリセミック指数は低い。スクロースは半分がグルコースで、半分がフルクトースなので、グリセミック指数は中程度だ。スクロースに含まれるグルコースだけが血糖値を上げる。

フルクトースは血糖値もインスリン値も上げないので、ほかの甘味料よりも体に優しいと長年考えられてきた。果物に含まれる天然の甘みでグリセミック指数も低いとくれば、健康にいいように聞こえるのも当然だ。

だが、フルクトースには、これまで長い間知られていなかった危険な側面がある。血糖値だけを見ていては、フルクトースの有害さはみえてこない。

しかし、肝臓内の脂肪が徐々にたまっていくのをみれば、その危険性は明らかだ。

「体にいいもの」も多いと毒になる

スイスの医学者パラケルススは近代毒物学の創始者ともいわれ、「毒かどうかは量しだい」という最も基本的な法則のひとつをうまく提唱した人だ。

つまり、「体にいいとされるものでも摂りすぎると体に悪い」ということだ。酸素でも高濃度になりすぎると体に悪いし、水分も多すぎるといけない。フルクトースも例外ではない。

1900年まで、平均的な人が1日に摂るフルクトースの量は15～20グラムほどだった。ほとんどが生の果物から摂っていたものと思われるが、現代の食生活では果物から摂るフルクトースは微々たるものだ。

たとえば、りんご100グラムに含まれるフルクトースは7・6グラムで、100グラムのグレープフルーツに含まれるフルクトースは1・2グラムだ。

第二次世界大戦の頃になるとサトウキビやテンサイが大きな農園で栽培されるようになり、こうした植物が加工されてスクロースが作られるようになったのだが、スクロースはとても安く大量に生産することができた。

それから年を追うごとに1人あたりのフルクトースの消費量は増え、戦後には1日24グラムとなり、1977年には1日37グラムまで増えた。

「摂取カロリーの1／4が添加糖」という世代も

1960年代になると、液体のスクロースともいえる「果糖ブドウ糖液糖」が開発され、状況が一変した。アメリカ中西部で栽培された大量の安いトウモロコシから作られる果糖ブドウ糖液糖は、ほかの糖よりもずっと安く作ることができる。

利益を増やそうと、大手食品会社は砂糖（スクロース）のかわりに安い果糖ブドウ糖液糖をこぞって使うようになった。そうして、ピザ・ソース、スープ、パン、クッキー、ケーキ、ケチャップ、ジャムなど、ありとあらゆる加工食品に果糖ブドウ糖液糖が使われるようになった。

結果、フルクトースの摂取量は爆発的に増えた。1994年には、平均的な人の1日の摂取量は55グラム、1日に摂るカロリーの10％を占めるまでになった。2000年には摂取量が過去最高となり、100年で5倍に増えた。若者の場合は、摂取カロリーの25%が添加糖で、1日に72・8グラムも摂っていた。

1970年代の後半から2006年にかけて1人あたりの加糖飲料の消費量はほぼ倍になり、1日に141・7キロカロリーになった。

果糖ブドウ糖液糖が多く使われる国では、あまり使われない国に比べて、20%も糖尿病の罹患率が高くなっている。アメリカの果糖ブドウ糖液糖の1人あたりの年間消費量は25キログラムで、文句なしのチャンピオンだ。[4]

まさに、毒かどうかは量しだい。量こそが問題なのである。

「フルクトース」は肝臓に集中的に負荷をかける

フルクトースは、グルコースよりもはるかに肥満と糖尿病に関わりがある。

栄養学の観点からいえば、フルクトースもグルコースも必須栄養素を含んではいない。どちらも甘みがある点は同じだ。だが、フルクトースの代謝の仕方は特殊であるため、グルコースと比べても、極めて健康に悪い。

体内のすべての細胞はグルコースをエネルギー源として使うことができるが、フルクトースを使うことができる細胞はない。摂りすぎたグルコースは体中に運ばれてエネルギーとして使われるが、**フルクトースはまるで誘導ミサイルのように、肝臓だけを目がけて運ばれていく。**

たとえば、でんぷんなどのグルコースを多量に食べると、糖はあらゆる細胞を循環するので一箇所の負担が減る。口にしたグルコースの80%は、肝臓以外の細胞で代謝される。食事の時間には、心臓、肺、筋肉、脳、腎臓がグルコースをさかんに取りこむので、肝臓がグリコーゲンに変えて蓄積するグルコースはわずか20%だ。[5]

一方、多量のフルクトースを口にすると、フルクトースはまっすぐ肝臓に向かう。というのも、ほかの細胞では代謝ができないからだ。

これがどういうことか、体重77キロの平均的な人を例にとって考えてみよう。

スクロース（砂糖）に含まれているグルコースとフルクトースの量は同じだ。グルコースは77キロの人の体全体で代謝されるが、同じ量のフルクトースをせっせと代謝するのは重さ2キロの肝臓だけだ。

脂肪を作りだす働きが「5倍」になる

炭水化物が精製されると、元来含まれているたんぱく質、食物繊維、脂質が取り除かれるため、これらのもつ満腹効果が薄れてしまう。

たとえば、1000キロカロリーのベイクドポテトを食べるとお腹いっぱいになるが、1000キロカロリーの加糖されたコーラを飲んでもお腹はいっぱいにならない。どちらもほとんどが炭水化物から成っているにもかかわらず。ベイクドポテトは精製されていないが、コーラは高度に加工されている。

このときどんなことが起こるか。果糖ブドウ糖液糖などの精製された炭水化物は素早く消化されるが、お腹はいっぱいにならないので、私たちはさらに食べ、その結果血糖値が上昇する。グリコーゲンの貯蔵庫がいっぱいになると、余ったフルクトースは前述のとおり肝臓脂肪になる。

フルクトースを摂りすぎると、脂肪を作りだす働きが5倍に増える。[6] **グルコースを同じカロリー分のフルクトースに変えると、わずか8日間で最高で38%も肝臓の脂肪が増える。**この脂肪肝がインスリン抵抗性の主な要因となる。

糖質のなかでも、フルクトースの脂肪肝の引き起こし方は特殊だ。血糖値もインスリン値も上げることなく、肝臓を破壊する。フルクトースが特急列車のように素早く脂肪肝を引き起こし、インスリン抵抗性は発現する一歩手前までいってしまうのだ。

図8-1 ▌肥満のホルモン理論V
——フルクトース、脂肪肝、インスリン抵抗性

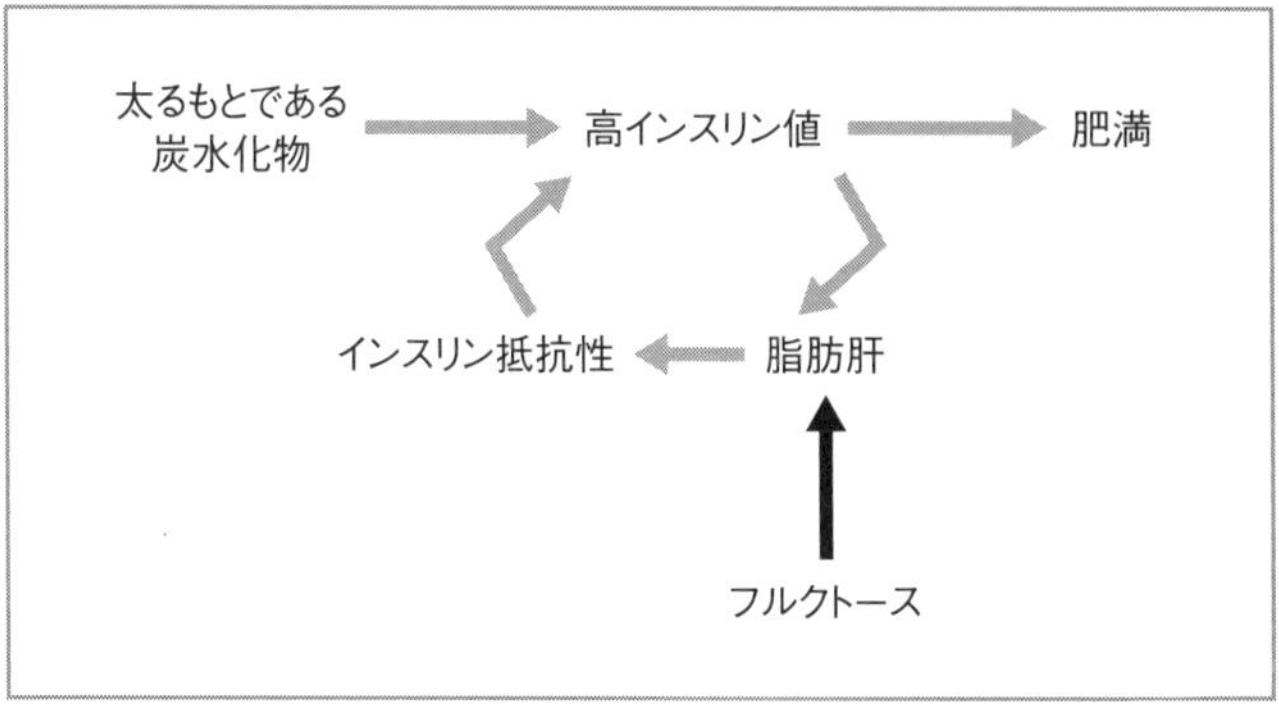

フルクトースはリスクが34倍

脂肪肝とそれが原因で発現するインスリン抵抗性が高インスリン血症と肥満を招くのだから、フルクトースはグルコースよりもはるかに危険ということになる。

計算すると、77キロの平均的な体重の人の場合、フルクトースが脂肪肝、肥満、インスリン抵抗性を引き起こす確率は約34倍も高くなる。

体がエタノール（アルコール）を代謝する方法もこれと似ている。

摂取したアルコールは肝臓以外で代謝されるものが20％で、残りの80％は肝臓にそのまま運ばれる。[7] 肝臓はアルコールをアセトアルデヒドに分解するが、これは脂肪の生成を促

す物質なので、アルコールを飲むとフルクトースと同じようにあっという間に脂肪肝になってしまう。[8]

アルコールの摂取が脂肪性肝疾患を引き起こすといわれるのは、このためだ。

「8週間」で糖尿病予備群入り

フルクトースを過剰に摂取するとインスリン抵抗性を引き起こすという事実は、1980年には実験ですでにわかっていた。

健康な被験者に1日1000キロカロリーのフルクトースを摂取させると、わずか7日でインスリン感受性が25％低下したのだ。これに対し、グルコースを過剰摂取させた被験者のインスリン感受性は、そこまで低下しなかった。[9]

2009年に行われた研究では、フルクトースは健康な被験者のインスリン抵抗性をすぐに高めてしまうことが強調されている。[10]

この実験で、被験者は1日に摂るカロリーの25％を、グルコースかフルクトースで甘味を加えられたクールエイドで摂った。この割合は多すぎると感じるかもしれないが、多くの人は、実際にこれほど多くの糖を普段摂っている。フルクトースを摂ったグループはインスリン抵抗性が大きくなり、フルクトースを8週間過剰摂取しただけで、境界型糖尿病と診断されるほどになった（グルコースを摂ったグループはそうならなかった）。

驚くのは、フルクトースをわずか1週間、過剰に摂取しただけでインスリン抵抗性が発現するということだ。その後わずか8週間で境界型糖尿病になるほどの状態になる。

何十年もフルクトースを多量に摂っていたらどうなるだろうか。糖尿病という災害が発生することになる――現在、私たちが直面しているものだ。

今、危ないのは「アジア」

175か国で取られたデータから、肥満の有無に関係なく、砂糖の摂取量が糖尿病と密接な関わりがあることがわかっている。

たとえば、アジア諸国の砂糖の消費量は年間5%ずつ増えており、北米ではこれと同じか、若干の減少がみられる。その結果現れたのが、糖尿病の津波だ。2013年には、中国の成人の11・6%が2型糖尿病を患っていると推定された[11]。

だが、中国で糖尿病と診断された人の平均BMIは23・7で、標準とされるレベルだ。これとは対照的に、アメリカで糖尿病と診断された人の平均BMIは28・7で、過体重のカテゴリーに入る。

1980年に2型糖尿病と診断された中国人はわずか1％だった。中国でははるか昔から米を主食にしていたことを考えると、ここ数十年でこれほど患者が増えたのは不思議に思える。昔から高度に精製された炭水化物を多く食べていたのに、中国ではこれまで肥満も2型糖尿病もほとんどみられなかった。

彼らが肥満や2型糖尿病を発症しなかったのは、図8－2に示すように、砂糖をほとんど摂っていなかったからだ。

白米のような精製された炭水化物はグルコースが長くつながってできたものだが、砂糖はグルコースとフルクトースが一分子ずつつながってできていることを思い出さなくてはならない。

1990年代に行われた研究では、アメリカ、イギリス、日本、中国の食生活が比較された[12]。中国の砂糖の消費量はこの研究が行われた頃から次第に増えていき、それに合わせるかのように糖尿病の罹患率も増えていった。もともと炭水化物を多量に食べる国だったこともあり、中国は現在、糖尿病という災害に直面している。

程度の差はあるが、同じようなことがアメリカでも起きている。

これまで穀物から糖質を摂っていたのが、果糖ブドウ糖液糖というかたちで糖質を摂るように変わりつつある。[14]

図8－3を参照してもらいたい。穀物とフルクトースの摂取量が増えはじめたのは1970年代だとわかるが、その結果、肥満と2型糖尿病が広がりはじめたのだ。

「炭酸飲料355ml増」で糖尿病リスクが25%上がる

精製された炭水化物のなかでも砂糖が最も太りやすく、とりわけ2型糖尿病につながりやすい。

1人あたりの1日の砂糖の消費量が150キロカロリー増えると、糖尿病の罹患率が1・1％上昇する。[15] 1日に飲む炭酸飲料が355ml増えるごとに、糖尿病に罹患する確率は25％増え、メタボリック症候群になる確率は20％増える。[16]

砂糖ほど糖尿病と関わりの深い食品群はほかにない――糖尿病と関わりが深いのは脂質でもなければたんぱく質でもないのだ。

糖尿病と強い相関関係があるのは、なにより砂糖だ。フルクトースを過剰に摂取すると、脂肪肝が引き起こされインスリン抵抗性が発現する。化学的に砂糖とほぼ同じである果糖ブドウ糖液糖を摂取することも、糖尿病と強い相関関係がある。[17]

図8-2 ▌伝統的な中国の食事――炭水化物が多くても砂糖が少なければ糖尿病は発症しない[13]

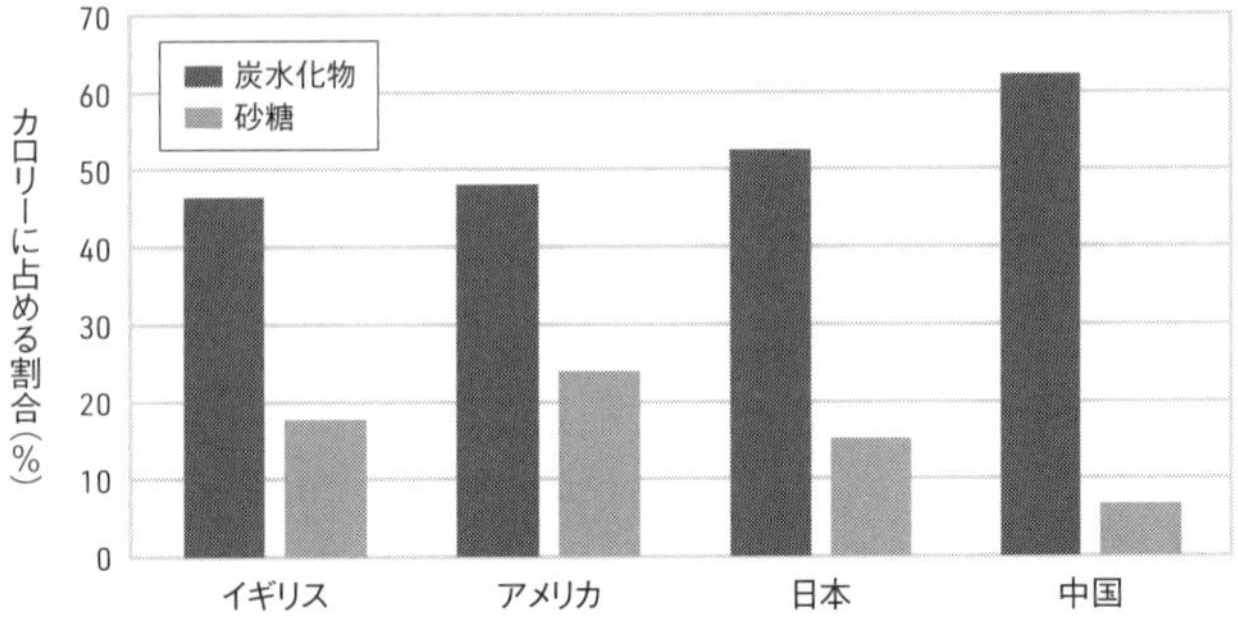

図8-3 ▌全粒穀物から摂る糖質が減り、果糖ブドウ糖液糖で摂る糖質が増えている(アメリカ)[18]

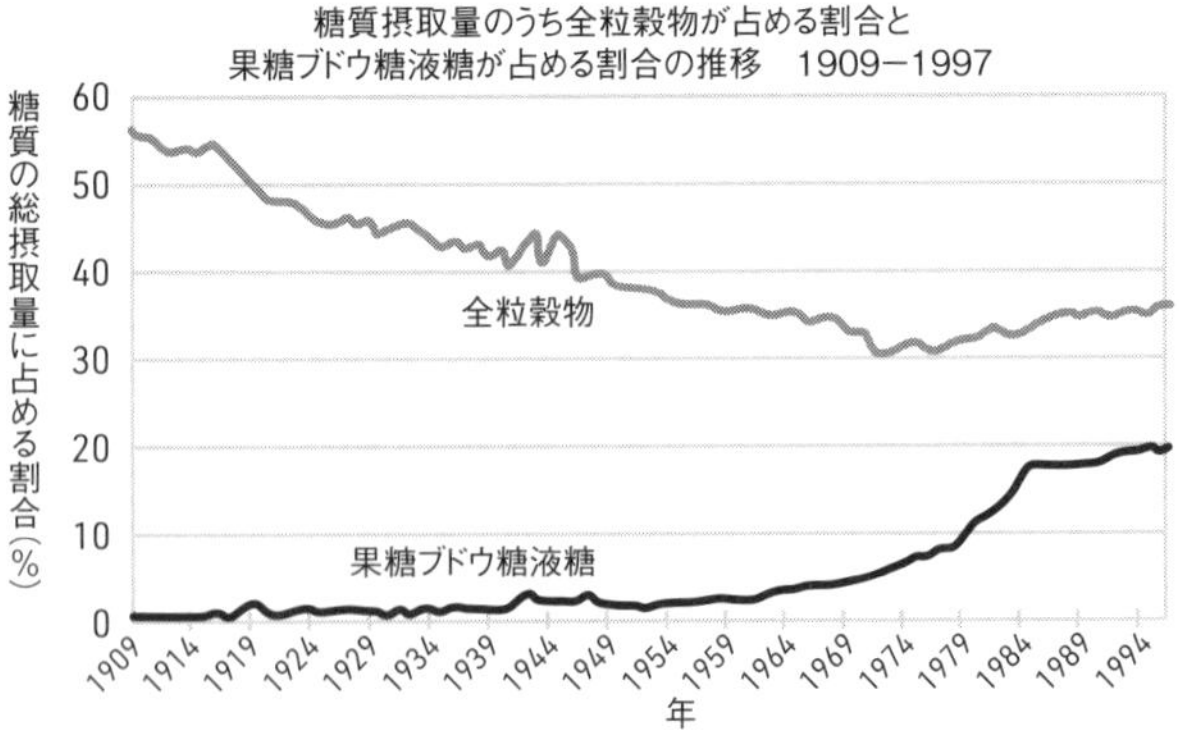

フルクトースの摂りすぎが災いを招く。高度に精製されたほかの炭水化物と砂糖とは、何が違うのか考えてみるといい。

砂糖が病気につながるのはなぜなのか。答えは、フルクトースを含んでいるからだ。そして、ラスティグ博士の言っていたことは正しい。毒かどうかは量しだい――いま、私たちが口にしている量こそが、砂糖が毒になる原因なのである。

フルクトースは「満腹感」がない

フルクトースがとりわけ有害なのには、いくつか理由がある。

まず、これまで述べたように、フルクトースは肝臓でしか代謝できないため、口にしたフルクトースのほとんどすべてが、肝臓の脂肪として蓄えられること。肝臓に脂肪がたまりすぎると、インスリン抵抗性が発現する。

次に、肝臓はフルクトースを際限なく代謝するということ。インスリン値は上がらないが、フルクトースを食べれば食べるだけ肝臓脂肪が増え、脂肪肝がひどくなる。

フルクトースは満腹感を与えることがないので食べる量を制限することができず、新しい脂肪を過剰に作りだす動きに歯止めをかけるものがない。食事をお腹いっぱい食べたあとでも甘いデザートを食べられるのは、それが理由だ。

3番目の理由は、フルクトースは簡単に使うことができないということ。肝臓は余ったグルコースを問題なくグリコーゲンにして手軽に蓄えることができるし、体がエネルギーを必要としているときには、グリコーゲンを分解してグルコースに戻すことができる。

一方、体はフルクトースをそのまま蓄えることができないので、体が必要とするエネルギーが十分にあるとき、肝臓はフルクトースを代謝して脂肪に変える。ところが、脂肪に変えられたものは、簡単に元に戻すことはできない。体は少量のフルクトースでさえ処理することができないのである。量が多いと体に有害となるのは当然だ。

数十年経って「健康被害」が出ることも

だが、フルクトースの毒性は実感しにくい。フルクトースは血糖値を上げることもインスリン値を上げることもないので、短期間だけみれば、健康被害が出ることはほとんどないからだ。

だが、時が経つうちに、フルクトースは脂肪肝とインスリン抵抗性を引き起こすことでその毒性を現す。症状が出るのには何十年とかかることもある。インスリンや血糖値やカロリーなどに焦点をあてた短期間の研究では、この長期的な影響は見過ごされてしまう。

喫煙の影響を調べる短期間の研究では、長期的に見たがんのリスクを見逃してしまうのと同じことだ。

だから、グルコースとフルクトースがおよそ半分ずつ入っているスクロース（砂糖）や果糖ブドウ糖液糖は、肥満と2型糖尿病を引き起こす原因がふたつあることになる。

精製された炭水化物であるグルコースはカロリーを補充するだけでなく、インスリンの生成を促すので、多量に摂取すると脂肪肝になる。

一方、フルクトースを多量に摂取すると、血糖値やインスリン値は目に見えるほど上がりはしないが、すぐに脂肪肝になりインスリン抵抗性が発現する。フルクトースはグルコースの何倍も脂肪肝を引き起こしやすく、悪循環を招く。

つまり、インスリン抵抗性から高インスリン血症になり、それがまたインスリン抵抗性を高める原因となる。

砂糖はグルコースとフルクトースでできているため、短期的にも長期的にも、インスリンの生成を促すことになる。だから、スクロース（砂糖）はグルコースだけでできているでんぷんよりも恐ろしいのだ。

グルコースの影響に関してはグリセミック指数で数値化されているものの、フルクトースの影響を勘案したものはまったくない。科学者たちはこれまで長い間、肥満における砂糖の影響を重視してこなかった。

「人工甘味料」はいいとはいえない

フルクトースを人工甘味料に置き換える方法は、一見よい解決法に思える。

しかし、人工甘味料の生化学は本書の範疇ではないが、フルクトースの過剰摂取の問題を解消する方法とはいえない。

なによりこんな証拠がある――**食事に取り入れる人工甘味料の量が増えても、糖尿病は減っていない**。人工甘味料がいいとどんなに議論したところで、実際はまるで効果が出ていないのだ。

2009年、ラスティグ博士がひとりでステージに立ち、砂糖は毒だと公言したとき、世界は彼の発言におおいに注目した。「砂糖は問題ない」とこれまで何度も聞かされてきたものの、この内分泌学者は、私たちがすでに本能的に知っていたことが真実であると言ってくれたのだ。

どのようなかたちで摂るにせよ、摂りすぎれば砂糖は毒になる。毒かどうかは量しだいなのである。

9章

シンドロームX
「すべての始まり」ともいうべき状態

かつてはシンドロームXと呼ばれていた「メタボリック・シンドローム」の発見は、過去30年で最大の医学の進歩だろう。

２００５年に全米コレステロール教育プログラムが行った第３次報告では、メタボリック・シンドロームは次の５つのうち３つが当てはまる状況と定義された。[1]

①腹部肥満……腹囲が男性で85センチ以上、女性は90センチ以上
②低いＨＤＬ値……男性40㎎／dL未満、女性50㎎／dL未満、あるいは投薬治療中の場合
③高い中性脂肪値……１５０㎎／dL以上、あるいは投薬治療中の場合
④高血圧……収縮期（最高）血圧１３０㎜Hg以上あるいは拡張期（最低）血圧85㎜Hg以上、

あるいは投薬治療中の場合
⑤空腹時血糖値……110㎎／dL以上、あるいは投薬治療中の場合

北米の成人の3分の1がメタボリック・シンドロームで、[2]その一連の症状によって心疾患のリスクが300％も増えている。そのほかにもメタボリック・シンドロームは、脳卒中、がん、非アルコール性脂肪肝炎、多嚢胞性卵巣症候群、睡眠時無呼吸症候群のリスクも増大させる。

さらに心配なのは、メタボリック・シンドロームと診断される子どもが増えていることだ。[3]

では、メタボリック・シンドロームは糖尿病と何か関係があるだろうか。これから述べるが、非常に関係がある。

21世紀で最も多い「すべての疾患」と関わりがある

1988年、スタンフォード大学のジェラルド・リーベン博士が、バンティング賞の受賞スピーチで、あるシンドロームの概念について述べた。このときのスピーチは、糖尿病の治療において最も注目される講義のひとつとなった。[4]

リーベン博士は一連の問題を引き起こすある要因があるとし――当時はそれが何かわかっていなかった――それを「シンドロームX」と呼んだ。

その要因Xとは何だったのだろうか。

私たちがメタボリック・シンドロームについて知るようになったのは、研究者たちが中性脂肪の多さと心血管疾患に強い関連性があることを突きとめた、1950年代のことだ。研究者たちも驚いたのだが、「高トリグリセライド（中性脂肪）血症は脂質の摂りすぎではなく、炭水化物の摂りすぎと、それによって起こる高インスリン血症が原因である」ことがわかった。[5]

同じ頃、インスリンの検査によって、血糖値が比較的上がりにくい人は高インスリン血症であることが多いとわかった。これは、インスリン抵抗性の高さを克服しようとして起こるものと考えられた。

1963年、リーベン博士が、心臓発作を起こす患者には、中性脂肪が多く高インスリン血症である人が多いことに気づき、[6]このふたつが心臓発作と関係があるのではないかと考えた。

1966年には、研究者たちはすでに高血圧と高インスリン血症には関連性があることに気づいていた。[7] そして1985年、「特発性の高血圧（原因が不明のためそう呼ばれていた）の多くは、高インスリン値と密接な関わりがある」と、研究者たちは発表した。[8]

メタボリック・シンドロームの診断基準となるリスク因子には、共通の原因があることを思い出してもらいたい。インスリン抵抗性が発現することによる高血糖、中心性肥満、高血圧、異常脂質は、すべてあるひとつの問題が原因で起きる。[9]

メタボリック・シンドロームの診断基準の要素がひとつ増えるたびに、将来、心血管疾患を起こすリスクが高まる。

また、21世紀で最も多い疾患である心臓病、がん、糖尿病はすべてメタボリック・シンドロームと関係があり、さらにこの3つに共通する原因が要因Xなのだ。その要因Xとは、「高インスリン血症」である。[10]

肝臓で「中性脂肪」が作られる

これまでみてきたように、肝臓は炭水化物とたんぱく質を代謝し、栄養素を体に送りだす働きをする。

腸で吸収された栄養素が次に運ばれるのが肝臓だ。栄養素は血液内に入り、肝門脈という血管を通って直接肝臓に送りこまれる。主な例外は食物に含まれる脂質だ。脂質は「カイロミクロン」としてリンパ系に直接吸収され、肝臓を経ずに血流にのる。

肝臓はエネルギーの蓄積と供給を担う主な器官なので、当然ながらインスリン・ホルモンが活発に活動する場である。炭水化物やたんぱく質が吸収されると、膵臓がインスリンを分泌する。インスリンは門脈（静脈）を通って、すぐに肝臓へ到達する。体内のほかの部分に比べ、肝門脈と肝臓ではグルコースとインスリンの濃度は10倍も高くなる。

インスリンは食物エネルギーをあとで使うために蓄えさせる働きをするが、このメカニズムのおかげで、人間はこれまで幾度もあった飢饉を乗り越えて生き残ってこられた。肝臓は余ったグルコースを鎖のようにつないでグリコーゲンに変える。グリコーゲンは簡単にエネルギーに変えることができる。

だが、グリコーゲンを貯蔵しておける肝臓内のスペースにはかぎりがある。冷蔵庫を思い浮かべるとよくわかるだろう。私たちは食べ物（グルコース）を簡単に冷蔵庫（グリコーゲン）に出し入れすることができる。だが、冷蔵庫（グリコーゲン）がいっぱいになってしまうと、肝臓は余ったグルコースをほかの場所に貯蔵しなければならなくなる。**すると、肝臓は余ったグルコースを中性脂肪に変える。これが体脂肪である。**

「炭水化物」から中性脂肪ができる

体内で新しく作られる中性脂肪は、食品に含まれる脂質ではなくグルコースから作られる。

ここは大切なポイントだ。体内で新生される中性脂肪は飽和脂肪酸であるが、**血液中の飽和脂肪酸の濃度は、食品に含まれる飽和脂肪酸ではなく、食品に含まれる炭水化物によって高くなる**。心疾患との関連性が高いのは、食品に含まれる脂肪酸ではなく、血液に含まれる飽和脂肪酸なのだ。

体内の中性脂肪分子は、必要が生じると3つの脂肪酸に分解され、体内のほとんどの器官で使うことができるようになる。中性脂肪をエネルギーに変えたり、エネルギーを中性脂肪に変えたりするプロセスは、グリコーゲンをエネルギーとして使うときよりもはるかに複雑だ。だが、脂肪の利点は、無制限に蓄積できることだ。

地下室にある大きな箱型の冷凍庫を例に考えてみよう。たくさん物が詰まっているので冷凍庫（脂肪細胞）から食品（中性脂肪）を出し入れするのは大変だが、冷凍庫は大きいのでたくさんの食品を詰められる。地下室も広いので、必要とあればふたつ目、3つ目の冷凍庫を置くことも可能だ。

エネルギーを蓄積する方法はふたつあるが、それぞれに異なる役目があり、互いを補完しあっている。

蓄えられたグルコース、つまりグリコーゲン（冷蔵庫）は取り出しやすいが、容量にはかぎりがある。一方、蓄えられた体脂肪、つまり中性脂肪（冷凍庫の中の食品）は取り出しにくいが、容量にはかぎりがない。

体内で脂肪を作りだす働きを活性化させるのは、インスリンとフルクトースの過剰摂取だ。炭水化物を多量に摂取すると――そして多少のたんぱく質も摂取すると――インスリンの分泌が促され、脂肪を新生する働きが始まる。脂肪の新生が活発になると、多量の脂肪が作られる。

そして、新しい脂肪が作られすぎると、体のほかの部分へ送ることができなくなり、肝臓に異常な量の脂肪が蓄積することになる。[11] 脂肪がたまるにつれて肝臓は明らかに腫れていき、超音波検査で脂肪肝と診断されることになる。だが、肝臓がこの新しい脂肪を蓄積する場所に適していないなら、脂肪はいったいどう処理すればいいのだろうか。

炭水化物を5日多く摂ると「高中性脂肪血症」に

まずは、燃やしてエネルギーとすることができるだろう。だが、食事をしたあとで体内

図9-1 ▍肥満のホルモン理論VI
——高トリグリセライド（中性脂肪）血症の原因

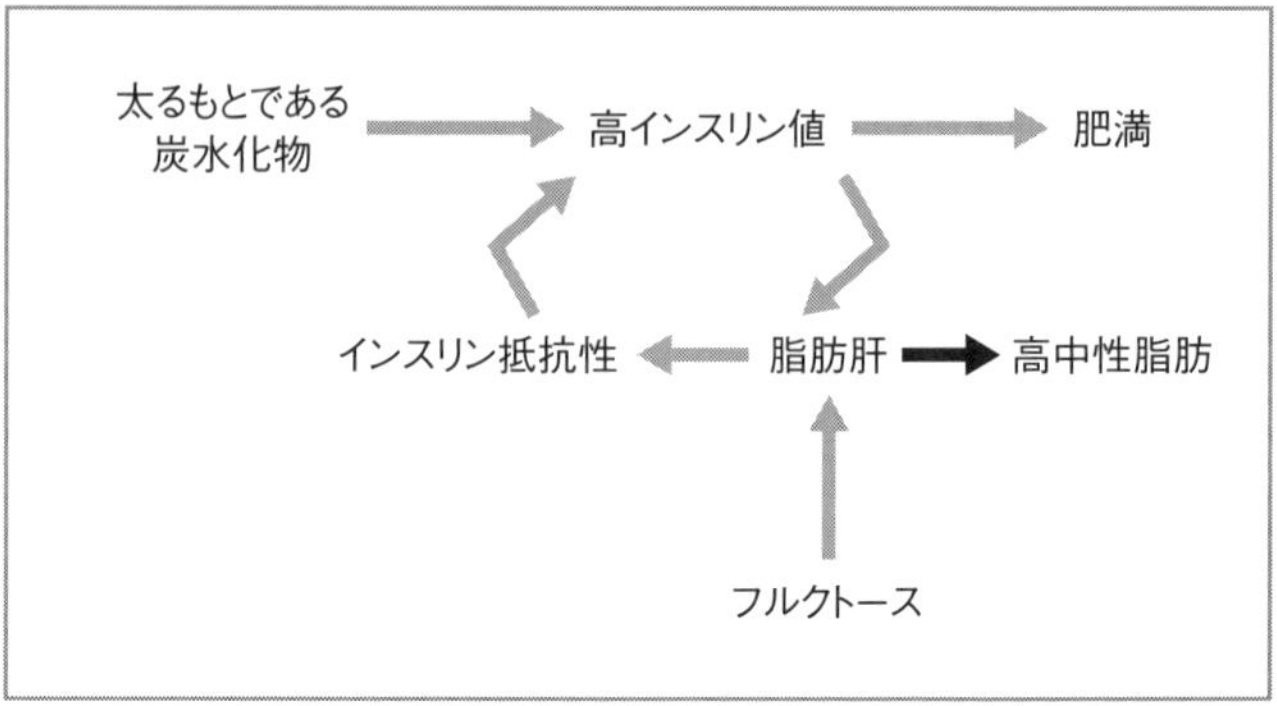

にグルコースがたっぷりあるならば、体は脂肪を燃やす必要はない。

コストコへ行って、冷蔵庫に入りきらないほどの食品を買いこんでしまったとしよう。冷蔵庫の中の食品を食べてスペースを空けることはできるだろうが、量が多すぎて食べきれない。十分なスペースが空けられなければ、残った食品はカウンターの上に出しっぱなしにするしかなく、早晩腐ってしまうだろう。だから、これはうまくない方法だ。

グリコーゲンを貯蔵できる体内の冷蔵庫（肝臓）がいっぱいになると、新しく作られた脂肪（冷蔵庫に入りきらない食品）はどこかほかの場所にしまうしかない。

体内で起こるこのメカニズムは、脂質輸送

の内因性経路として知られている。実際は、中性脂肪は特殊なたんぱく質と結合して超低密度リポタンパク質となって血中に放出され、肝臓の腫れが軽減する。[12]

食品からグルコースやフルクトースを多量に摂れば摂るほど、体内で脂肪の新生が活発になり、超低密度リポタンパク質が放出される。[13][14]

中性脂肪を多く含んだ超低密度リポタンパク質が血液中を大量に流れるので、血漿中性脂肪値が高くなる。[15]これはコレステロール値を測る通常の血液検査で検知することができる。

結局、**グルコースとフルクトースを摂りすぎると、高トリグリセライド（中性脂肪）血症になる**ということだ。

高炭水化物の食事をすると超低密度リポタンパク質の分泌が増え、血中の中性脂肪値も30〜40％増える。[16]**炭水化物が原因の高トリグリセライド血症は、多量の炭水化物を5日間食べただけで起こる**という。

リーベン博士は、高インスリン血症とフルクトースが、血中の中性脂肪値が上がる主な要因だと述べた。[17]わかりやすく記すと、インスリン値が高いこととフルクトースを食べることで、血液中の中性脂肪値が高くなるということだ。つまりは、糖の摂りすぎだ。

コレステロールは悪玉より善玉に注意

前述したように、中性脂肪と特殊なたんぱく質が結合してできたのが超低密度リポタンパク質だが、その粒子が肝臓から血中に放出されて体内を循環する際、インスリンがリポタンパクリパーゼ（ＬＰＬ）を活性化する。**ＬＰＬは筋肉内の細い血管、脂肪細胞、心臓などにあるのだが、血中の中性脂肪を脂肪細胞に取りこんで貯蔵させる働きがある。**

超低密度リポタンパク質はこのＬＰＬの働きによって中性脂肪を放出する。そして、残った超低密度リポタンパク質は、より小さな密度の濃いものとなって肝臓に再び吸収される。

その後、肝臓はこの残った超低密度リポタンパク質を低密度リポタンパク質（ＬＤＬ）として血中に再び放出する。ＬＤＬの値は血中のコレステロール値をみるとわかるが、これは昔から〝悪玉コレステロール〟と呼ばれている。

血中の中性脂肪の値が高いと心血管疾患が起きる可能性が高いと予測されることから、[18] 血中の中性脂肪値もＬＤＬと並んで、医者や患者がよく気にする数値である。

高トリグリセライド（中性脂肪）血症は心疾患が起こるリスクを61％上昇させるが、[19] アメリカ人の平均的な中性脂肪値は１９７６年以降、上がりつづけている。推定でアメリカ

図9-2 ▌肥満のホルモン理論VII——脂肪肝→低HDL値

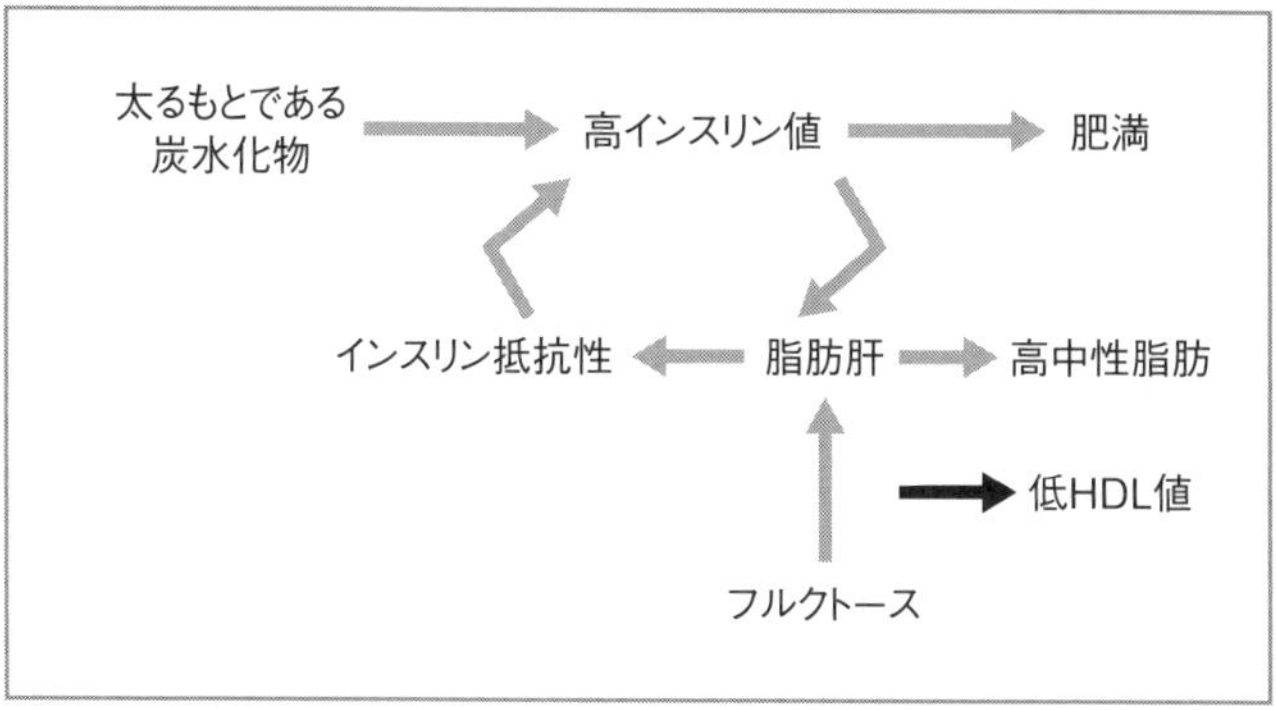

人の31％に中性脂肪値の上昇がみられるとされているが[20]、中性脂肪値を下げても心血管疾患のリスクが減少するわけではないので、高トリグリセライド血症自体が心疾患をもたらすものではないと考えられている[21]。

ＬＤＬ値はメタボリック・シンドロームの基準のひとつにはなっていない。

コレステロールで基準となっているのは、高密度リポタンパク質（ＨＤＬ、いわゆる〝善玉〟コレステロール）の値だ。画期的だったフラミンガム研究では、ＨＤＬの値が低いことが心疾患とおおいに関連があるとされ[22]、ＬＤＬ値をみるよりも心疾患のリスクを的確に予測できるとされた。

ＨＤＬ値の低さは、中性脂肪値が高いこと

と関連がある。HDL値が低い患者の50%は、中性脂肪値が高い。中性脂肪値が高いとコレステロールエステル転送タンパク質という酵素が活発になるが、これにはHDL値を下げる働きがあるのだ。

中性脂肪値が高いとHDL値が下がるならば、低炭水化物の食事をすれば、減量できたかどうかにかかわらず、HDL値が上がると聞いても驚きはしないだろう。[23] 中性脂肪と同様に、HDL値が低いことが心疾患を引き起こすわけではないが、心疾患を起こすリスクが高いことを示している。[24]

メタボリック・シンドロームに典型的な脂質プロフィール——高い中性脂肪値と低いHDL値——は、過剰な超低密度リポタンパク質に起因することは明らかだが、[25] その根本原因は高インスリン血症であり、そもそもそれを招くのは、グルコースとフルクトースの摂りすぎだ。

ここでもまた、糖の摂りすぎが問題なのである。

腹部肥満——「食欲減退ホルモン」が出すぎて効かなくなる

中性脂肪を取りこんで蓄えると、脂肪細胞は肥大する。

脂肪細胞はもともと脂肪を蓄えるためのものだから、それ自体は健康に悪影響があるわけではない。だが、進化の過程をみるとわかるように、太りすぎると危険だ。太った動物は食べられる運命にある。

脂肪細胞は「レプチン」というホルモンを分泌して、肥大しすぎないように防御する性質がある。

レプチンは脳の視床下部に、「脂肪を減らせ」という信号を送る。すると、私たちは食べるのをやめ、それにともなってインスリン値が下がり、体重が減る。このように、肥満になると、高インスリン血症にならないように防御線がはられる。

インスリンは脂肪の蓄積を促すホルモンだが、レプチンは脂肪を減らそうとするホルモンだ。レプチンの働きが強ければ、体重は減り体脂肪率も減る。

脂肪を減らそうとするこのフィードバック効果が続けば、私たちは理想の体重を保つことができるはずだ。それなのに、なぜ私たちは太ってしまうのだろう。それは、インスリン値の高い状態が長く続くからだ。インスリン抵抗性が発現したときの典型的な状態だ。

体脂肪が多くなるとレプチンが分泌され、食べる量が抑えられる。すると、インスリン値は下がり、体重は減るはずだ。

だが、インスリン抵抗性があると、インスリン値はつねに高い状態となり、体に「脂肪を蓄えろ」という信号を送りつづけることになる。すると、レプチンのほうも、つねにたくさん分泌されるようになる。

どんなホルモンでも、それに過剰にさらされると抵抗性が生まれる。だから、**つねに多量のレプチンにさらされるとレプチン抵抗性が発現してしまう**。それが肥満の人に共通してみられる状態だ。

これは、さながらインスリンとレプチンの綱引きなのだが、糖を摂りすぎていると、最終的にはインスリンが勝つことになる。

肝臓が腫れて傷つく

インスリンはグルコースを血液から細胞に取りこませる。

高インスリン血症になると、肝臓にもっと多くのグルコースが詰めこまれ、その結果、肝臓で新しい脂肪が作られることになる。

高インスリン血症になると、脂肪を新生するスピードが速くなり、脂肪細胞が疲弊する。脂肪は肝臓に戻り、脂肪肝が出来上がる。一方、フルクトースはそのまま肝脂肪になる。

そうしてインスリン抵抗性が発現する。

そのままの状態が続けば、脂肪がたまった肝臓は腫れて傷つく。すると、肝臓の細胞はグルコースを代謝できなくなるが、それでもまだインスリンはグルコースをなんとかして肝臓に押しこもうとする。

肝臓にできるのは、グルコースを拒むことだけだ。こうしてインスリン抵抗性が発現するわけだが、これも高インスリン血症に対する第2の防御策なのである。

肝臓は、過剰に蓄積した脂肪をなんとかしようとして、中性脂肪を運びだそうとする。すると、血中の中性脂肪値が上がり、メタボリック・シンドロームと診断される数値に達する。

すると、本来は脂肪が蓄積する場所ではない膵臓、腎臓、心臓、筋肉などの器官に異所性脂肪が蓄積される。腹部に脂肪が蓄積すると明らかにウエストサイズが大きくなってビール腹と呼ばれたりもするが、最近ではよく〝小麦腹〟とも呼ばれる。腹部の脂肪、あるいは内臓脂肪は、メタボリック・シンドロームの最も重要な指標だ。[26]

外科的な方法で内臓脂肪を取り除くとインスリン抵抗性が改善するが、[27] 皮下脂肪を取り除いても、代謝における効果はない。[28]

高血糖――糖が「尿」に混ざる

脂肪は腹部につくだけでなく、本来なら脂肪を蓄積するようにはできていない器官にまで蓄積される。

肝臓や骨格筋が脂肪で肥大するとインスリン抵抗性が大きくなり、膵臓が血糖値を標準レベルに抑えようとインスリンの分泌量を増やしても効果はない。だが、話はここで終わらない。

膵臓が異所性脂肪で詰まると、正常に機能できなくなり、インスリンの分泌量が減る。脂肪膵になってしまうと、血糖値を下げるためにインスリンの分泌量を増やそうにも増やせなくなり、血糖値が急激に上がって腎閾値を超え、症状が出る。**糖が尿に排泄されるようになるのだ。**

そして典型的な糖尿病の症状――頻尿、のどの渇き、体重の減少――が現れる。

高血圧――血中のインスリン値が高いとリスク63％増

高血圧はよく〝沈黙の殺人者〟と呼ばれる。なぜなら、症状は何もないのに、心臓発作や脳卒中を起こしやすくなるからだ。

図9-3 ▌肥満のホルモン理論VIII ——高インスリン血症と高血圧

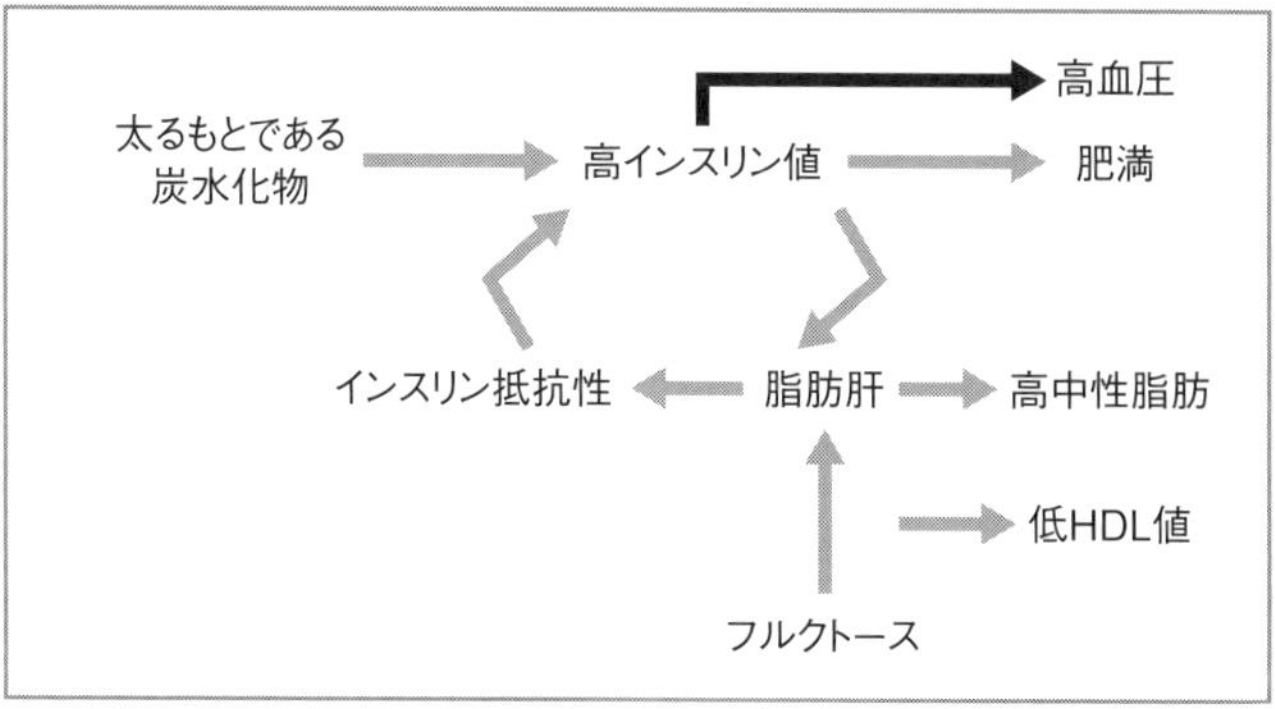

ほとんどの場合は原因不明なため、特発性高血圧と呼ばれる。だが、**高インスリン血症が大きな影響を与えている。**

高血圧の患者には血中のインスリン濃度が高い人が多いと最初に研究者が気づいたのは、50年も前のことだ。[29]

それ以降、欧州のインスリン抵抗性研究グループなどにより多くの研究が行われ、[30]高血圧とインスリン濃度には関係があることがわかった。インスリン値が高くなると、それまでは標準的な血圧だった人でも高血圧になるリスクが倍になる。[31]

過去の研究をすべて検証すると、高インスリン血症は高血圧になるリスクを63%も上げると推定できる。[32]

インスリンが血圧を上げるメカニズムはいくつかある[33]。

インスリンは心拍出量——心臓の収縮力——を増やすとともに[34]、腎臓のナトリウム（塩分）吸収能力を拡大させて、血流を増やす。また、インスリンは抗利尿ホルモンの分泌を促し、体が水分を吸収しやすいようにする。この塩分と水分を吸収するメカニズムによって血流が増え、高血圧となるのだ。

また、インスリンは血管を収縮させ、内部の圧力を高める[35]。

心臓病、脳卒中、アルツハイマー病、そしてがんリスクまで高くなる

メタボリック・シンドロームの診断基準となっている項目のうち——高中性脂肪、低HDL値、中心性肥満、高血糖、高血圧——当てはまるものがひとつ増えるたびに、心臓病、脳卒中、末梢血管疾患、2型糖尿病、アルツハイマー病、がんなど、最近よくみられる代謝性疾患を起こすリスクが高まる。

いくつかの症状を同時に抱えることも多いが、すべての人にすべての症状が現れるわけではない。ある人は中性脂肪値が低いかもしれないし、ある人はインスリン抵抗性があって高血糖になるかもしれない、またある人は高血圧になるかもしれない。

だが、このなかのひとつの症状があれば、そのほかの症状が出る可能性は高くなる。な

ぜなら、根本原因はすべて同じだからだ。

「体重2キロ増」が前兆の可能性も

よくある例は、体重がわずか2キロ増えただけなのに、それが高インスリン血症やインスリン抵抗性といった異常を表す兆候だったというもので、そのうちにHDL値が下がったりすることがある。

その後、ほぼ同時期に高血圧や脂肪肝になり、中性脂肪値が上がったりする。たいてい最後に現れる症状は高血糖で、2型糖尿病と診断されることになる。

スコットランドの西部で行われた冠動脈疾患の予防研究では、2型糖尿病と診断される前に、脂肪肝と中性脂肪の増加が認められるとされた[36]。

脂肪肝は、メタボリック・シンドロームの初期にみられる。メタボリック・シンドロームの患者のほぼ全員に脂肪肝がみとめられる。脂肪肝があってメタボリック・シンドロームでない人は、ごく少数だ（図9－4参照）。

インスリン抵抗性と2型糖尿病がメタボリック・シンドロームを引き起こすことがない

図9-4 肥満のホルモン理論IX
——メタボリック・シンドロームの発症

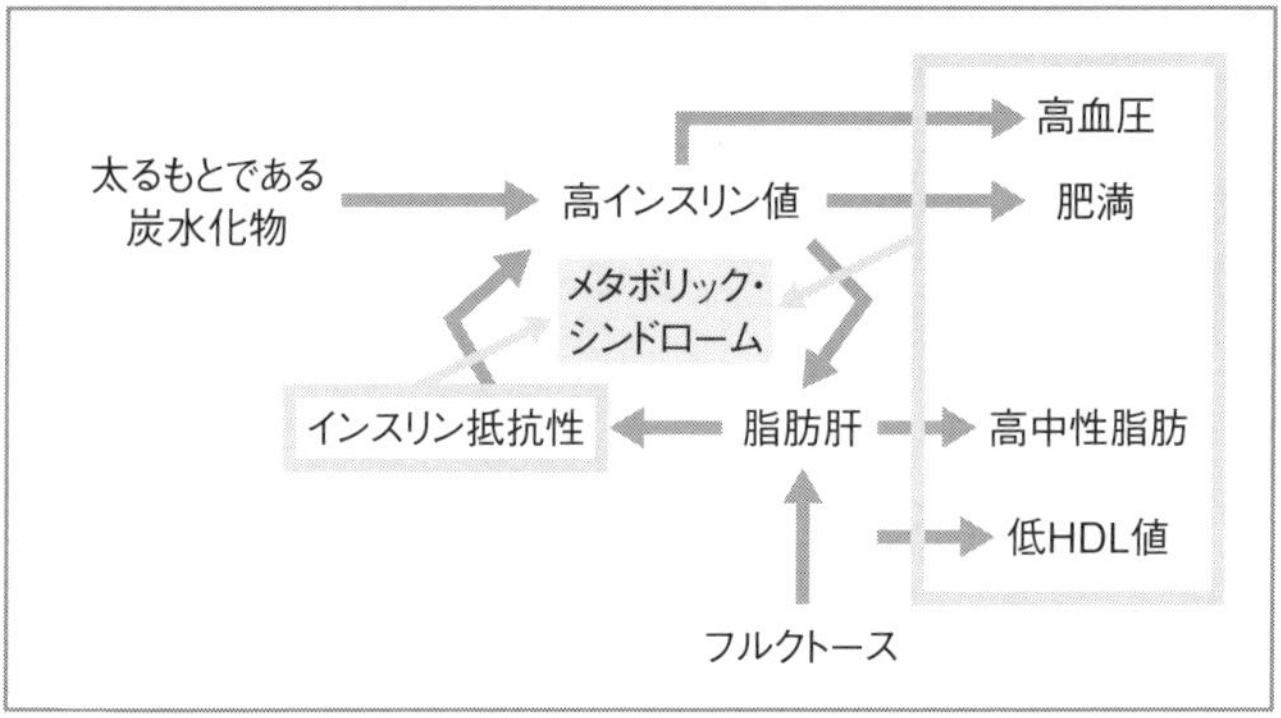

のは、それがメタボリック・シンドロームのひとつの症状だからだ。

メタボを引き起こすのは高インスリン血症である。この問題の元凶はフルクトースとグルコースの過剰摂取による高インスリン血症だが、特に問題なのはフルクトースのほうだ。

肥満や2型糖尿病といった症状を含むメタボリック・シンドロームは、お察しのとおり、糖を摂りすぎることが原因である。

「体重が増えないのにメタボ」という事例

肥満、インスリン抵抗性、膵臓のβ細胞の機能障害は、すべて防御機能が働いた結果、現れる症状だ。

肝臓に負担がかからないように、新しく作

られる脂肪を脂肪細胞に取りこむ結果、肥満になる。

極めて稀だが、先天性の「リポジストロフィー」といって、脂肪細胞が欠損している疾患[37]の患者をみればそれは明らかで、彼らは体重が増えないのに、メタボリック・シンドロームの症状――脂肪肝、高中性脂肪値、高いインスリン抵抗性――がある。

リポジストロフィーと同じ状態にしたネズミの場合、脂肪細胞のないネズミに脂肪細胞を移植し戻したところ、メタボリック・シンドロームが完全に治ったという。

脂肪細胞はメタボリック・シンドロームを引き起こすのではなく、メタボリック・シンドロームから体を防御しようとしているのだ。

なぜそうといえるのか。脂肪細胞がなければ、脂肪は器官の中に蓄積されるしかなくなり、それがメタボを引き起こす。脂肪が脂肪細胞の中に蓄積されれば、代謝の異常は起きない。

つまり、肥満とは、高インスリン血症やインスリン抵抗性の根本原因から身を守る防御策の第一段階なのである。

同じように、インスリン抵抗性は、器官の内部に脂肪をためこまないように、脂肪が入ってくるのを体が防ごうとするから起こるのである。

肝臓は新たなグルコースが入ってくるのを拒む。なぜなら肝臓はすでにグルコースでいっぱいだからだ。それがインスリン抵抗性というかたちになって現れるわけで、これは防御策の第二段階である。

最後に「糖尿病」と診断される

最後の防御策は、膵臓がインスリンの製造をやめてしまうことだ。すると、血糖値が急激に上がって腎閾値を超え、糖尿病の典型的な症状が現れる。

だが、そのおかげで、体に害をもたらすほどの過剰なグルコースが体から安全に排出され、それ以上に代謝の異常が起こらないようになるわけだ。

こうして、体は過剰なグルコースと過剰なインスリンという根本原因に対処するが、その代償として現れるのが糖尿病の症状なのである。

問題の本質は過剰な糖であり、体は必死でそれを尿に排出しているにすぎない。

私たちが問題だと考えている症状のすべて――肥満、インスリン抵抗性、膵臓のβ細胞の機能不全――は、じつは、たったひとつの根本原因「過剰な糖」に対して体が行っている対処法なのである。

根本原因がわかったのだから、この問題の解決法――そして2型糖尿病の解決法――は明らかだろう。

「糖の摂取を避け、インスリン値を下げること」だ。

糖の過剰摂取の問題、インスリンの分泌が多すぎる問題、異所性脂肪の問題を解決しないかぎり、この問題は大きくなりつづける。

逆にいえば、根本原因に正しく対処さえすれば、2型糖尿病もメタボリック・シンドロームも、元に戻すことが可能である。

自力根治の声⑤

ブルーノの場合

75歳のブルーノは30年前から２型糖尿病を患っており、それが原因で目と神経に障害があり、慢性的な腎疾患も抱えている。痛風もあり、末梢動脈疾患、高血圧の症状もある。

４年前に初めて会ったとき、彼の体重は98キロ、インスリンを１日に68単位、投与していた。

集中的な食事管理プログラムを始めてから、ブルーノは低炭水化物でヘルシーな脂質を含む食事をし、１日おきに36時間のファスティングを行った。すると、４週間でインスリンの投与をしなくてよくなり、それ以来インスリンを使っていない。

それまで20年以上もインスリンの投与をしてきたため、この結果に彼は非常に驚いている。また、高血圧やコレステロールの薬を飲む必要もなくなった。直近のヘモグロビンA1Cは6.1％で、これは糖尿病ではなく境界型糖尿病のカテゴリーに入る値だ。

ブルーノはすぐに新しい食事法とファスティングに慣れた。始めてから数年が経つが、楽にこれを続けている。

彼はこの４年間で22キロの減量に成功したあともその体重を維持しており、ウエストサイズも24センチ減った。

自力根治の声⑥

ラヴィの場合

現在40歳のラヴィは、まだ28歳のときに２型糖尿病と診断された。血糖値を下げる薬を飲んでいたが服用量が次第に増えていき、最終的にインスリンを投与しなければならなくなった。生きていくために必要だと医者に言われた。

彼はコレステロール値も高く、高血圧の症状もあった。１日に102単位のインスリンを投与し、２型糖尿病の治療薬であるカナグリフロジンとメトホルミンも併せて服用していた。これほどの薬物治療をしていても彼のヘモグロビンA1Cは10.8%で、血糖値がまったくコントロールできていないことを示唆していた。

ラヴィは集中的な食事管理プログラムに参加してから、低炭水化物で、ヘルシーな脂質を摂る食生活に変え、36時間のファスティングを週に３回取り入れるようになった。

２週間経つと、インスリンの投与をやめることができ、血糖値にもかつてないほどの改善がみられた。２か月もすると、コレステロール値と血圧も標準レベルにまで下がったので、メトホルミンの服用をやめ、コレステロールと高血圧の薬の処方量もそれまでの４分の１に減らした。体重は10キロ減り、腹囲は18センチ減った。

プログラムに参加してから10か月となる現在、彼は１種類の薬（インスリンではない）だけは服用しているが、ヘモグロビンA1Cは7.4%で、さらに数値は改善しつつある。

第4部

現在の治療法の問題点

「効果がある」とは思えない方法が定着している

10章

インスリン治療で2型糖尿病は治らない

インスリンを打つほど短命になる

1型糖尿病と2型糖尿病の治療に長らく用いられてきたのは、外からインスリンを補う方法だ。

近代薬学の輝かしい勝利ともいえるインスリン製剤は、工場で生産することが可能だし、投与しやすいように包装されている。

20世紀の初頭から半ばにかけて行われていた主な研究は、インスリンの分泌量が激減してしまう1型糖尿病についての研究だった。1型糖尿病の場合、外からインスリンを補わなければ、細胞はグルコースをエネルギー源として使うことができずに飢餓状態となり、体重は激減、最終的には死にいたる。

インスリン製剤が開発されたことにより、かつては不治の病だったものがコントロール可能な疾患となったわけだが、インスリンの投与には厄介な問題もあった。

魔法の薬の「厄介な副作用」

インスリンの投与量は、食事量（特に炭水化物の摂取量）に見合ったものにすることが肝要だ。というのも、血糖値が標準レベルから大きくはずれてしまうと、様々な合併症を起こす可能性があるからだ。

投与量が少なすぎると高血糖となり、投与量が多すぎると低血糖となってしまう。比較的軽い低血糖の場合、患者は発汗したり震えが出たりする程度だが、重度の低血糖になると、心臓発作、意識の喪失などが起き、死にいたることもある。2014年には、およそ10万人が低血糖の症状で救急搬送され、そのうち3万人が入院している[1]。

1990年代の初頭までは、ゆるやかな血糖値の上昇の危険性はまだよくわかっていなかった。

だから、何十年もの間、血糖値を少し高めに維持しつつ、腎閾値である180mg／dLを超えないようにするのが標準的な治療だった。このレベルなら、腎臓はグルコースを吸収して尿中に排泄することはなく、頻尿やのどの渇きといった糖尿病の典型的な症状は出ない。また、血糖値を正常レベルではあるが少し高めに維持しておけば、低血糖も高血糖も防ぐことができる。当時はその値が危険だという確たる証拠がなかったので、それが妥当だとされていた。

だが、1993年になると、その認識ががらりと変わったのである。

インスリン治療で「メタボ」を患った

糖尿病のコントロールと合併症の研究（DCCT研究[2]）――1983年から1993年にかけて行われた1型糖尿病患者の大規模なランダム化比較試験――では、血糖値を厳格にコントロールする強化インスリン療法には、大きな成果がみられるとされた。

経過を詳細に観察し、1日に数回インスリンを投与して血糖値をできるかぎり正常なレベルに保てば、高血糖による体の各器官へのダメージが防げることがわかったのだ――糖尿病網膜症は76％減少、糖尿病腎症は50％減少、糖尿病神経障害は60％減少した。

2005年には、糖尿病における介入と合併症の疫学調査（EDIC[3]）という事後研究の結果が公表された。研究者たちがDCCT研究の被験者の90％を17年にわたって追跡調査した結果、インスリン治療によって心血管疾患が42％も減少したことがわかった。この

図10-1 強化インスリン療法は大幅な体重増加につながる [4]

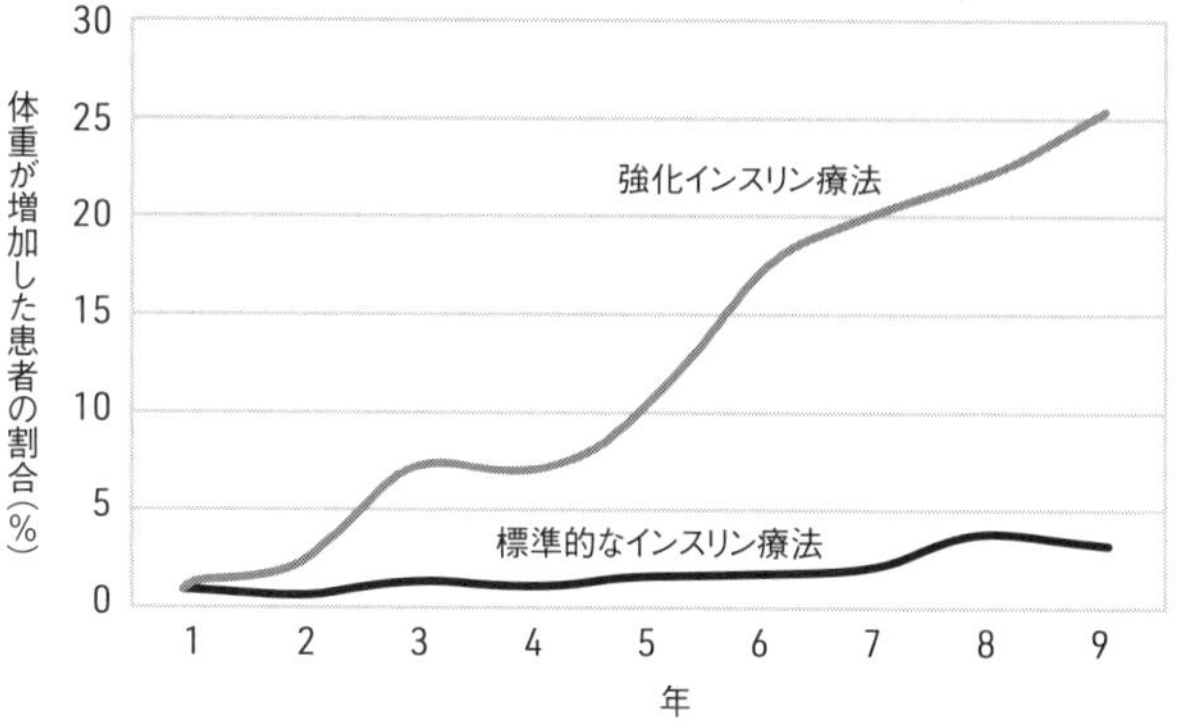

ふたつの研究から「糖毒性」というパラダイムが確立された――1型糖尿病の場合、高血糖は有害であるとされたのである。

だが、代償を払うことになった患者もいた。DCCT研究では、強化インスリン療法を行った患者グループのなかで低血糖の症状を起こした人数が、通常の治療を行った患者グループの3倍にのぼった。そのほかの患者は体重が大幅に増えた。

9年間で、強化インスリン療法グループの患者の約30％に大幅な体重の増加がみられ、BMIが5以上増えた。これは従来のインスリン治療を受けた患者をはるかに上回る。強化インスリン療法グループの患者の4分の1のBMIが24（普通体重）から31（肥満）に増えた。

肥満が健康にもたらす影響を考えると、これはけっして小さな問題ではない。

ほかにも看過できない危険な兆候が現れた。**体重の増加はおもに腹部の肥満によるものだったことだ**。中心性肥満は将来、心血管疾患につながるリスクが高い。そのほかの重要なリスク因子である血圧、血中コレステロール値も高くなった。

時とともに、体重、腹囲、インスリンの投与量は恐ろしく増えていった。強化インスリン療法を行った結果、メタボリック・シンドロームとなったのだ。体重が著しく増加した1型糖尿病の患者は、冠状動脈の石灰化、頸動脈の内膜中膜複合体厚を起こした[5]。

インスリンが必要なのは「1型糖尿病」のみ

つまり、インスリンの投与量が多いと、「アテローム性動脈硬化」を起こす確率が確実に高くなるということだ[6]。

血糖値を下げようとインスリンの投与量を増やすと、インスリン過多による問題——たとえば肥満、メタボリック・シンドローム、アテローム性動脈硬化など——が起きた。

こうした副作用があってもインスリンの投与によって心血管疾患リスクを軽減できるという利点があるとされたが、それは1型糖尿病にかぎっての話である。

それなのに、この「糖毒性」というパラダイム——高血糖が臓器のダメージを引き起こすそもそもの原因であるという考え方——が、１型糖尿病に対しても２型糖尿病に対しても当てはめられるようになった。

２型糖尿病については、このパラダイムはまだ実証されていなかったが、そのうち実証されるだろうと考えられた。そして、血糖値を正常に保つためにインスリンを投与するか、そのほかの薬剤を服用することこそ、論理的な治療法だとされたのである。

この治療法の効果は実証されていないにもかかわらず、いまでも、２型糖尿病の治療にこの方法をとりつづける医者は多い。靴底についてなかなかとれないチューインガムのように。だが、はたしてその治療法は効くのだろうか。

「インスリンは効く」という論理は破綻している

画期的だったＤＣＣＴ研究によって、１型糖尿病における糖毒性のパラダイムが確立された。１９７０年代からイギリスで行われた大規模な臨床研究（ＵＫＰＤＳ）では、「２型糖尿病においても強化インスリン療法が有効であることが実証されるはずだ」と思われていた。[7]

研究者たちは治療についてふたつの点を確かめようとした。

まず、血糖値を厳格にコントロールすることで合併症を予防できるのか、次に、治療法の違いにより結果が変わるのかどうか。

研究では、新たに2型糖尿病と診断された患者4000人を、従来の治療法か強化療法のどちらかに無作為に振り分け、当時使われていた薬剤であるインスリン、スルホニルウレア、メトホルミンを用いた治療を行った。

1998年に公表されたUKPDS研究の結果は驚きだった――**驚くほど悪かった**。

強化療法には目に見える利点がなかった。平均的な血糖値を下げることには成功したが、多量の薬剤のせいで平均して2・9キロも体重が増えたのだ。特に、インスリン治療グループが最も多く、平均で4キロも体重が増えていた。低血糖の症状が出る人も著しく増えたが、これは想定されていたことだった。

DCCT研究で確認されたような大きな利点はみとめられず、わずかに網膜症が減っただけ。10年にわたって厳格に血糖値をコントロールしても、心血管疾患リスクは減らなかった。心臓発作や脳卒中はまったく減らなかったのだ。

この結果は衝撃的だった。だが、さらにおかしなことがあった。

「メトホルミン」だと糖尿病関連死は42%減少

ＵＫＰＤＳ34というサブ研究では、メトホルミンが肥満の2型糖尿病患者に与える影響が検討された[8]。

メトホルミンはヘモグロビンＡ1Ｃの値を8%から7・4%に低下させることができた。たしかにいい結果だが、インスリンやスルホニルウレアを使用した場合ほどの効果はみられなかった。血糖値を下げる効果はそれほどでもなかったのだ。

だが、心血管疾患のリスクを低減させる効果は十分だった。メトホルミンの服用により、糖尿病関連死は驚くことに42%も減少、心臓発作を起こすリスクも39%減少し、血糖値を下げるほかの治療薬をはるかにしのぐ結果となった。

これは、どんな治療法を選ぶかによって、大きな違いが生まれるということを示している。ほかの治療薬では救えない命が、メトホルミンによって救えるということだが、それは血糖値を下げる効果によるものではない。

1型糖尿病にみられた糖毒性というパラダイムは、2型糖尿病には当てはまらないということになる。

医者や研究者らで構成された信頼度の高い独立した組織コクランは、**「血糖コントロールが心血管疾患リスクに与える影響はわずか5～15％である」**と試算した。[9]

だが、話はここで終わらない。２型糖尿病においても糖毒性のパラダイムが当てはまるはずだと頑なに信じていたアメリカの国立衛生研究所は、そのことについて繰り返される議論に終止符を打とうと、１９９９年に資金を投じて糖尿病に関する大規模臨床試験ＡＣＣＯＲＤ[10]を行った。

熱を入れて治療した結果「寿命」が短縮した

ＡＣＣＯＲＤ試験では、心臓発作と脳卒中の高リスクを抱える北米の成人の２型糖尿病患者、１万人以上が集められた。この臨床試験では、薬剤によって血糖値を厳格にコントロールすることで、心臓発作、脳卒中、あるいは心血管疾患や心血管イベントによる死亡のリスクを減らせるかどうかが調べられた。

一方のグループの患者には標準的な治療を行った。もう一方のグループには、多量の薬剤とインスリンを投与する強化療法で、できるかぎり血糖値を正常値まで下げた。

２００８年に最初の結果が公表され、薬剤を多量に投与することでヘモグロビンＡ１Ｃを下げることができることがわかった。すばらしい。

では、それで健康に何か影響はあっただろうか。もちろん、あった。**強化療法によって患者の寿命は短くなった**。まったく予想に反して、強化療法を行ったグループの患者は、介入を行ったにもかかわらず——いや、むしろ介入を行ったからこそ——標準的な治療を行ったグループの患者よりも22%も早く亡くなったのだ。95人にひとりが亡くなり、この臨床試験は倫理的な観点から打ち切られることになった。

同じ頃、類似した研究がいくつか行われていた。

2型糖尿病における厳格な血糖コントロールと血管障害について調べた大規模臨床試験ADVANCEの結果が、ACCORD試験と同じ頃に公表された[11]。この研究でも、血糖値を下げる治療法が心血管疾患に好影響をおよぼすことはないとされた。幸い、この研究では死者数が増えることはなかった。この結果とは対照的に、血圧を下げる治療法は、予想どおり心血管疾患を減らすことがわかった。

つまり、ある治療法は2型糖尿病に好影響を与えるけれども、血糖値を下げる治療法には、そうした好影響はないということだ。

アルコール依存症を治そうとして「アルコール」を飲ませているようなもの

この予想外の結果を裏づけるふたつのランダム化試験の結果が、続いて公表された。退役軍人を対象にしたVADT試験では、強化療法は心臓、腎臓、あるいは目の疾患に何の好影響もないとされた。[12]

「グラルギン」〔訳注：持効型溶解インスリンアナログ製剤〕の早期導入による影響を検証するORIGIN試験は、インスリン療法を早期に開始した境界型糖尿病の患者を対象に行われた。[13]その結果、心臓病、脳卒中、目の疾患、細小血管疾患は減らず、そのほかの健康に対する好影響もなかった。インスリン、メトホルミン、チアゾリジンジオン、スルホニルウレアなど、2型糖尿病の治療に用いられてきた従来の薬剤によって、健康が改善されることはまったくなかった。

ACCORD試験、ADVANCE試験、VADT試験では、さらに長期間にわたり患者を追跡調査したのちに結果が公表されたが、[14]新しい情報はほとんどなかった。

どの研究でも、厳格に血糖をコントロールしても寿命が延びないばかりか、これといった好影響もなかった。さらに、この治療法には、低血糖のリスクが増すという深刻な副作用もあった。

スルホニルウレア、チアゾリジンジオン、インスリンの明らかな問題点は、すでに肥満の患者の体重がさらに増してしまうこと、そしてそれが最終的には心血管の問題につながってしまう恐れがあることだ。

それに対して、メトホルミンはインスリン値を上げないので、肥満を招くこともない。これは大きな違いだ。

1999年以降の専門家による評価、検証ではすでに真の問題点が指摘されていた――「スルホニルウレア、チアゾリジンジオン、インスリンは、すでにインスリンの分泌量の多い患者の高インスリン血症を悪化させてしまう」ということだ。

イギリスのノッティンガム大学のリチャード・ドネリー博士はこう書いている。「この結果は、インスリンとスルホニルウレアはどちらも肥満の人にとって有害であり、高インスリン血症を招く可能性があることを示している[15]」

1型糖尿病の場合は血中のインスリンが少ないので、インスリンを外から補うのは理にかなっている。だが、2型糖尿病の場合は血中のインスリンが多いのだから、インスリンを補うのはおおいに問題である。

アルコール依存症の人にもっとアルコールを飲ませるようなもの。熱射病の人に暖かい毛布をかけるようなもの。日焼けした人にもっと太陽の光を浴びせるようなもの。インスリン値が高い人にもっとインスリンを与えるのがいい方法であるわけがない。

論理的に考えるなら、**2型糖尿病を効果的に治療するには、血糖値とインスリン値の両方を下げること、そして糖の毒性とインスリンの毒性を最小限に抑えることが必要**ということになる。

1型・2型、両方併発する

1型糖尿病の場合も2型糖尿病の場合も、インスリンを使った厳格な血糖コントロールが体重の増加とメタボリック・シンドローム――高インスリン血症の特徴だ――を引き起こすということと、1型糖尿病の人は自分でインスリンを生成することができないということを考え合わせると、1型糖尿病の人の高インスリン血症は、医療行為が原因で生ずる疾患にすぎないと言える。

そう聞いて納得する人もいるのではないだろうか。高インスリン血症はインスリン抵抗性を引き起こす。1型糖尿病の人に多量のインスリンを投与すると、2型糖尿病とまったく同じ問題が起こる。つまり、**1型糖尿病の人に多量のインスリンを投与すると2型糖尿病になる**ということだ。

こうした患者は、1型、2型のどちらも併発している、いわゆる「両者併存型」の糖尿病である――自分ではインスリンを生成することはできないのに、外からのインスリン投与によって高インスリン血症の問題を抱えている。

インスリンが多いことで、インスリンに毒性が生まれるのだ。

厳格な「血糖コントロール」をしないほうが長生きした

1型糖尿病の患者が、2型糖尿病の患者と同じ症状を患っているということだが、その原因は高血糖ではない。高インスリン血症だ。

ヨーロッパで行われたEURODIAB研究は、[16] 1型糖尿病患者の死亡リスクを予測する因子を研究したものである。それによると、ヘモグロビンA1Cによって測定される糖毒性が重要なリスク因子ではないことがわかった。修正可能な、最も重要なリスク因子は、ウエスト・ヒップ比（内臓脂肪がわかる）、血圧、そしてコレステロールである――いずれもメタボリック・シンドロームと高インスリン血症の兆候が現れる因子だ。

EURODIAB研究の結果を裏づける研究はほかにもたくさんある。たとえば、50年以上も1型糖尿病を患ってきた患者400人の追跡調査を行ったゴールデン・イヤーズ・コホート研究。[17] 患者らはおおかたの予想を裏切り、長生きした。

何か秘訣があったのだろうか。それは、厳格な血糖コントロールをしなかったことだ。

彼らのヘモグロビンA1Cの平均は7・6％、なかには8・5％、9・0％と高い値を示す者もおり、正常とされる推奨レベルを大きく上回っている。実際、この研究の被験者は誰一人として、ヘモグロビンA1Cが正常レベルではなく、糖毒性が大きなリスク因子であることを否定するかのような結果だった。

長生きした被験者たちは、最適とはいえない血糖コントロールをしていたのに、健康状態はよかったのだ。彼らに共通する要因は、インスリンの投与量が少ないということだ。肥満、高血圧、そのほか高インスリン血症の目立った症状はなかった。

これらの結果から、ふたつの毒性があると考えられる。

糖尿病の初期においては、「糖毒性」が主な問題点だ。1型糖尿病は体が十分な量のインスリンを生成できないことが原因。2型糖尿病の場合はインスリン抵抗性が原因だ。だが、1型糖尿病にしろ2型糖尿病にしろ、血糖値を下げるためにインスリンの投与量を増やしていけば、インスリンの毒性が糖毒性を上回るようになってしまう。そのうち、インスリンの毒性が、生き延びられるかどうかを左右する決定因子となる。

なぜなら、インスリンの毒性はメタボリック・シンドロームへとつながり、いずれ心血管疾患やがんの発症につながるからだ。そうなると、血糖値とインスリン値を両方同時に下げるのが最適な治療方針ということになる。

たとえ話——糖尿病村

6章で述べた日本の地下鉄の話を覚えているだろうか。すでに乗客でいっぱいの車両に、さらに乗客を詰めこむために彼らが取っていた方法を思い出してみてほしい。問題を解決しているようにみえて、ずいぶんとおかしな方法をとっている。2型糖尿病の治療にインスリンを用いるのは、まさにこれと同じことなのだ。

私が2型糖尿病の患者に、彼らの体の中で起こっていることを説明するときには、これとは少し違うたとえ話を使うことにしている。体の中の細胞や地下鉄の中の乗客ではなく、自分が「糖尿病村にある肝臓通りに暮らしている」と想像してみてほしい。

「グルコース、もういらない!」

糖尿病村の肝臓通りに住んでいる人は誰もがフレンドリーで、いつも家のドアを開け放していて鍵をかけることはない。1日に3度、インスリン氏が車でこの通りにやってきて、ひとつひとつの家に1杯のグルコースを届けてくれる。生活はうまくいっているし、みんな幸せに暮らしている。
やがて、インスリン氏がやってくる回数が少しずつ増えていき、そのうちバケツいっぱいのグルコースを置いていくようになる。インスリン氏は毎晩、トラックからすべてのグルコースを降ろさなくてはならない。さもなければ、仕事をクビになってしまう。

初めのうちは、あなたも余ったグルコースを家の中に入れて、問題なく暮らしている。だが、そのうち家の中がグルコースでいっぱいになってしまい、腐って悪臭を放つようになる。あなたはインスリン氏に、もうこれ以上グルコースを持ってこないように諭すが、彼は聞き入れてくれない。どこの家も同じ問題で悩んでいる。

こんなとき、あなたならどうするだろうか。イライラして「有害なグルコースはいらない！　もういっぱいあるし、これ以上必要ない」と叫んだりすることだろう。そして玄関のドアを閉め、インスリン氏がこれ以上毒を家の中に押しこまないようにするだろう。

少しのグルコースなら問題はなかった。だが、この量はもう尋常ではない。毒かどうかは量しだい。あなたは、インスリン氏が有害なグルコースを持ってくるのを阻止して、家を守ろうとする。これが、インスリン抵抗性の状態だ！

「脂肪に加工して、送りつけよう！」

インスリン氏は、積荷のグルコースを降ろすことが難しくなってきたので、このままではクビになるのではないかと不安になる。

そこで、彼は部下に応援を頼む。彼らはあなたの家のドアを壊し、大量のグルコースを押しこみはじめる――あなたが玄関のドアを鉄の棒で補強して抵抗性を増すまで。

こうなると、インスリン氏が部下を集めるのと、あなたがドアの抵抗性を高くするのと、どちらが早いかの競争になる。インスリンが増えると抵抗性が増し、抵抗性が高まるとインスリンも増すというわけだ。

家の中がグルコースでいっぱいになると、あなたはそのグルコースを脂肪に変えて箱に詰め、それを膵臓通りや骨格筋通りなどにいる友人に送りつける（このとき、グルコースはインスリンの分泌を促すと同時に肝臓に流れていく。肝臓ではグルコースを新しい脂肪に変える働きが活発になる。余分な脂肪は肝臓にたまるが、それが肝臓にダメージを与え、脂肪でいっぱいになった肝臓は、その脂肪を膵臓、骨格筋、腹部にある臓器に送りだす。そうしている間にも、インスリンはいまだにグルコースを肝臓の中に押しこもうとしており、肝臓の細胞はインスリン抵抗性を増すことで自身を守ろうとする）。

糖尿病村では、どの家のドアも3重の鉄パイプで補強され、大きな番犬に守られている。インスリン氏の部下たちは、グルコースが多すぎてうまく運べなくなり、グルコースは通りにこぼれ落ちる。

困っていると、内分泌博士がやってきた。博士によれば、たしかにこのグルコースは有害なので、ただちにこの通りから取り除かなければならないという。

「とにかくもっとインスリンを呼べ！　呼べ！　呼べ！」

すでに大勢のインスリン氏の仲間がウロウロしているが、内分泌博士はもっと多くのインスリン仲間を呼んでくるのが最善の策だと言う。博士はさらに多くのインスリンを雇い、通りをきれいにするために、家の中にグルコースを押しこませる。

博士は自慢げにこう言う。「どうだ、たいしたものだろう。これで通りはきれいになったぞ」

しかし、家は再びグルコースでいっぱいになり、抵抗性も再び高まる。すると、インスリン族を増やしてもグルコースを家の中に入れることはできない。

内分泌博士は通りからグルコースを取り除くことができるだろうか。この村にもっと多くのグルコースが運びこまれるのを阻止することができるだろうか。できない！　いずれにしても、博士にできるのはただひとつだけ。馬鹿の一つ覚えのようにインスリンを増やすことだけだ。

インスリンは糖を「体のどこか」に隠すだけ

人間の体は、糖が多いとインスリンが多量に分泌されるようにできている。それなのに、いま行われている解決法は、インスリンをさらに処方する方法だ。

すでにインスリンの量が多いところへ、さらにインスリンを増やすのはなぜなのだろう。**インスリンは糖を取り除くのではなく、体のほかの臓器に運ぶだけだ**。そして、インスリンを多量に投与すれば、インスリン抵抗性が増すだけだ。高血糖の症状がよくなったとしても、２型糖尿病はさらに悪化している。

私たちは、高血糖は体に悪いと思っている。だが、ちょっと疑ってかかってみよう。血液内のグルコースの値が高いことは有害なのに、細胞内にグルコースが多いことは有害ではないのだろうか？

エネルギーとして使われる前にグルコースが細胞の中に入っていくということは、グルコースは細胞の中にたまっていくということだ。臓器にインスリン抵抗性が発現するのは、有害な糖から体を守るためであって、どんな人にも起こる症状だ。それはいいことであり、悪いことではない。

インスリンはグルコースを体の外に排出させるわけではない。血液内の余分なグルコースを体のあちらこちらの細胞——目、腎臓、神経、心臓など——に無理やり詰めこむだけだ。そのうち、そうした器官は過剰なグルコースのせいで腐りはじめる。

インスリンによる治療を行って、血糖を体のほかの器官に隠してしまうのは致命的だ。2型糖尿病の正しい治療法は、過剰な糖を取り除くことで、体のほかの部分に移せばいいのではない。多すぎるグルコースと多すぎるインスリンの両方が問題なのだ。

「インスリンの毒性」が様々な疾患を招く

1924年にはすでに高インスリン血症が問題なのではないかと考えられていたが、[18]最近になってようやく研究者たちがデータを精査しはじめたところ、それを裏づけるエビデンスがいたるところにあった。[19]

多量のインスリンがインスリンの毒性を誘発し、それが多くの疾患を招いている。[20]

「動脈硬化」が否応なしに進む

2型糖尿病は神経障害、腎障害、網膜症など、いくつもの合併症を引き起こすが、心血管疾患の罹患率と死亡率が最も深刻だ。[21]

ありていに言えば、ほとんどの糖尿病患者は心血管疾患で亡くなる。

1949年にはすでに、インスリン治療を行うと早期にアテローム性動脈硬化が起こり、それがゆくゆくは心臓発作、脳卒中、細小血管障害を引き起こすことが動物実験からわかっていた。

動脈硬化の進行度合いを示す炎症反応の各段階――初期、炎症、泡沫細胞（脂肪蓄積細胞）の形成、線維性プラークの形成、病巣の進展――が、インスリンによって促される。[22]さらに、線維性プラークにはインスリン受容体が含まれているため、[23]インスリンがプラークの形成を活性化させ、アテローム性動脈硬化が加速度的に進行して心血管疾患のリスクが増大する。

研究では、インスリンの過剰投与をやめることで症状を改善することができるとされている。[24]

「心疾患」はどうか？

糖尿病の治療をしていない場合の話だが、心疾患のリスクは高血糖の度合いが高くなるにつれ増える。[25] だから、血糖値を下げてくれるインスリンを使った治療をすれば、心疾患が防げると考えられてきた。

だが、それはあくまで「糖の毒性が心疾患を引き起こすならば」の話であり、実際はそうではない。血糖値を下げて糖毒性をインスリンの毒性に置き換えたところで、何の意味もない。

イギリスの医療関連データベースによると、2000年から2010年にかけて新たに8万4000人以上が糖尿病と診断された。[26] **インスリン治療が行われたが、心疾患のリスクは減らなかったばかりか、死亡リスクが2倍に増えた。同じように、心臓発作、脳卒中、がん、腎疾患のリスクも2倍に増えた。**

つまり、インスリンは血糖を下げることはできるが、心疾患や死亡のリスクを減らすことはできないということだ。[27] ヘモグロビンA1Cが6・0％で、血糖をよくコントロールしていると思われていた患者が、ヘモグロビンA1Cが10・5％の深刻な糖尿病患者と同じようにインスリン治療をしたがために、予後が思わしくない状態になったりする。[28] 結局、インスリンを多量に投与すると高血糖は改善することはできても、インスリンの毒性とい

図10-2 ▌2型糖尿病における インスリンの投与量と死亡リスク [29]

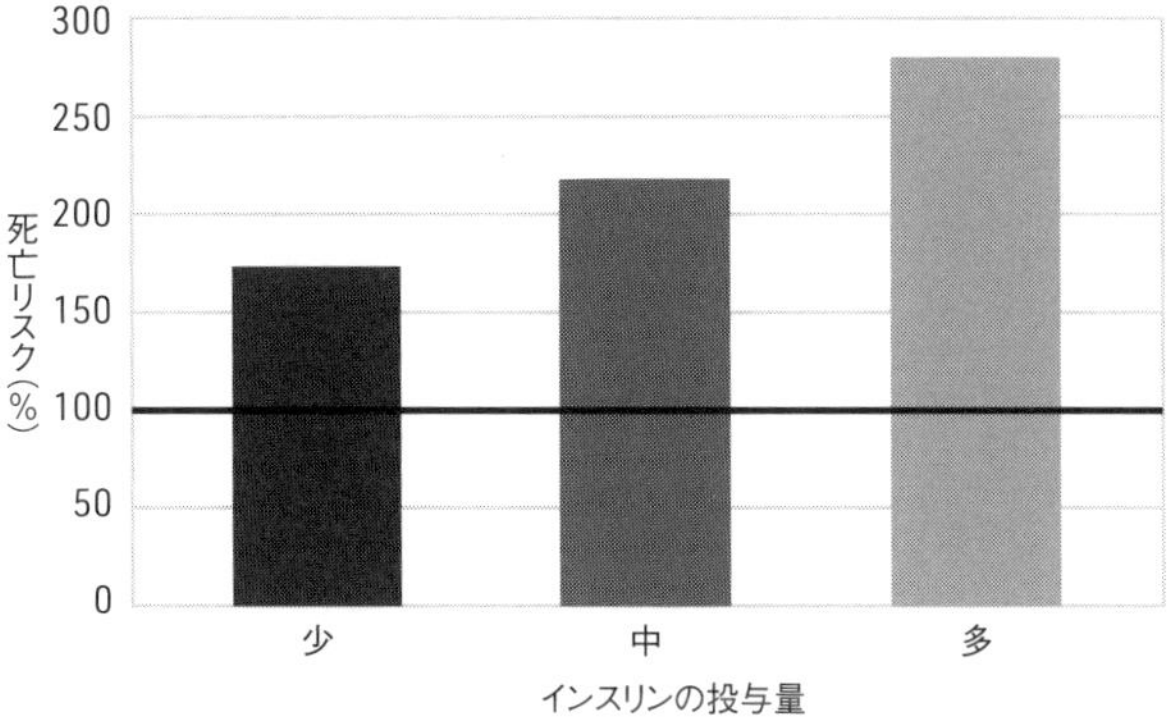

う代償を払わなければならないことになるのだ。

1型糖尿病の場合と同じように、2型糖尿病の患者に多量のインスリンを投与するのはよくない。体に悪影響をおよぼす。

総じて「死亡リスク」が上昇する——なかには279%増という研究も

これは何も最近になってわかった結果というわけではない。

1996年にカナダのケベック州で行われた心血管疾患研究でも、高インスリン血症が心疾患の主要なリスク因子であるとされている[30]。同じくカナダのサスカチュワン州でも、新たに糖尿病と診断された1万2000人以上の患者を調査した結果、「インスリンの投与は死亡リスクとおおいに関係があり、投与量が多くなるにつれ死亡リスクが高まる」ことがわかった。[31]

これはけっして看過できない結果だ。インスリンを投与していない人に比べ、インスリンを多量に投与している人の死亡リスクは279％も高かったのである。

2型糖尿病の治療にインスリンを用いるのはよくなく、むしろ悪いということがわかったわけだ。

要するに、インスリンを投与すればするほど、死亡リスクが高まるということだ。

高血糖でも低血糖でも「心血管疾患リスク」が高まる

さらに、インスリンを用いた治療を長く続けるほど、心血管疾患のリスクが高まる。[32] 2011年に行われた研究によれば、低血糖でも高血糖でも死亡リスクは高まるということだが、これは糖毒性とインスリンの毒性によるものだ。この研究でも、インスリンの使用によって死亡リスクはなんと265％も高まるという結果が出た。[33]

イギリスの人口のほぼ10％にあたる数の患者を対象に、カーディフ大学が2004年から2015年にかけて行った研究によると、ヘモグロビンA1Cが低かった患者が、インスリンを使った治療を行ったことが主な原因で、53％も死亡リスクが高まったという。[34] この研究では、ほかの治療法による死亡リスクの上昇は確認されなかった。
オランダのデータベースでは、毎日多量のインスリンを投与することで、心血管疾患のリスクが3倍高くなるとされている。[35] 心疾患を抱える患者の場合は、インスリンを使うことによって死亡リスクが4倍高くなる。[36]
2型糖尿病の患者の場合は、そもそもインスリンの分泌量が多いのだから、インスリンを多量に投与するのは有害だ。
インスリンを投与すれば血糖値は下がるだろうが、そもそもの原因である高インスリン血症は悪化する。糖毒性をインスリンの毒性に置き換えるのは有益ではない。

がん——インスリンがあらゆる種類のがんを成長させる

糖尿病は言うにおよばず、肥満や境界型糖尿病も、乳がん、結腸がん、子宮体がん、腎臓がん、膀胱がんなど、あらゆる種類のがんのリスクを高める。[37] このことは高血糖以外の要因が、がんの発生に大きく関わっていると示すものであり、糖毒性が主要因であるというパラダイムを否定するものである。[38]
インスリンは成長を促すホルモンなので、インスリンががんの成長を促すとも考えられる。 インスリンを多量に投与している女性は、乳がんを発症する確率が2・4倍高くなる。[39]

肥満が要因である可能性もあるが、体重に関係なく、高インスリン血症ががんのリスクにはおおいに関係している。やせていても太っていても、インスリン値が同じであれば、乳がんの発症リスクは同じだ。

インスリンとがんとの密接な関係は、がんのリスクを増大させるがん抑制遺伝子の突然変異が見つかったことからもわかる[40]。

なぜそう言えるのか。がん抑制遺伝子の突然変異によって、インスリンの影響が高まるからだ。それによって血糖値が下がり糖尿病になるリスクは低くなるが、肥満やがんになるリスクは高くなる。

また、インスリンの毒性が高くなるような治療を行うと、がんの発症率も上がる。**インスリン治療は結腸がんの発症リスクを1年で20％高める**[41]。

イギリスの医療関連データベースでは、インスリン値を上げない血糖降下薬を使う場合に比べ、インスリン治療はがんの発症リスクを42％高めるとされている[42]。

カナダのサスカチュワン州で新たに糖尿病と診断された患者を対象に行われた研究では、インスリン治療によってがんの発症リスクが90％高まるという結果が出た[43]。

がんに「餌」をやっているようなもの

インスリン値が高いとがん細胞の成長が促される理由は簡単だ。まず、インスリンは成長を促すホルモンであること。次に、がん細胞は代謝が非常に活発で、増殖するのには多量のグルコースを必要とするということだ。

インスリンががん発症のリスクを高め、がんができてしまったあとは、高い血糖値によってがんが早く成長してしまうことになる。

11章

製薬会社の思惑

「ビッグビジネス」と化した糖尿病市場

2012年現在、アメリカの人口の50％以上が糖尿病あるいは境界型糖尿病（糖尿病予備群）である。[1] この恐るべき統計が意味するところは、アメリカでは糖尿病や糖尿病予備群の人が、そうでない人よりも多いということだ。それが普通になってしまった。

インスリンあるいはインスリンと同じ働きをする薬剤の販売は一大産業となり、糖尿病予備群の人や2型糖尿病患者の治療にインスリンを使うのはまったく意味がないにもかかわらず、インスリンが処方されつづけている。

2008年、アメリカ内分泌学会とアメリカ臨床内分泌学者協会は、食品医薬品局からまだ認可されていなかったにもかかわらず、「医療関係者は糖尿病予備群の人に対して薬剤治療を検討すべきだ」との共同声明を発表した。[2]

2010年には、早期の診断と治療を可能にするという名目で、2型糖尿病の定義が広げられた。これを推し進めた14人の外部専門家のうち9人が、糖尿病の治療薬を製造する大手製薬会社で何らかの地位にある人で、莫大な利益の恩恵にあずかる立場であったことは偶然ではないだろう。

この結論にいたるまでに、個々のメンバーは何百万ドルという資金を受け取っていたし、アメリカ糖尿病学会も2004年だけで700万ドル以上の資金を製薬会社の〝パートナー〟から受け取っていた。[3]

糖尿病治療薬売上高トップ10中6つがインスリン薬

1921年にバンティング博士がインスリンを発見したが、彼は特許をとらずに、製薬会社がインスリンの製造をできるようにした。命を救うこの奇跡的な薬剤は、必要とするすべての人が使えるようにすべきだと固く信じていたからだ。

2012年には、インスリン――現在では様々な製法がある――の医療費は、急激な価格上昇の影響もあって6億ドルに達した。[4]新しいインスリン製剤は2010年から2015年にかけて168〜325％も値上がりした。持効型のインスリン製剤「ランタス」の2013年の売上高は76億ドルで、世界で最も売れた糖尿病の治療薬となった。**そのほか**

図11-1 糖尿病治療薬の種類が増加している [6]

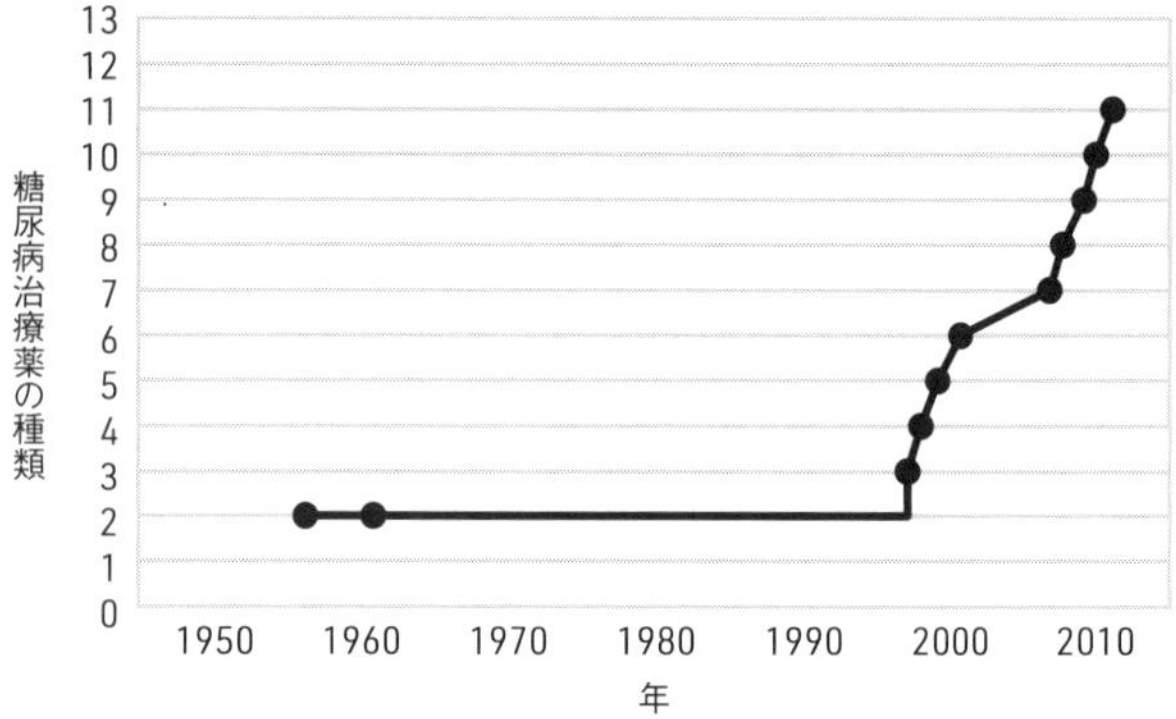

のインスリン製剤も、糖尿病治療薬の売上高トップ10に6つもランクインしている。

2004年から2013年にかけて、30もの新しい糖尿病治療薬が販売された。何度か売上高が減少したことはあるものの、2015年までの売上高は230億ドルに達した。

これはナショナル・フットボール・リーグとメジャー・リーグ・ベースボールとナショナル・バスケットボール協会の収入を足したものよりも多い金額である[5]。

2型糖尿病の治療は、血糖値を下げることに重きが置かれてきた。

なぜなら、血糖値を下げることは健康状態の改善と関連があるからだ。ヘモグロビンA1Cが1%上がるごとに、心血管イベントのリスクは18％上がり、死亡率も12〜14％上がり、網膜症や腎症になるリスクも37％上がる。[7]

「新しいインスリン」が効果が高いというエビデンスはない

だが、関連性があるからといって、それが因果関係であるとはいえない。食生活や生活習慣を見直すのではなく薬で血糖値を下げるのは、体にいい方法とは必ずしもいえない。

ヘモグロビンA1Cが6・5％の2型糖尿病患者が2人いたとしよう。ひとりは薬を飲んでいないが、もうひとりは毎日200単位のインスリンを投与している。ヘモグロビンA1Cの数値が同じなので、ふたりの状態はまったく同じようにみえるが、じつはそうではない。薬を飲んでいない人は軽い糖尿病だが、インスリンを投与している人は重度の糖尿病である。

インスリンを投与しても、2型糖尿病が軽くなるわけではない。このふたりの心血管疾患リスクはまったく異なる。インスリンは何の役にも立たないと言っても過言ではない。

新しいインスリン製剤が、従来のものに比べて効果が高いというエビデンスもない。実際のところ、新しいインスリン製剤が広く処方されてからも、2型糖尿病の人の病状は悪くなっている。いまでは、1型糖尿病の患者以外にもインスリンが投与されている。

現在、アメリカでは約3分の1の糖尿病患者が、何らかのインスリン製剤を使っている。[8] アメリカの糖尿病患者の90〜95％が2型糖尿病であることを考えると、この統計結果はちょっと恐ろしい。インスリンの有益性についてはおおいに疑問が残っているからだ。

2型糖尿病には、様々な治療薬がある。何年も前から数種類の薬が処方されてきたし、いまでもさらに多くの患者に薬が処方されている。

医者は好んで使うが、こうした血糖値を下げる薬――経口血糖降下薬――は、長い目でみると糖尿病を治す薬ではない。

現在おもに処方されている薬剤を、インスリンの影響と体重の増加という観点から、3つのカテゴリーに分けてみよう。総じて、インスリン値が上がれば上がるほど、体重が増え、糖尿病による合併症が発症する。

体重を増やす治療薬

スルホニルウレア――服用量が増えるほど「心血管疾患リスク」増

「スルホニルウレア」は、膵臓にインスリンの生成を促すことで血糖値を下げる薬剤だ。

スルホニルウレア系の薬剤が開発されたのは１９４２年で、それ以来広く処方されている。

１９８４年になると、より強力な第２世代のスルホニルウレアがアメリカで開発された。同じ種類の薬剤として最も多く使われているのは、「グリブリド」「グリピジド」「グリシジド」である。

イギリスで行われた大規模な臨床研究（ＵＫＰＤＳ、10章参照）では、「２型糖尿病の強化治療にスルホニルウレア系の薬剤を使っても、糖尿病の合併症を長期にわたってコントロールするうえで、ほとんど何の効果もない」とされた。なかでも懸念されたのは、すでに肥満の患者の体重が大幅に増加することが将来の心血管疾患リスクにつながる点だ。

ＵＫＰＤＳの研究をさらにフォローアップしたところ、心血管疾患に対してはわずかに効果があることがわかった。死亡率が13％減ったのだ。[9]

２型糖尿病は糖毒性による疾患だとする向きもあった。だが、血糖値を下げるだけの治療の効果は限定的だし、20年経ってからようやく現れるものだ。血糖値を下げることによる効果は、インスリン値の上昇と、それにともなう体重の増加によってもたらされるリスクで打ち消されてしまうようなものでしかなかった。

ほかの研究でも、この懸念を裏づける結果が出た。

2012年、アメリカ退役軍人省のデータベースに上がっている、新たに2型糖尿病と診断された25万人を調査したところ、メトホルミンではなくスルホニルウレアを使った治療をしたことで、心血管疾患のリスクが21%上昇したことがわかった[10]。イギリスやそのほかの国で行われた研究でも、スルホニルウレアの使用により心臓発作や死亡のリスクが40～60%高くなるとされている[11]。

さらに、このリスクは服用量が増えるにつれて高くなる[12]。つまり、服用するスルホニルウレアの量が多いほど、心血管疾患のリスクが高くなるということだ。

2012年、根拠に基づく医療の実践に欠かせないランダム化比較試験が行われた結果、血糖値を同じレベルに保った場合でも、スルホニルウレアを最初から使った治療法は、メトホルミンを使った場合に比べ、心血管疾患のリスクを40%高めるとわかった[13]。

この研究結果の重要性はけっして軽視できない。どちらも血糖値を下げる効果は等しいのに、心血管の健康状態に大きな差が出るのだ。

主な違いは何だろうか。スルホニルウレアはインスリンの分泌を促し体重も増加させるが、メトホルミンはそうではない点だ。糖毒性はどちらの場合にもあるので、スルホニルウレアを使うことによるインスリンの毒性が問題であるということになる。

チアゾリジンジオン——危険で使用を禁じた国も

1980年代と1990年代、製薬会社は新しい経口血糖降下薬の開発を行っていなかった。当時はまだ患者数が少なすぎて、利益を見込めるかどうかわからなかったからだ。

だが、糖尿病や糖尿病予備群の人の増加によって、糖尿病治療をとりまく状況は一変した。1999年、アメリカ食品医薬品局は、十数年ぶりに、新しい糖尿病治療薬であるチアゾリジンジオンを認可した。この薬は脂肪細胞の受容体に作用してインスリン感受性を改善させ、インスリンの効果を高めるものである。

「アバンディア」という商品名で売られているロシグリタゾン、「アクトス」という商品名で売られているピオグリタゾンなどのチアゾリジン系の薬剤は血糖値を下げるが、インスリン値を上げることはない。そのかわりに、体内で分泌されたインスリンの効果を高める働きをする。

だが、案の定、チアゾリジンジオンの効果にもプラス面とマイナス面があることが研究でわかった。血糖値は下がるが、インスリンは体重増加の主要因であるため、患者は3〜4キロ程度太ってしまうのだ。

この薬は水分貯留を促すため、手首の浮腫などがよくみられるが、場合によっては肺に症状が出ることもあり、その場合は息切れやうっ血性心不全を起こすこともある。こうした症状はまだ軽いほうで、もっと深刻なものもある。

2007年には、イギリスの有力な医学雑誌『ニューイングランド・ジャーナル・オブ・メディシン』が、「ロシグリタゾンは意外にも心臓発作のリスクを高める」という記事を掲載した。[14] 同じ年、アメリカ食品医薬品局は外部の専門家で構成された諮問委員会を慌てて招集したが、ヨーロッパでも同じような検討が行われていた。[15]

食品医薬品局は、ロシグリタゾンは安全であると〝証明〟されたRECORD試験のデータが改ざんされていたのではないかとの懸念も調査したうえで、ロシグリタゾンの使用には心疾患のリスクが懸念されると結論づけた。[16] ロシグリタゾンの使用は心臓発作のリスクを25％高めるとされた。

2011年には、イギリス、インド、ニュージーランド、南アフリカで、ロシグリタゾンの使用が禁じられたが、アメリカ食品医薬品局は患者に対する警告文を書いたラベルを貼ることを条件に、アメリカ国内における販売を認可しつづけた。しかし、心臓発作の懸念があるという事実によって、売上高は激減した。

医者はロシグリタゾンを処方しなくなり、患者も処方されるのを拒み、2012年の売上高は950万ドルまで落ちこんだ。

方針が変わったのは「不幸中の幸い」

この出来事がきっかけとなり、方針転換が行われたのは幸いだった。国民の利益を守るため、それ以降すべての糖尿病治療薬に、安全性を確かめるための大規模な試験が課されることになったのである。

食品医薬品局の局長だったクリフォード・ローゼン博士は、問題点を明確にした。それまでは、「血糖値を下げさえすれば心血管への負担は軽くなる」という不確かな前提のもとに、血糖値を下げる効果だけを基準に新しい薬剤が認可されていた。

だが、UKPDS研究、ACCORD試験、ADVANCE試験、VADT試験、ORIGIN試験などによって積み上げられたエビデンスでは、その理論は実証されなかった。血糖値を下げても、2型糖尿病による体の各器官への損傷を防ぐことはできなかったのだ。

第2世代のチアゾリジンジオンである「ピオグリタゾン」も、膀胱がんのリスクがあることが懸念された。ほかの糖尿病治療薬と比べて、ピオグリタゾンを使用した場合、膀胱がんのリスクは63％も上昇する。[17]このリスクは、服用期間が長ければ長いほど、服用量が多ければ多いほど上がる。

体重の増加と体内の水分の貯留という副作用がわかって、医者たちはこの薬の処方を一時的に見合わせていたが、心血管疾患のリスクやがんのリスクについての懸念が出てきたことで、チアゾリジン系の薬剤は使われなくなった。現在、北米ではチアゾリジン系の薬剤は、処方されることも使用されることもほとんどない。

体重に影響を与えない薬剤

メトホルミン――糖尿病がよくなる薬ではない

ビグアナイド系の薬剤のなかでも最も効果の高いメトホルミンは、インスリンの発見から間もなく開発されたもので、１９２２年の科学文献でも言及されている。１９２９年には血糖値を下げる効果が動物実験で確認されていたが、初めて糖尿病の患者の治療に適用されたのは１９５７年のことだ。

ビグアナイド系は体の中で新たにグルコースを作りだす働きを阻害するので、肝臓がグルコースを作りだすのを防ぐことができる。そのために体内のインスリンが増えることはなく、低血糖になったり体重が増えたりするリスクを低くすることができる。

メトホルミンは1958年に英国国民医薬品集に掲載され、1972年にはカナダでも広がった。一方、アメリカの食品医薬品局は、極めて稀な副作用である乳酸アシドーシスが起こる懸念があるとして、1994年までメトホルミンを認可しなかった。だが、ほかの糖尿病治療薬と比べてメトホルミンの効果が高いことがUKPDS研究で実証されていたため、リスクに見合うだけの効果があるとされ、いまでは世界で最も広く処方される治療薬となった。


メトホルミンはインスリン値を上げないので、肥満を招くことも糖尿病を悪化させることもない。そう書くと、メトホルミンはとてもよい治療薬のように聞こえる。問題は、メトホルミン（そして、そのほかのビグアナイド系の治療薬）は糖尿病の根本的な原因――つまり、体内の過剰な糖――を取り除くものではないということだ。

高インスリン血症が2型糖尿病を引き起こすことを思い出してもらいたい。ビグアナイド系の治療薬は血糖値を下げることを目的としているが、この疾患の根底にある高インスリン血症の改善にはほとんど役に立たない。症状を抑えることはできても、その原因を取り除くわけではないので、インスリン抵抗性は大きくなる一方だ。糖尿病をコントロールできてもよくなるわけではない。

臨床上でも、それは明らかだ。患者はメトホルミンを服用しはじめると、生活習慣を変えないかぎり、メトホルミンをやめることはできなくなる。メトホルミンで糖尿病を一時的にはコントロールすることができるかもしれないが、結局、患者は服用量を増やしつづけなければならなくなる。その陰で糖尿病は聖職者のように粛々と進行しつづける。

DPP-4阻害薬──血糖値はよくなっても心臓発作・脳卒中リスクは残る

2006年、食品医薬品局は「ジペプチジルペプチターゼ4」(DPP-4)阻害薬という新しい治療薬を認可した。この治療薬はインクレチンの分解を阻害することで血糖値を低く抑えるものだ。

インクレチンとは、食べ物に反応して分泌されるインスリンの量を増やすために、消化管で分泌されるホルモンだ。インクレチンが多く分泌されると、インスリン分泌が促されて血糖値が下がる。だが、このときのインスリン反応は長くは続かないため、この治療薬を服用しても体重は増えない。低血糖になるリスクも低い。

この治療薬に対する期待は大きかったが、2013年に終了したSAVOR試験(糖尿病患者におけるサキサグリプチンの血管への影響に関する評価試験)[18]、さらに2015年のTECOS試験(シタグリプチンの心血管への影響を評価する試験)[19]で、その期待はすぐに打ち砕かれた。

ロシグリタゾンの失敗の教訓から、食品医薬品局がこのふたつのランダム化比較試験を行わせたのだが、どちらの試験でもDPP-4阻害薬を長期に服用した場合の安全性に対する懸念は見つからなかった。だが、心血管疾患の予防効果は、どちらの試験でも確かめられなかった。この治療薬は効果的に血糖値を下げることができるが、心臓発作や脳卒中を減らすことはできなかった。

ここでも、糖毒性という考え方が誤りであることがわかったわけだ。そう、血糖値を下げることはできても、それで健康になったわけではないのだ。

だが、少なくとも、この治療薬は患者の寿命を縮めるものではなく、それだけでもこの薬を処方する意味はある。2015年のDPP-4阻害薬のシタグリプチンの売上高は38億6000万ドルにのぼり、持効型インスリンのランタスに次いで、世界で2番目によく販売される治療薬となった[20]。

体重を減らす治療薬

SGLT2阻害薬──これは「一筋の光明」といえる

SGLT2阻害薬は最も新しい治療薬で、腎臓がグルコースを吸収するのを阻害して、グルコースを尿中に排出させる薬だ。

これは、高血糖になったときに体が防御策として働かせるメカニズムと同じだ。防御のためのこのメカニズムを止めるのではなく、それを促進させるとどうなるのだろうか。

従来の糖尿病治療薬はインスリンを増やすものだったが、SGLT2阻害薬はグルコースを体の外へ排出させることでインスリンを低く抑える働きをする。[21] その結果、血糖値だけでなく、体重、血圧も下がり、動脈壁硬化を表す数値も低くなる。[22]

糖尿病の根本原因は高インスリン血症であり、ついに、インスリン値を効果的に下げる治療薬が出てきたわけだ。

これで、やっと心血管疾患リスクの軽減につながるようになるだろうか。

この治療薬はホームラン以上のものだった。グランドスラムを達成したといってもいいだろう。

2015年に行われたEMPA-REG試験（治療薬「エンパグリフロジン」の、2型糖尿病患者の心血管と死亡率に与える影響の試験）[23]では、SGLT2阻害薬は死亡率を38％も改善させるという結果が出た。

ほかにもいいニュースはあった。**腎疾患の進行リスクが40％減少し、透析が必要となる患者がなんと55％も減ったのだ。**[24]これまでの研究で見つけられなかった心血管や腎臓へいい影響を与える治療薬が、ついに見つかったわけだ。

じつをいえば、血糖値を下げる効果はさほど大きくはない。ヘモグロビンA1Cの減少率はわずか0・47％で、現在使われているほかの治療薬よりもはるかに低い。

だが、その恩恵ははるかに大きい。これは、糖毒性はたんにマイナー・リーグ・プレーヤーにすぎないということを再認識させてくれる結果だ。

SGLT2阻害薬は、インスリンの毒性とグルコースの毒性を両方同時に減らしてくれる薬剤であり、その結果は目をみはるようなものだった。

この治療薬の副次的なメリットとして最も顕著なもののひとつが、体重が減ることだ。ほかの治療薬とは異なり、患者の体重は減り、2年経っても減ったままだった。たとえば、カナグリフロジンを服用した患者の体重は2・9キロ減り、それを維持することができた。[25]

この治療薬の主な副作用は尿路感染症やカンジダ症で、これは尿糖濃度が増すことが原因だ。だが、こうした感染症は概して軽度で治療が可能だ。

SGLT2阻害薬を使うと体の各器官へのダメージを防ぐことができるし、血糖値もインスリン値も下がり、体重も減ることから、医者はこの新しい治療薬をよく処方する。

2017年現在、売上高は急増しており、2020年には60億ドルに達するだろうとみるアナリストもいる。[26]

α-グルコシダーゼ阻害剤――「低炭水化物ダイエット」をしたかのようになれる

SGLT2阻害薬の開発に世の中は沸きたったが、じつはそれ以前にも、心血管疾患のリスクを軽減させる経口血糖降下薬が開発されていた。いまではほとんど忘れられているが、その治療薬にはSGLT2阻害薬と同じような効果が認められていた。「アカルボース」という経口糖尿病治療薬で、1996年に初めてアメリカで販売されたものだ。

この治療薬は、炭水化物の消化に必要なα-グルコシダーゼとα-アミラーゼという酵素を阻害するものだ。これらの酵素の働きを阻害することで、グルコースがつながってできた複合糖質が、より小さいグルコース分子に分解されるのを防ぎ、吸収を妨げられる。

アカルボースは、低炭水化物ダイエットと同じ効果を発揮する治療薬ということができる。

2003年に行われたアカルボースの2型糖尿病の抑制効果を調べたSTOP－NIDDM研究[27]では、アカルボースは血糖値を下げる働きは比較的弱いが、心血管イベントを49％も減少させ、高血圧を34％も減少させるという結果が出た。

これまで例がないほどのこうした好結果に加え、アカルボースは体重を1・41キロ、腹囲を0・79センチ減少させることができた。この結果は予想できたものだった。なぜなら、炭水化物の消化を妨げれば、インスリン値を低くすることができるからだ。

研究結果が公表されたとき、この効果は血糖値を下げたことにより得られたものであると発表され、それならば血糖値を下げる効果がもっと高い治療薬なら、さらによい結果が期待できると考えられた。だが、2008年までに行われたACCORD試験、ADVANCE試験、VADT試験、ORIGIN試験では、血糖値を下げることによる効果は確認されなかった。

アカルボースには、ほかの治療薬では得られない効果があった。糖毒性とインスリンの毒性のどちらか一方をもう一方に置き換えるのではなく、両方を同時に減じることができるという点だ。この治療薬は価格の安さから中国やアジアの一部地域ではいまでも使われているが、血糖値の下がり方がやや弱いのと、副作用として膨満感が認められることから、北米ではあまり一般的ではない。

GLP－1アナログ――臨床上、「高い効果」が認められる

「グルカゴン様ペプチド－1（GLP－1）アナログ」は、インクレチンホルモンによく似た働きをする糖尿病治療薬だ。

消化管から分泌されるインクレチンには、食べ物を食べたときに起こる生理的作用がいくつかある。インクレチンはインスリンの分泌を促すと同時に、胃の運動をゆっくりにさせて満腹感を与える。DPP－4阻害薬でもインクレチンの分泌を促すことはできるが、GLP－1アナログなら通常の数倍もの分泌を促すことができる。

インクレチンは食べ物に対するインスリン反応をよくさせ、食後の血糖値を下げさせる働きがある。

一時的にインスリンが増加するだけで、体重は増えない。インクレチンは食べ物が胃から腸に運ばれるのを遅くすることで満腹感を増し、食欲を抑え、体重を減らす効果がある。副作用としては吐き気や嘔吐などがみられる。

GLP−1アナログ製剤のひとつであるリラグルチドの効果を調べるために2016年に行われたLEADER試験では、プラセボ（偽薬）を使ったグループに比較して、リラグルチドを使ったグループのほうに4倍多く、吐き気が認められた。[28] 投薬治療を行った患者はプラセボグループとは異なり、平均して2・3キロ体重が落ち、ヘモグロビンA1Cは0・4％低くなった。

血糖値の下がり具合はやや控えめだが、心血管疾患リスクは大きく下がった。リラグルチドは心血管疾患による死亡率を約15％減少させた。SGLT2阻害薬やアカルボースに比べるとやや効果は少ないものの、臨床上、高い効果が認められた。

ここでも、糖毒性ですべての症状を説明するのがいかに不適切であるか、証明されたことになる。糖毒性とインスリン毒性の両方を減少させなければ、臨床上の効果は得られないのである。

毒を「別の毒」に置き換えているのと同じ

2型糖尿病の従来の治療法は、糖毒性とインスリンの毒性のどちらか一方を他方で置き換えるものだ。

インスリン、チアゾリジンジオン、スルホニルウレアには、インスリンの分泌を促したり、血糖値を下げたりする働きがある。インスリンの増加によって現れる影響は体重の増加だ。血糖値をうまくコントロールする代償としてインスリンの量が増えることになり、結局、利点は相殺されてしまう。糖毒性を抑えるかわりにインスリンの毒性を高めているだけだ。

メトホルミンとDPP-4阻害薬はインスリン値を上げずに血糖値を下げる働きをする。だが、インスリン値を下げるわけではないので、体重は増えもしないが減りもしない。糖毒性を減らしてもインスリン値が変わらなければ、最小限の効果しか得られない。臨床上、このふたつの治療薬を飲んでも体重は変わらないが、心血管疾患リスクが減ることもないので効果もさほどない。

アカルボース、SGLT2阻害薬、GLP-1アナログは血糖値だけでなくインスリン値も下げるために体重が減る。2型糖尿病の特徴は血糖値と血中のインスリン値の両方が高いことなので、これらの治療薬が最も効果が高いと考えられる。

実際、そのとおりだ。インスリン値が高すぎる疾患ならば、インスリン値を下げてやれば効果がある。いま挙げた3つのカテゴリーの治療薬は、よい（インスリン値、体重、合併症ともに減る）、悪い（何も変わらない）、ひどい（インスリン値、体重、合併症ともに増える）で、分けることができるだろう。

図11-2 ▌2型糖尿病の治療に用いる経口血糖降下薬の比較

	体重減	体重変化なし	体重増
治療薬	アカルボース SGLT2阻害薬 GLP−1アナログ	メトホルミン DPP−4阻害薬	インスリン スルホニルウレア チアゾリジンジオン
インスリン値	下がる	変化なし	上がる
メトホルミンと比較した場合の心血管疾患リスク	心臓発作のリスクと死亡率が低下	変化なし	心臓発作のリスクと死亡率が高まる
評価	よい	悪い	ひどい

従来の経口血糖降下薬は、インスリン値を変えないものか、上げるものばかりだ。

2016年までに行われたすべての試験結果――20のランダム化比較試験を含む――のデータを収集・統合してメタアナリシスが行われた結果、「2型糖尿病において、インスリン治療の効果を示す明らかなエビデンスはない。一方、低血糖や体重増加などの悪影響がみられる傾向がある」[29]とされたのは当然といえよう。

つまり、インスリン治療や、インスリンの特徴である血糖値を下げる働きのみに特化した治療薬には、明らかな効果はない一方、重大なリスクがあるということだ。

インスリンは「ほかの積極的治療よりも、よほど有害である」。

ガイドラインの95%は「効かない薬」を奨めている

医学雑誌の『ジャーナル・オブ・ジ・アメリカン・メディカル・アソシエーション』でも同じような検証が行われ、2016年3月までに行われたすべての試験が解析されたが、メトホルミン、スルホニルウレア、チアゾリジンジオン、DPP-4阻害薬などの治療薬はいずれも、心血管疾患やそのほかの合併症のリスクを軽減しないことがわかった[30]。

特に重要なのは、こうした従来の治療薬は、根本原因である高インスリン血症をよくするものではなく、かえって悪化させるものであるということだ。繰り返すが、根本原因の治療に取り組まないかぎり、糖尿病がよくなることはない。

科学的なエビデンスがこれほど明確なのに、糖尿病の治療ガイドラインには遅々としてそれが反映されていない。

メイヨー・クリニックのビクター・モントーリ医師は、現在使われているガイドラインの95%は、効果のないこうした治療薬を推奨していることを発見した[31]。効果のない薬を、どうして飲もうなどと思えるだろうか。効果がないばかりか、体重が増えてしまうような薬を、どうして飲もうなどと思えるだろう。

薬だけに頼って血糖値を下げることばかりに着目した従来の治療法は、2型糖尿病をいかに治療しないかの方法であるといっても過言ではない。

これに対して、血糖値とインスリン値の両方を下げられる新しい治療薬は、2型糖尿病による心臓発作や腎症を減少させる効果が実証されている。

こうした治療薬は糖尿病をよくするための大切なステップではあるけれども、それでも、根本的な解決策ではない。2型糖尿病の根本原因――私たちの食生活――を元に戻すものではないからだ。

2型糖尿病をよくするには、「低脂質でカロリー制限をした食事を摂って運動量を増やす生活にすればいい」と、昔から推奨されてきた。だが、この常識的と思えるようなアドバイスにも、ひとつ問題点がある。まったく効果がないことだ。

12章 カロリー制限？ 運動？
どちらも効果はいまひとつ

2015年、サラ・ハルバーグ博士がパデュー大学で、『2型糖尿病をよくするにはどうすればよいか』というTEDxトーク[1]を行ったが、このとき、聴衆は思いがけないことを耳にした。いわく「2型糖尿病をよくするには、治療ガイドラインを無視することから始めなければならない」というのだ。

ハルバーグ博士はインディアナ大学で行われている減量プログラムのディレクターを務めている人物で、「アメリカ糖尿病学会（ADA）や様々な医療機関が提唱してきた低脂質の食事療法はほぼ間違いだった」と、説得力のある議論を展開した。専門家たちは、患者を助けようとしてかえって傷つけていたのだ、と。食生活を変えるだけで糖尿病ははるかによくなるし、減量もできるという。

彼女の講義はネット上でセンセーションを巻き起こし、すぐに100万回も再生され、テレビで取り上げられたり、『ニューヨーク・タイムズ』紙で取り上げられたりした。[2]

彼女の力強くて希望を感じられるメッセージに、人々は深い共感をおぼえた。なぜなら、「たしかにそのとおりだ」と思えたからだ。では、私たちが無視しなければならないガイドラインとは、どのようなものだろうか？

他に言うことがなくて「低脂質がよい」とされた

2000年代の初頭に、2型糖尿病の患者のための最適な食事療法を提唱するという一大事業が、当時ADAの医療科学部門のトップを務めていたリチャード・カーン博士の手に委ねられた。

優秀な科学者なら誰もがやるように、彼も公表されているすべてのデータを検証するところから始めた。ところが「文献を見ても役に立たないものばかりだ。話にならない」と彼は思う。[3]だが、ADAがそんなことを発表するわけにもいかない。糖尿病を患っている人たちは、食事に関するアドバイスを待ち望んでいるのだ。

そこで、カーン博士は何らエビデンスがないにもかかわらず、「低脂質・高炭水化物の食事を摂ること」という一般的なアドバイスを行った。「それがアメリカの一般的な食事だから、2型糖尿病の人にとってもいいにちがいない」と彼は考えたのだ。

いったい、このアドバイスはどこからきたのだろうか。

アメリカ上院栄養問題特別委員会が、初めて『米国人のための食生活指針』を発表したのは1977年のことだ。1980年以降は、農務省と保健福祉省が5年ごとに食生活指針を発表してきた。カナダでは1942年から、政府が食生活のガイドラインを定期的に発表、更新している。

それ以来、ガイドラインで公表された〝食事バランスガイド〟が、私たちが食品を選ぶときや、医者の助言の基準になってきた。ピラミッド型をした食事バランスガイドの底辺にあって、優先的に食べるべきとされた食品は、「穀物」やそのほかの「精製された炭水化物」だ。パン、米、シリアル、パスタといった食品グループを、毎日6皿から11皿食べるべきとされているが、これらはまさに最も血糖値を上げる食品だ。

いま世界が直面している史上最悪の肥満と2型糖尿病のまん延を食い止めることができないのは、まさにこの食生活のせいである。

国が「砂糖を摂っても問題ない」とすり込んだ

ここで、2型糖尿病について明らかな事実をふたつ並べて考えてみよう。

①2型糖尿病は血糖値が高くなるのが特徴である
②精製された炭水化物は、ほかのどの食品よりも血糖値を上げる

では、2型糖尿病の患者は、血糖値を最も上げる食品を摂るべきだろうか。「それは論理的におかしい」としか思えない。

それでも、アメリカ農務省のみならず、英国糖尿病学会、欧州糖尿病学会、カナダ糖尿病学会、アメリカ心臓協会、アメリカ高脂血症治療ガイドラインでも、同じような食生活が推奨された。そのどれにおいても、総カロリーの50〜60%を炭水化物で摂り、脂質は30%未満にするべきだとされたのである。

2008年にアメリカ糖尿病学会が発表した栄養に関する見解では、「カロリーを制限して脂質を控えた食事療法は糖尿病の発症リスクを抑えるため、推奨する」とされた。[4]

理解に苦しむ論理だ。脂質は血糖値を上げない。脂質を減らして血糖値を上げる炭水化

物を摂っていれば、糖尿病が防げるとでもいうのだろうか。なぜその方法がいいと考えられたのかは不明だ。

さらにこうしたガイドラインでは、常識に反して「糖尿病患者は、スクロースやスクロースを含んだ食品を控える必要はない」とされた。

2型糖尿病の患者が砂糖を食べてもいいというのだろうか。実際にそれで血糖値が下がるとは思えなかったが、案の定すぐに、それが証明されることになった。

「カロリー減×運動」は失敗率が高い

2012年に行われた、無作為の小児糖尿病患者を対象としたTODAY研究[5]では、1日1200キロカロリーから1500キロカロリーに制限した低脂質の食事にすると同時に、運動量を増やした。これは2008年に糖尿病学会が推奨したガイドラインに沿うものだ。

研究に参加した10代の若者のグループには、この食事法をきちんと守れるように、集中的な栄養指導も行われた。

しかし、患者と研究者の懸命の努力もむなしく、血糖値が改善することはなかったし、失敗率は驚くほど高かった。およそ50％の患者がインスリンの投与量や治療薬の服用量を増やさなければならなくなった。

患者が推奨されたような食生活をきちんとしていたかどうかは、もはや問題ではない。いずれにしても、彼らの糖尿病はよくなるどころか悪くなったのだから。

この研究結果が恐ろしいのは、10代の若者ですら悪化したのなら、中高年には希望などないのではないかと思える点だ。

従来の「食事量を減らして運動量を増やす」戦略は、ここでもまた失敗したということだ。

だが、この食事法に効果がないことは、初めから明らかだった。脂質を減らすということは、とりもなおさず炭水化物を増やすことになる。というのも、たんぱく質はそれ単体で摂ることが難しいからだ。

西洋化された国の炭水化物といえば、葉物野菜に含まれるものではなく、精製された穀物や砂糖など、血糖値とインスリン値を最も上げるものである。

低脂質の食事が推奨された背景には、「脂質を減らせば心臓病や脳卒中が減る」という考えがある。2型糖尿病の死因で最も多いのは心血管疾患で、その原因は脂質であるという誤った考えが広まってしまった結果だ。

低脂質・高炭水化物の食事が糖尿病を悪化させることは予測できたはずなのに、そのリスクを上回る効果があるとでも考えられたのかもしれない。

40年かけても低脂質の有効性を示すエビデンスは見つからなかった

ハーバード大学が行った大規模な観察研究である看護師健康調査(4章参照)でも、1997年までに、食事に含まれる脂質やコレステロールと心疾患との関連性は認められなかった。[6]

2006年に結果が発表された女性の健康イニシアチブ(4章参照)でも、それが裏づけられた。[7]

およそ5万人の女性が、低脂質でカロリー制限をした食事を8年以上にわたって続けたにもかかわらず[8]、心疾患や脳卒中を起こす確率はまったく改善しなかった。さらに、その後もカロリー制限を続けていても、体重は平均して113グラムしか減らなかった。

低脂質の食事を実践しても、目に見える効果はまったくなかったわけだ。[9]

その他の研究でも、すぐに同じ結論が出た。40年にもわたって、食事に含まれる脂質やコレステロールが心疾患に関係があるという結論を導き出そうと研究が行われてきたにもかかわらず、それを示すエビデンスはひとつも見つからなかったのだ。[10]

糖尿病患者に関しても、同じような経緯がある。

アメリカの16の施設が共同で行ったLookAHEAD研究では、2型糖尿病を発症している肥満患者5000人以上が対象となった。

研究者たちは、標準的な糖尿病治療を行った対照群と、カロリーを1200～1800キロカロリーに抑えて脂質を30％未満にした食事を摂り、1週間に175分間の中程度の運動をした実験群とを比較した。[11] 世界中の糖尿病学会で推奨されていたとおりに〝集中的に生活習慣に介入した〟のが実験群だ。

はたして期待どおりに心疾患は減っただろうか。減らなかった。2012年、高い期待をもっておよそ9年半続けられた研究が早期打ち切りとなった。データを見れば心血管疾患に効果がないことは明らかで、研究を続けるのは無駄だと考えられた。

研究者たちは敗北を認めたのだ。低脂質でカロリーを制限した食事法は、ここでも失敗した。

すべての科学的なエビデンスは、脂質を減らせば体重も減るし心疾患も減るという考えを、一貫して否定してきた。[12]

そのため、2015年の『米国人のための食生活指針』（原書執筆当時の最新版）ではっいに、この新しい考えを取り入れて、「脂質の摂取を制限するべきだ」との文言が削除され、たとえば、オリーブ油、ナッツ類、アボカドなど、体にいい脂質もあるということが認識された。

低脂質でカロリー制限をした食事法は失敗だったのだ。

運動は思ったより「効果」が小さい

食事面と運動面の両方から生活習慣を見直す介入の仕方は、2型糖尿病の治療法として誰もが認めるところだろう。

このふたつは同じように効果があると信じられている。そう信じて何かいけないことがあるだろうか?

運動は減量に役立つが、たいていの人が思っているよりも、はるかにその効果は小さい。

それでも、体をあまり動かさないことは、2型糖尿病や心血管疾患を含む25種類以上の慢性疾患の独立したリスク因子であることは間違いない。[13]コレステロール値、喫煙の有無、血圧の状態をみるよりも、肥満の人が体を動かさないことのほうが、よほど死亡の予測因子となる。[14]

運動することの利点は、たんに減量できることだけではない。運動をすると、治療薬を飲まなくても血圧、コレステロール、血糖値、インスリン感受性を改善することができるし、副作用の心配もいらない。トレーニングを積んだ運動選手のインスリン値はつねに低いし、その効果は生涯にわたって続くことが、往年の運動選手の研究結果からわかっている。だから、運動は減量以外の面では、コストをそれほどかけずに大きな見返りを期待できるものだ。

研究によってその効果はまちまち

だが、それでも2型糖尿病に対する有酸素運動や筋トレの効果は、研究によって異なる。[15][16]メタアナリシスを行ったところ、運動することにより、ＢＭＩは変わらなくてもヘモグロビンＡ1Ｃの値が下がることがわかった。

つまり、運動しても必ずしも体重が減るというわけではないが、それでも運動には利点があるということであり、それは臨床治験とも一致する。だが、それは、運動が減量にはあまり効かないということでもある。

たしかに運動の効果は実証されているが、私はそれが役に立つ情報だとは思っていない、と言うと驚かれるだろうか。

それはなぜか。すでに誰もが知っていることにすぎないからだ。過去50年、運動は効果があると繰り返し言われてきたではないか。運動することが2型糖尿病や心疾患にいいと知らない人に、私はひとりとして会ったことがない。運動の大切さをすでに知っているのなら、それを繰り返し述べたところで何も意味はない。

いつだって問題になるのは、わかっていてもそれを守れないという点だ。現実には様々な問題が起きて、私たちが運動しようとするのを阻む――肥満そのものもそうだし、関節痛、神経障害、細小血管疾患、背中の痛み、心疾患などがあれば、運動するのは難しいし、だいいち危険だ。

だが、私が最も大きな問題だと思うのは、目に見えて効果があるわけではないという点だ。大きな効果があるように宣伝されてはいるが、言われているほどの効果はほとんど出ない。体重もわずかしか減らない。

頑張って運動をしたのに効果が出ないのでは、やる気が失せてしまうのも当然だ。

運動しても失望するだけ

考え方としては、運動をして余分に摂ったカロリーやグルコースを燃やすのは理想的だ。「1日30分、週5日、合計で週に150分の運動をしよう」と昔から言われてきた。

しかし、適度な運動で消費できるエネルギーは、1日に150〜200キロカロリー、1週間で700〜1000キロカロリーほどだ。1週間のエネルギー摂取量が1万4000キロカロリーであることを考えると、この値は大きくない。

数々の研究で、運動して得られる効果は期待したものよりも少ないことがわかっている。それには、ふたつ理由がある。

まず、運動すると食欲が刺激されること。運動したあとに、いつもより食べてしまうことで、減量の効果は小さくなる。

ふたつ目は、運動をすると、運動をしていないときの活動量が減ってしまうことだ。たとえば、一日中きつい肉体労働をしていれば、家に帰ってきてから10キロのランニングを楽しもうとは思わないだろう。こうした代償作用が、運動の研究ではよく報告される。運動の激しさや時間が増すにつれて、よく食べるようになり、運動以外の活動をあまりしなくなる。この代償作用によって、運動の利点が減ってしまうのだ。

そもそも、2型糖尿病の主な問題点は運動量の少なさにあるのではない。問題の根底にあるのは、高インスリン血症を引き起こす、「グルコースとフルクトースの摂りすぎ」だ。

運動することで改善するのは、筋肉のインスリン感受性だけだ。肝臓のインスリン感受性を改善させることはできない。脂肪肝が2型糖尿病の発症の鍵であるが、肝臓自体に運動をさせて健康にすることはできない。

2型糖尿病をよくするには、根本原因に対する治療を行うしかない。それは「食生活」だ。

洗面所の蛇口を全開にしたところを想像してみてほしい。シンクには水があっという間にたまっていくが、排水口はとても小さい。排水口を少し大きくしてみたところで、解決策にはならない。なぜなら根本的な原因に対処しているわけではないからだ。蛇口を閉めることが解決策であることは、誰にでもわかる。

2型糖尿病の場合、精製された炭水化物と砂糖が、私たちの体をグルコースとフルクトースでいっぱいにしていく。排水口を広げたところで効果はわずかだ。明らかな解決策は蛇口を閉めること。これが、次の第5部のテーマである。

2型糖尿病に効果のある方法は何だろうか。

自力根治の声⑦

エレナの場合

エレナは63歳。私と出会う3年前に、彼女は2型糖尿病と診断された。

昔から高血圧、高コレステロール、肥満で――メタボリック・シンドロームの典型的な症状だ――脂肪肝もあった。糖尿病の治療としてメトホルミンを服用していたほか、血圧とコレステロールを下げる薬も服用していた。ヘモグロビンA1Cは6.2%だった。

集中的な食事管理プログラムに参加するときに彼女と話し合った結果、低炭水化物で、ヘルシーな脂質を含んだ食事療法をすることになり、36時間のファスティングを週に3回実践し始めた。一日中、少しずつ何かを食べているという生活を長年おくってきたので、ファスティングには意識改革が必要だった。

それでも、プログラムを始めて2週間経つと、メトホルミンの服用をしなくてもよくなった。1年経つと、高血圧の薬も必要なくなり、血圧も正常に戻った。つい最近の診療時に計測したヘモグロビンA1Cは5.2%と、正常の範囲内だった。

現在、エレナは糖尿病ではないと診断できる。肝臓のダメージを示す血液マーカーも正常値に戻り、慢性肝疾患を引き起こすような脂肪肝はなくなったことがわかる。

体重は27キロ減、ウエストも24センチ細くなり、メタボリック・シンドロームも完全になくなった。

自力根治の声⑧

リチャードの場合

76歳のリチャードが2型糖尿病と診断されたのは、10年ほど前。それに加えて、高血圧、脳卒中、細小血管疾患、不整脈（心房細動）、慢性腎症もあった。診断されてから6年後には、経口血糖降下薬に加えてインスリン投与（1日36単位）を行うようになったが、ヘモグロビンA1Cは8.4%まで上がった。

インスリン治療を始めてすぐの頃に、私は彼に出会った。集中的な食事管理プログラムを行うことになり、彼は低炭水化物で、ヘルシーな脂質を含んだ食事を摂り、週に3回、24時間のファスティングを始めた。

1か月もするとインスリンの投与をやめることができ、6か月経った頃には治療薬も飲まなくてよくなった。糖尿病による腎臓へのダメージを測定する尿中アルブミン／クレアチニン比も3分の2減少した。体重は5.9キロ減少し、ウエストは12センチ細くなった。

現在は治療薬を飲んでいなくてもヘモグロビンA1Cは5.4%で、これは糖尿病でないと診断できる数値だ。

第5部

2型糖尿病にならない体

医師として「いい」と断言できる改善法と予防法

13章

「減量手術」という教材

受けなくていい。教訓を得よう

体重203キロのエイドリアンは病的な肥満で、2型糖尿病も患っていた。様々な合併症があったため仕事をするのは医学的にも難しく、2014年には無職となった。

結局、彼は減量手術と呼ばれる体重を減らすための手術を受け、その5週間後には糖尿病もすっかり治ってしまった[1]。減量手術で2型糖尿病がよくなったという話は珍しくもないし、よくなるのが普通だ。

2型糖尿病は慢性的で進行性の疾患だと、これまで何度聞かされてきただろう。この考えがまかり通ってきたのは、私たちがこれまで何十年も、この疾患の症状（高血糖）の対症療法を行うばかりで、その根本原因の解決に取り組んでこなかったからにほかならない。

減量手術によって2型糖尿病が治るという事実をみれば、その考え方が誤りだということとがわかる。つまり、2型糖尿病は治すことのできる疾患で予防することも可能なのだ。根本原因（高インスリン血症）に対する治療をすれば、糖尿病はよくなる。12章でとりあげたハルバーグ博士の「治療ガイドラインを無視すること」というアドバイスを思い出してほしい。

減量手術から、2型糖尿病についてどんなことがわかるだろうか。極めて多くのことがわかる。

「あごをワイヤーでくくる」ような初期の減量手術

肥満を外科的な方法で治す試みとして最も古いものは、「あごをワイヤーでくくってしまう」という簡単な方法だ。

創造的な方法とはとても言えないが、論理は明快だ。この制限方法は、結局はうまくいかなかった。患者は液体を飲むことはできたため、砂糖を加えたカロリーの高い飲み物を飲んでしまい、体重は減らなかった。

ひどい副作用も、この方法がうまくいかなかった理由だ。歯性感染症や嘔吐が続き、次第にひどくなっていったのだ。耐えられないような問題があれば、そのやり方は廃れていくものだ。[2]

1925年、医学雑誌の『ランセット』誌が、「消化性潰瘍の手術で胃の一部を切り取ると、体重が減って尿中に糖が排出される疾患が治る」という記事を掲載した。[3] 胃が小さくなることで、食べる量を減らすことができるからだ。1950年代と1960年代にも、これと同じような報告がいくつか公表された。

じつに興味深い発見だが、効果は長続きしなかった。時とともに小さくした胃が拡張していき、患者も普通に食べられるようになるからだった。

体重は再び増え、それにともなって2型糖尿病も再発した。

空腸バイパス手術〔訳注：空腸とは小腸の一部〕――「小腸」をスキップする

食べた栄養素のほとんどを吸収する小腸を取り除くと体重が著しく減るとわかったことから、1963年以降、近代的な減量手術が行われるようになった。

じきに空腸バイパス手術が開発されたのだが、これは食べ物が小腸を通らないように、胃から結腸へ直接運ばれるようにする手術だ。

これは成功だった！　吸収不良の状態にすることで、患者の体重は著しく減った。

だが、副作用はすぐに明らかになった。

小腸を避けて迂回させるということは、食べ物が通常の消化プロセスを経ないということだ。そこが重要な点だ。

食べ物がバイパスを通ってしまうと、体に吸収されて体脂肪として蓄えられるだけの時間はない。食物エネルギーはすぐに便として排泄されてしまう。こうしてすぐに食べ物が体から出ていってしまうということは、必要な栄養素を適切に体に取りこむこともできないということだ。

患者はビタミンA不足から夜盲症になったり、ビタミンD不足から骨粗しょう症になったりした。ほかには、ひどい下痢、細菌の異常増殖、肝不全、腎臓結石などもよくみられた。消化不良によって下痢が続くと肛門に擦過創《さっかそう》ができたり痔になったりする。これはよろしくない。この方法も、すぐに廃れた。

空腸回腸バイパス手術〔訳注：回腸とは空腸から続く小腸の一部〕
――小腸の「ごく短い部分」に食べ物を通す

空腸バイパス手術が様々な副作用を生みだしたため、もう少しゆるやかなバイパス手術に切り替えられた。

食べ物を胃から小腸のごく短い部分に直接運ばせる方法で、小腸のすべてではなく、ほとんどの部分を避けて迂回させるというものだ。栄養素の吸収はいくぶん改善されたが、合併症はまだひどかったことから、この手術は歴史の片隅にも残らなかった。

だが、改良された部分もあり、初期の頃のこの失敗が後年になって役立つこととなる。

1967年、食べるのを制限する方法と、吸収不良にさせる方法を合わせた、近代的な減量手術の元ともいえるものができた。

この方法は、胃の大部分を切り取ることで物理的に食べる量を減らし、さらに何を食べたにしろ、腸を通るときに吸収される量を減らすというものだった。小腸の一部を避けてバイパスで迂回させるとともに、胃の一部が切り取られる手術が行われた。

こうして、減量手術の基本的な形が出来上がり、それが時代とともにさらに改良されていった。

今日の減量手術

アメリカで肥満に悩む人は多いが、減量手術を行う人はまだ少ない。2015年にアメリカで行われた減量手術は、およそ20万件。[4]

アメリカ以外ではもっと少なく、信頼できる統計はまだほとんどない。

ルーワイ胃バイパス術――副作用が「後進」の役に立った

現在行われている減量手術で標準的なものは、「ルーワイ胃バイパス術」だ。これは、小腸の一部を食べ物が通り抜けられないようにすることで、小腸の形がY字形になることから名づけられた術式だ。

クルミほどの大きさを残して健康な胃のほとんどを切り取り、食べ物の摂取量を制限する。これ自体は短期的な解決策にしかならないので、これに加えて、ほとんどの食べ物の吸収を防ぐために小腸の一部を避けて迂回させる手術が行われる。

食べ物を制限する方法と、吸収を妨げる方法を組み合わせたルーワイ胃バイパス術は、現在の減量手術のなかで最も減量が期待できる術式だが、合併症が最も多い術式でもある。まさに両刃の剣といえる。

手術にはつきものの出血や感染症のリスクに加え、たんぱく質、ビタミン、ミネラルなどの栄養素が不足し、バイパス手術以後、生涯にわたって栄養不足になる可能性がある。

食べ物が外科的に変形された胃から小腸にすぐに運ばれて（捨てられて）しまうことで起こるダンピング症候群によって、吐き気、下痢、食後の顔面紅潮などの症状が現れる。手術で切り取られた部分が狭窄を起こし、胃への通り道を塞いでしまうこともある。

ルーワイ胃バイパス術は病的な肥満の場合にだけ適用されることが多く、ほとんどの患者のBMIは40より上だ。

だが、この術式による副作用があったおかげで、ルーワイ胃バイパス術の複雑さや合併症をなくし、かつ減量の効果が十分認められる、よりゆるやかな減量手術が開発されることにつながったのである。

スリーブ状胃切除術――「胃の大部分」を切除する

「スリーブ状胃切除術」は、腸にはいっさい手を加えず、健康な胃の大部分を切除する術式で、食事の摂取量を制限するシンプルな減量手術だ。

この手術によって胃の容量は激減する。少しでも食べすぎると小さくなった胃が膨れ上がって膨満感を覚え、吐き気や嘔吐がつねに起こる。時が経つにつれ残った胃は拡張していって、軽い食事を摂れるようになる。

この手術は腹腔鏡を使って行われるため――数箇所の穴を開けて腹腔鏡を挿入する――出血や感染症など手術にともなう深刻な合併症が起こる可能性は少ない。胃切除後のダンピング症候群（低血糖、めまい、脱力感、息苦しさなど）はほとんど起こらないが、残った胃の狭窄はよくみられる。

図13-1 ▌胃バンディング術

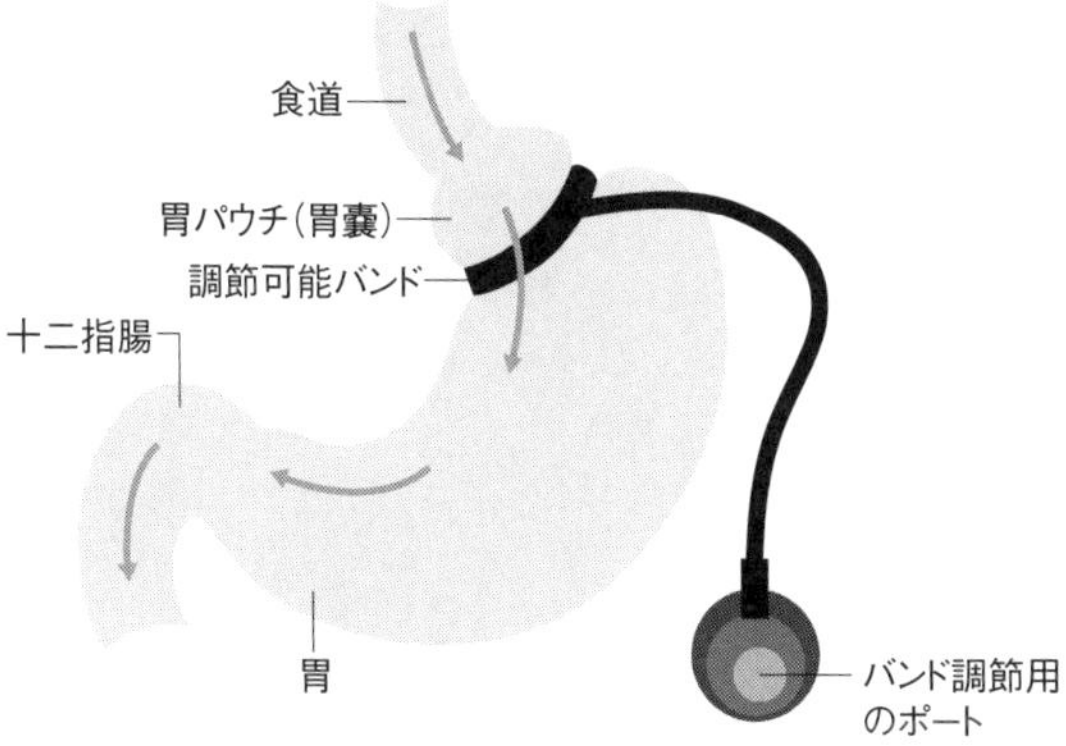

注目すべきは、ルーワイ胃バイパス術ほど体重は減らず、効果は永続的ではないという点だ。

胃バンディング術――「胃に巻いたバンド」を取る手術が増加中

もっとシンプルな手術は、胃の周りにラップバンドを取りつける術式だ。

ベルトをきつく締めるときのように、ラップバンドを取りつけることで胃に入る食べ物の量を制限する。健康な胃を切り取ることもないし、ラップバンドは必要に応じてきつく締めたり緩めたりすることができる。

ほかの術式に比べてシンプルな方法なので、合併症も少なく、減量が必要な人なら誰にでも適用することができる。主な問題点は、しばらくすると体重が元に戻ってしまうことが多いという点だ。

私の友人の外科医の話によれば、最近最も多いラップバンドの手術は、バンドを取り外すための手術だという。

短期間だけみれば、どの減量手術をしても体重は減るし、糖尿病にも効果的だ。だが、長期的にみると、術式によって効果には違いがある。[5]

だが、私は特定の術式を勧めたり批判したりするつもりはない。

数ある治療薬と同じように、それぞれの術式にはそれぞれの利点も欠点もある。私が問いたいのは、「減量手術によって2型糖尿病はどうなるか」という点だ。

減量手術からわかることは何だろう。

なぜ手術で減量すると糖尿病が治るのか

ほとんどすべてのケースにおいて、減量手術後に2型糖尿病は治っている。

20年間2型糖尿病を患っている220キロ超の患者であろうと、2型糖尿病はすっかりよくなっている。

しかも、あっという間に。ものの数週間で、糖尿病が消えてなくなっているのだ。本当

図13-2 減量手術によって2型糖尿病が治る [6]

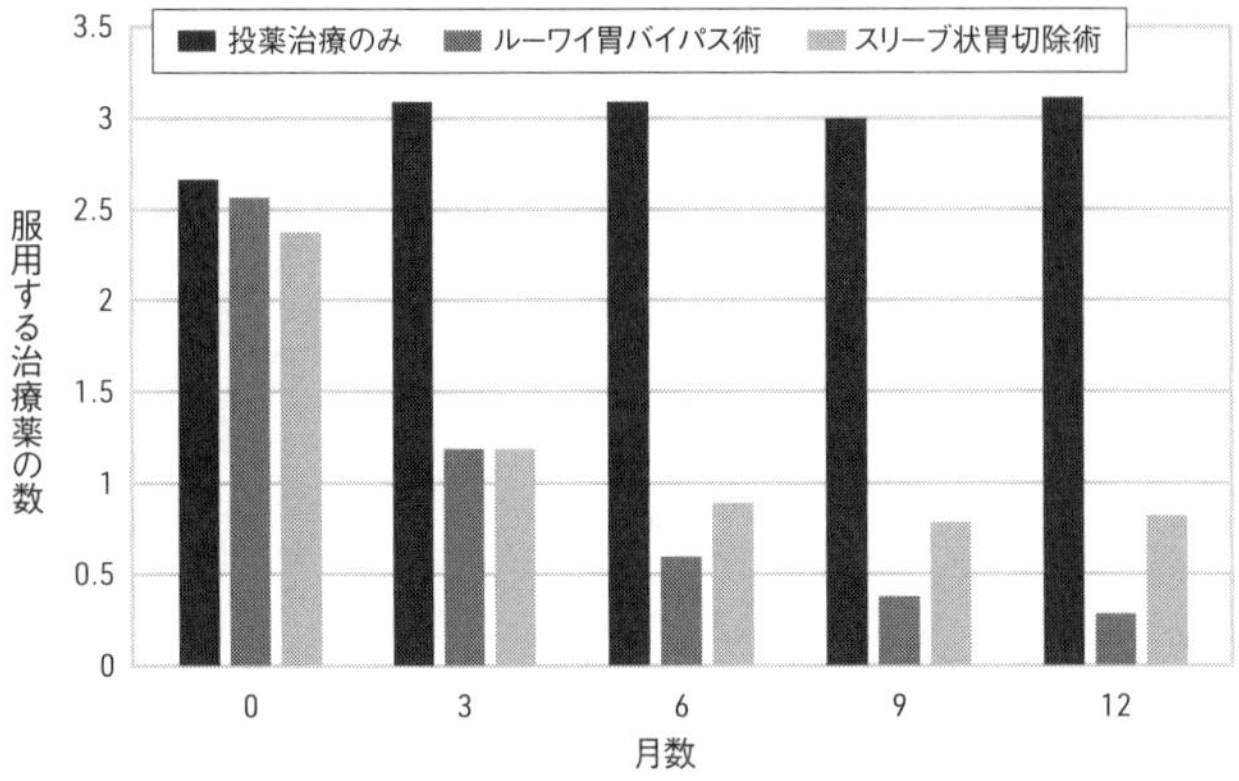

に。

2012年に行われたSTAMPEDE試験[7]では、高血糖をともなう2型糖尿病患者において、〝胃バイパス手術〟と〝集中的な薬物療法〟の効果が比較された。

手術を受けた患者は驚くほど症状がよくなった。ほとんどの患者は3か月で血糖値が正常の範囲に戻ったため、糖尿病治療薬を飲まなくてよくなったが、体重が減ったのはそれからしばらく経ってからだ。

医学的にみれば、彼らはもはや糖尿病ではない。つまり、糖尿病はよくなる疾患であり、治すこともできるということである。

これとは対照的に、集中的な薬物療法を行ったグループの患者の糖尿病はいっこうによくならず、治療薬の用量を増やしていかなければならなかった。

減量手術を受けた病的な肥満の成人（平均BMIは53）にも同じ効果がみられ[8]、3年間で41キロの体重が減った。患者の74％は高血圧の症状も治り、66％の患者は脂質異常症も治った。

では2型糖尿病はどうだろうか。よくぞ訊いてくれた。なんと、**95％の患者の2型糖尿病がよくなったのだ**。STAMPEDE試験が終わる頃には、治療薬を飲んでいなくても彼らのヘモグロビンA1Cは5・3％になっていた。

もう一度言おう。彼らはもはや、糖尿病患者ではない。

「治療法」が間違っていただけ

減量手術によって2型糖尿病がよくなることは、1992年から知られていた[9]。研究によって、減量手術を受けた患者は2か月で血糖値が正常に戻り、以降10年間それを維持していることがわかっていた。

減量手術には体重が減ること以上の効果があったのだ。代謝異常も無くなった。異常なほど高かったインスリン値もすぐに正常レベルに戻った。血糖値は半分になった。インスリン抵抗性を測る指標である空腹時のインスリン値は73％も減少した。

この結果から、どんな教訓が得られるだろうか。**2型糖尿病は慢性的で進行性の疾患だから治らないのではない。治療法が間違っているから治らないのだ。**

最大の敵は私たち自身だったということだ。

減量手術の大成功を受け、2016年には45の糖尿病組織――アメリカ糖尿病学会、国際糖尿病連合、英国糖尿病学会など影響力の大きな団体を含む――は「生活習慣における介入の有無にかかわらず、2型糖尿病を発症しているBMI40以上の患者には、手術を第一次的な治療法として推奨する」という共同宣言を発表した。[10] BMIが35から40の患者については、生活習慣の改善がうまくいかない場合にかぎり検討すべきだとされている。

この共同宣言により、従来の薬物療法と生活習慣の改善法（低脂質・低カロリーの食事療法）が、2型糖尿病の治療では効果がなかったと認められたも同然である。

手術を受けずに「手術を受けた」かのような効果を得る

減量手術にはたしかに効果があるが、私はいくつかの理由から手術は勧めないことにしている。

手術は経済的にも負担が大きいし、数々の合併症による身体的な負担も大きい。それに、**手術をしなくとも同じような効果が得られる方法があるから**だ。

ほかの治療法ではうまくいかなかったのに、なぜ手術では効果があったのかを理解して、それと同じことをすればいいだけだ。

なぜ手術が効果的なのか、様々な論理が提唱された。

前腸仮説では、健康な胃の一部を切り取ることが様々な効果を生むとされた。胃はインクレチン、ペプチドYY、グレリンなどインスリンや食欲と関わるいくつものホルモンを分泌する。胃を切除することでこうしたホルモンや、まだ発見されていないホルモンの分泌量が減る。だが、じきに、前腸仮説は間違っていると考えられるようになった。

バンディング術は胃を切除することはないが、短期間で、2型糖尿病に対してルーワイ胃バイパス術と同じような効果がみられる。胃を切除したり、小腸のバイパスを作ったりするなど術式がちがっても、インスリン抵抗性の改善にそれほど差が出るわけではない。違いが出るのは、どれほど体重が減るかである。

胃を切除することに効果があるとする前腸仮説では、2型糖尿病が術後数年後に再発することが多い理由も説明できない。切除後の胃がホルモン分泌機能を回復することはないからだ。そう考えると、こう言えはしないだろうか。

健康な胃を切除すること自体に効果があるわけではない、と。

男性ホルモンが「女性ホルモン」に変わる

一方、「脂肪組織を減らすことが効果につながる」とする、体脂肪仮説というものもある。脂肪細胞は様々なホルモンを活発に分泌するが、そのうちのあるホルモン、あるいはいくつかのホルモンが問題を引き起こしているという仮説だ。

たとえば、脂肪細胞は男性ホルモンのテストステロンを女性ホルモンのエストロゲンに変えるので、肥満の男性が女性のような柔らかい胸になったりする現象が起こる。脂肪細胞があると代謝が不活発になるのではなく、ホルモンの分泌が活発になる。

だが、この仮説でも説明のつかない点がふたつある。

まず、減量手術を受けて数週間もすると2型糖尿病は治るが、体脂肪が落ちるのはそれよりも後だということ。

次に、脂肪吸引をして脂肪を取り除いても、代謝的には何も効果がみられないという点だ。脂肪細胞が減っても血糖値や代謝を測る指標が劇的に改善するわけではない。美容上のメリットがあるだけだ。[11]

「内臓脂肪」が優先的に燃やされる

これは魔法でも何でもない。減量手術によって2型糖尿病が治るのには、これ以上ないほどシンプルで明らかなメカニズムがある。

突然、極端に摂取カロリーが減るからだ。最もシンプルな説明こそが、たいてい正しいものだ。

インスリン抵抗性はオーバーフロー現象だと覚えているだろうか。

私たちの肝臓の細胞には糖や脂肪が詰めこまれ、膨らみすぎた風船のようになっている。インスリンは細胞に、扉を開けてグルコースを取りこめという信号を送る。だが、すでに満杯の肝臓の細胞はグルコースを拒否し、その結果グルコースは血中に残る。「インスリン抵抗性」という現象である。

満杯の肝臓の負担を軽くしようと、新しく作られた脂肪はほかの器官へと運ばれ、膵臓の働きも悪くなり、インスリンの分泌量が減る。

突然、極端に摂取カロリーを減らしてから24時間経つと、**体は肝臓にためておいたグリコーゲンをグルコースに変えてエネルギーとして使いはじめる。**グリコーゲンが底をつくと、体脂肪を燃やしてエネルギーを産生しなくてはならない。体は肝臓やほかの臓器についている脂肪から優先的に使う。なぜなら、脂肪細胞にためこまれた脂肪よりも使いやすいからだ。

腹部にある臓器についた脂肪がメタボリック・シンドロームを引き起こすことを思い出してもらいたい。異所性の内臓脂肪を取り除けば、全体的に体脂肪が減ったと目に見えてわかる前に、2型糖尿病はよくなる。減量手術をしてから数週間も経つと、患者の体重がまだ100キロ超あったとしても、糖尿病はよくなる。

内臓脂肪がなくなれば、代謝も急速によくなる。膵臓から余分な脂肪がなくなれば、β細胞の機能も回復する。インスリンの分泌が正常に戻り、血糖値も下がりはじめる。風船がしぼむように肝臓から余分な脂肪がなくなれば、インスリン抵抗性も改善する。

これで、2型糖尿病の2大問題が解決されるわけだ。

「2万6000ドル」払って手術を受ける前にやるべきこと

外科的な方法がうまくいったということの話は、**「2型糖尿病は元に戻すことが可能な疾患である」**ということにほかならない。

これまで私たちは、2型糖尿病は時間の経過とともに進行するのが避けられない疾患であると信じこまされてきた。だが、これはたんなる思いこみにすぎないし、正しくない。

ふたつの事実を並べて考えてみよう。

- 2型糖尿病は元に戻すことが可能な疾患である
- 従来の低カロリー・低脂質ダイエットと薬物療法（インスリンを含む）では、2型糖尿病は進行してしまう

いささか奇妙に聞こえるかもしれないが、このふたつの事実を論理的に考えると、「これまで2型糖尿病に対しては間違った治療法が行われてきた」ということになる。だから、これほどまでに2型糖尿病がまん延してしまったのだ。

問題は疾患そのものにあるのではなく、疾患の理解とその治療法にこそある。

突然、極端にカロリーを削減する方法が2型糖尿病の改善につながるのは、そうすることで、膨れ上がった肝臓や膵臓の細胞にためこまれた脂肪を体が燃やさなければならなくなるからだ。体が2型糖尿病の元凶である糖と脂肪を燃やすことで、2型糖尿病はよくなる。

では、コストがかかり合併症のリスクもある手術を受けるほかに、異所性脂肪を燃やせ

る方法はあるだろうか?

じつは、ある。サラ・ハルバーグ博士とオサマ・ハムディ博士が『ニューヨーク・タイムズ』紙にこんな記事を寄稿している。「減量手術に2万6000ドル払う前にやるべきこと」[12]。

彼らの言う〝やるべきこと〟とは何だろうか。じつにシンプルな方法だ。**低炭水化物療法**である。

14章

低炭水化物療法

薬を飲むよりはるかにいい

もし家じゅうが水浸しになったなら……

何年もの間、来る日も来る日も、バケツやモップやタオルを買いつづけようとは思わないだろう。新型のバケツを開発しようとか、もっと上等なモップを作ってやろうとか、速く排水できるようなシステムを開発しようとも思わないだろう。

どこから水が出ているのかを突きとめ、蛇口を閉めるだけのことだ！

——ヴァーナー・ウィーロック博士

2015年、テキサス州に住む3歳の女の子が2型糖尿病を発症し、世界で最も低年齢での発症だと新聞で報じられた。[1] 生まれたときの体重は3・2キロだったそうだ。

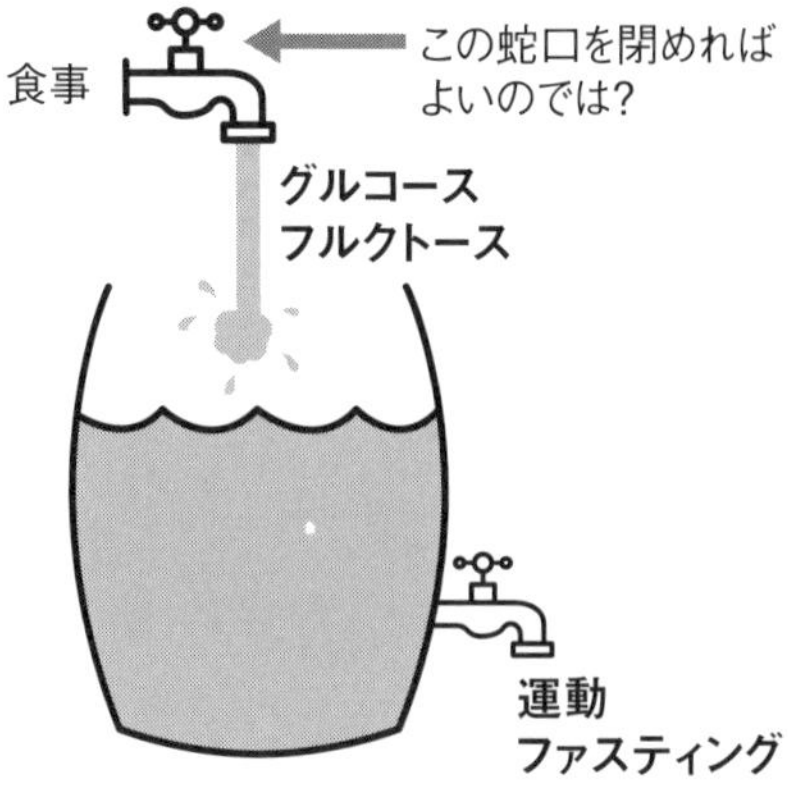

それが、3歳になる頃には体重が35キロになり、頻尿やのどの渇きといった糖尿病特有の症状が現れ、医者にかかった。

3歳という年齢から、病院のスタッフは当然、いわゆる若年性の1型糖尿病を疑った。だが、肥満があったことから2型糖尿病の可能性も否定できないとして検査をした結果、2型糖尿病であることが確認された。

糖尿病の家族歴はない。問題だったのは女の子の食生活で、キャンディーや甘い飲み物、ファストフードばかり食べていた。

まずは、投薬治療が行われた。だが、食生活を見直すと体重は25%減り、血糖値も正常値に戻ったため、治療薬を服用しなくてもよくなった。2年後、彼女の糖尿病はすっかり治っていた。

「3種類の薬」を飲まなくてもよくなった

もうひとつ、いい話を紹介しよう。友人のベッツィー（仮名）は27歳で、地方にある大学病院で研究者として働いていた。

年一回の健康診断で過体重を指摘されたものの、体調は悪くなかった。だが、血液検査の結果、ヘモグロビンA1Cが10・4％だったことに彼女は愕然とした。これは重度の2型糖尿病であると示す数値だ。

これは大変とばかりに、医者はすぐにカナダ糖尿病学会のガイドラインに沿って3種類の治療薬を処方した。ベッツィーは、これからずっと治療薬を飲まなくてはならないし、ゆくゆくはインスリンの投与をしなくてはならなくなるだろうと、医者から言われた。2型糖尿病は慢性的で進行性の疾患で、治る見込みのない疾患だと聞かされた。

恐くなったベッツィーは、この悲惨な話をどうしても信じたくなく、治療薬を飲むのも拒んだ。

そして、様々な情報を調べて、「ケトン食療法」と呼ばれる炭水化物の摂取を極端に抑えた食事療法を始めたところ、すぐに効果が出た。体重が減ったのだ。

ウエストも細くなった。治療薬を飲まずとも、彼女のヘモグロビンA1Cは3か月後には5・5%まで下がった。とても元気そうだったし、じっさい体調もよかったという。彼女はもう、2型糖尿病ではない。ベッツィーの糖尿病は治ったわけだ。慢性的で進行性の疾患といわれていても、治るのだ！

いま挙げたどちらの例も、食生活を変えて疾患の根本原因を解決することができたおかげで、糖尿病がよくなったのだ。

特に驚くようなことでもない。世界中の糖尿病学会でも、治療薬を処方する前に、食生活と生活習慣を変えることを推奨するようになってきている。

では、2型糖尿病に最も効く食生活とはどんなものだろうか。

じつは、それこそが難問なのである。

「低脂質ダイエット」の失敗

世界保健機関が糖尿病に関するグローバル・レポートを初めて発行したのは2016年のことだが、このレポートには、あいまいでごく一般的な治療ガイドラインしか記されていなかった。[2]

「添加糖は総カロリーの10%未満に抑えるべきだ」と書かれていたものの、多量栄養素の最適な摂り方については言及されていなかった。炭水化物の摂取量は多いほうがいいのか、少なくするべきなのか、脂質はどうなのか、たんぱく質はどうなのか、いっさい指針は示されなかった。

アメリカ糖尿病学会が2016年に発行した機関誌『ダイアビーティーズ・ケア』[3]でも、特定の食事療法が勧められることはなかった。

保健機関も糖尿病学会も、それまで40年間にわたって低脂質・低カロリーダイエットを勧めてきたのに、効果がないとわかるとすぐにそれを撤回し、その食事療法が無益だということを認めたかたちである。

脂質が多く美味しい食べ物、たとえば、バター、チーズ、生クリームなどは〝動脈を詰まらせて〟心疾患を引き起こすといわれ、1977年に発行された『米国人のための食生活指針』では、脂質の摂取量を減らして、1日に摂るカロリーの50〜60％を炭水化物で摂ることが推奨された。

2008年時点でもなお、アメリカ糖尿病学会の方針説明書では、炭水化物を毎日130グラム以上摂るように推奨されていた。[4]北米で炭水化物といえば、砂糖、パン、パスタなど、高度に精製された小麦やトウモロコシを使った製品だ。

「飽和脂肪酸」を食べるフランス人が健康

1999年、低脂質食推奨の高まりを受けてフランスのリヨンで行われたリヨン食事心臓研究が、医学界に衝撃をもたらした[5]。

この研究では、心臓発作を起こしたことのある患者が、アメリカ糖尿病学会が勧める低脂質食か、オリーブ油、ナッツ、アボカドなどを多く使う高脂質の地中海食のどちらかに、無作為に振り分けられた。

結果は思いも寄らないものだった。地中海食を食べたグループは、心疾患やそれにともなう死亡数が75％も減ったのだ。

だが、これはかつて〝フランスのパラドックス〟と呼ばれたものが確かめられただけであって、本来、驚きに値するものではない。

1980年代と1990年代のフランスでは、当時、アメリカでは敬遠されつつあった飽和脂肪酸が食べられていたものの、心血管疾患による死亡率はアメリカの半分足らずだった。

飽和脂肪酸は動脈を詰まらせて無情にも心疾患を引き起こすと考えられていたが、なぜ

図14-1 ▌高脂質食＝脳卒中や心臓発作のリスクを減らす [11]

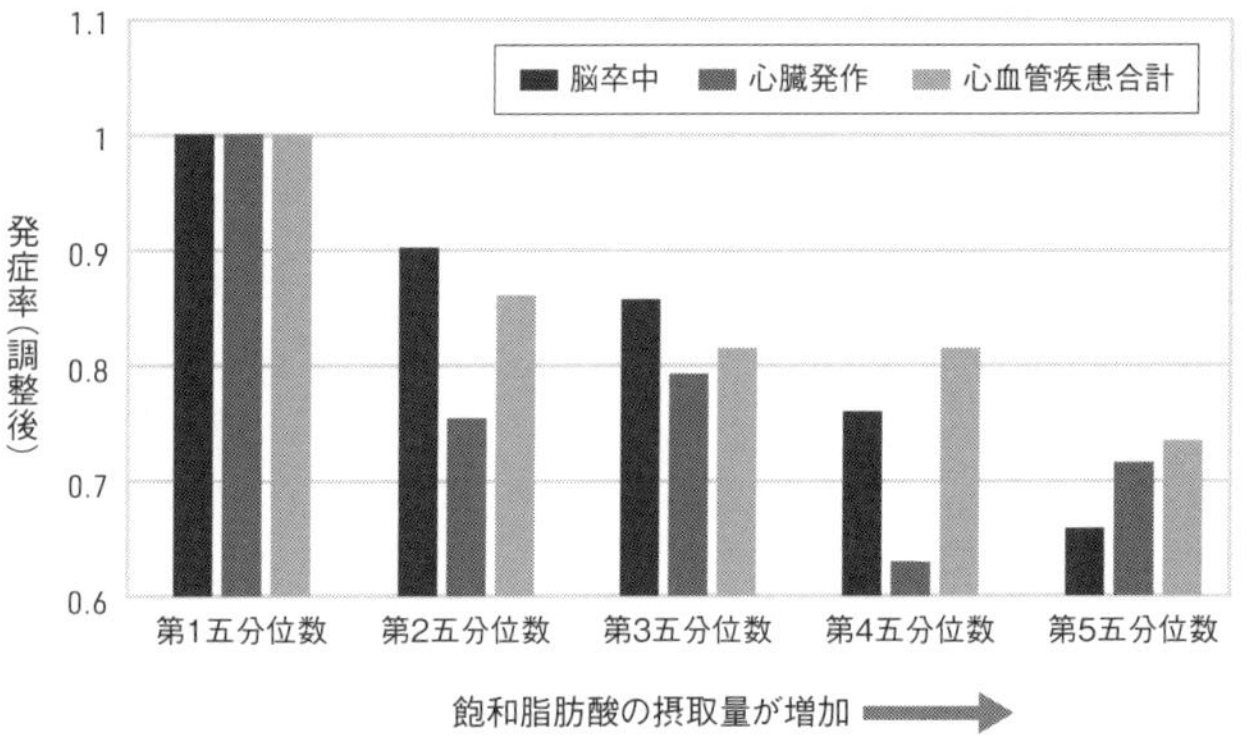

フランス人は脂質を多く食べていたのに心疾患が少なかったのだろうか。

あとから考えてみれば、理由は明白だ。飽和脂肪酸は心血管疾患を引き起こさないからである。[6]

以来、比較的高脂質の地中海食が心血管疾患にいいという事実は、繰り返し述べられてきた。近年では、2013年に行われたＰＲＥＤＩＭＥＤ試験で、地中海食を食べていた患者は、心疾患で死亡にいたる確率が減少することがわかった。[7]

2012年にはヨーロッパ各国の食習慣の比較が行われ、飽和脂肪酸の摂取量が多いことと、心疾患の罹患率の低さには関連があることがわかった。[8]

2009年に行われたメタアナリシスによ

れば[9]、**飽和脂肪酸と心疾患には何ら相関関係がなく、脳卒中に対してわずかながら予防効果があることがわかった**。日本でも、脳卒中の予防効果が着目されているという[10]。

徐々に、だが確実に、天然脂質を多く含んだ食事は本来、健康的なものであるという認識が定着しつつある。

「体にいい脂質」は摂るべき――ウペルナビクで糖尿病になった人は24年で1人

2000年代の半ばになると栄養学の常識が変わりはじめ、「心疾患の予防には一価不飽和脂肪酸を多く含む食品を食べるべきだ」と推奨されるようになった。

かつては高脂質でよくない食べ物とされたアボカドも、いまではヘルシーなスーパーフードとされている。

また、ナッツ類を多く食べるのも、健康の増進につながると考えられている。毎日ナッツ類を食べることで、心臓発作のリスクが35％減少する[12]。

脂質の多い冷水魚にはオメガ3脂肪酸が多く含まれており、心疾患の予防にはとてもいいと考えられている。脂質が豊富な魚のほか、クジラやアザラシの脂質を多く摂っている北方の国の人々は、心血管疾患や2型糖尿病になることはほとんどない[13]。

グリーンランドのウペルナビクという町では、1950年から1974年の間で2型糖尿病になった人はわずかに1人だという。これに対して、現在のアメリカではおよそ13%の人が2型糖尿病を患っている。

「卵」をたくさん食べると糖尿病リスクが42%減

乳製品に多く含まれる「トランスパルミトレイン酸」が血中に多いと、2型糖尿病の発症率は60%減少する。

また、トランスパルミトレイン酸は血中のHDLコレステロール値を改善するとともに、炎症反応を抑える働きもあるため、体内に炎症があることを示す血中のC反応性たんぱくの数値も低くなる。[14]

かつては高コレステロールだとして悪者扱いされていた卵の黄身も、いまでは問題ないことがわかっている。

毎日卵を食べたとしても心疾患のリスクは上昇しないことが、研究によって明らかになった。[15] それどころか、卵をたくさん食べると糖尿病のリスクが42%減るという。[16]

2型糖尿病の予防と治療に脂質が有効なのはなぜなのだろうか。**3大栄養素のなかで、最もインスリンの分泌を促さないのが脂質だからだ**。純粋な脂肪分であるバター、オリーブ油などを口にしても、インスリンはほとんど分泌されない。だから、精製された炭水化物を脂質に置き換えれば、自然とインスリンの分泌は減るのである。[17]

「炭水化物」はどう考えても減らすべき

2001年、ハーバード公衆衛生大学院のウォルター・ウィレット博士が脂質と心血管疾患の関係についてこう述べた。「これまで行われてきた低脂質キャンペーンは科学的な根拠に乏しいものであったことがわかってきており、思わぬ健康被害が広がったのもこれが原因と考えられる」[18]

また、図14-2からもわかるように、ハーバード大学が行った大規模な長期観察研究である看護師健康調査の結果から、ウィレット博士は、グリセミック負荷［訳注：血糖値を上昇させる程度を表す指標。グリセミック指数に食品中の炭水化物の重量をかけて算出される］が高い食事と心疾患のリスクには相関関係があることも発見した。[19]

砂糖と精製された炭水化物はグリセミック負荷が高い。つまり、これらを食べると血糖

図14-2 ▌高グリセミック負荷　＝　心疾患リスクの増加 [20]

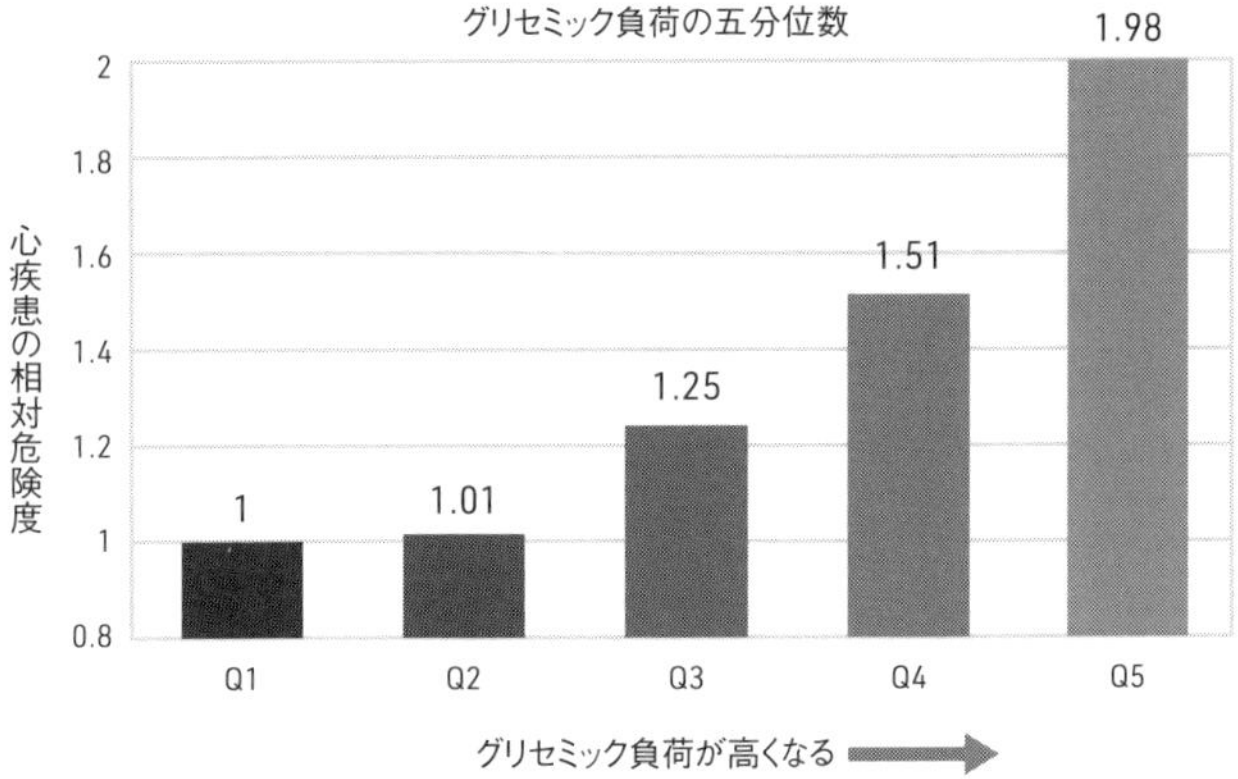

値が上がり2型糖尿病のリスクが増すということだ。それにより、心疾患のリスクも増大する。

2013年に行われた包括的レビューによって、血糖のコントロールがよくできる食事療法がわかった。[21] 具体的には4つの食事療法が有効であるという。「低炭水化物ダイエット」「低グリセミック指数ダイエット」「地中海食ダイエット」「高脂質ダイエット」の4つだ。

この4つの共通点は、程度の差はあるが、炭水化物の摂取量を減らすという点だ。**低炭水化物ダイエットは体重、ウエスト、血糖値を下げるにはとても有効**であることがわかっている。[22]

「1965年」から炭水化物の摂取量が増えた

精製された穀物と砂糖が主な炭水化物で、低炭水化物ダイエットはこのふたつを制限する食事療法だ。

もちろん、ジャガイモや果物などに含まれる精製されていない炭水化物と、添加糖や小麦粉といった精製された炭水化物とは、分けて考えなければならない。

精製された炭水化物を多く摂れば摂るほど、糖尿病のリスクは増大する。[25] 精製された炭水化物は精製されていないものよりも血糖値を高く、しかも早く上げるからだ。

この違いはグリセミック負荷をみればよくわかる。同じ量を食べたとしても、精製されていない炭水化物のグリセミック負荷は、精製された炭水化物のグリセミック負荷よりも低い。

「天然の炭水化物」はまだまし

昔からの食生活を大切にしている多くの地域では、炭水化物を主体にした食事をしていても疾患がまん延しないのがなぜか、図14－4をみれば一目瞭然だろう。

図14-3 ▌アメリカにおける多量栄養素の摂取量 1965−2011年 [23]

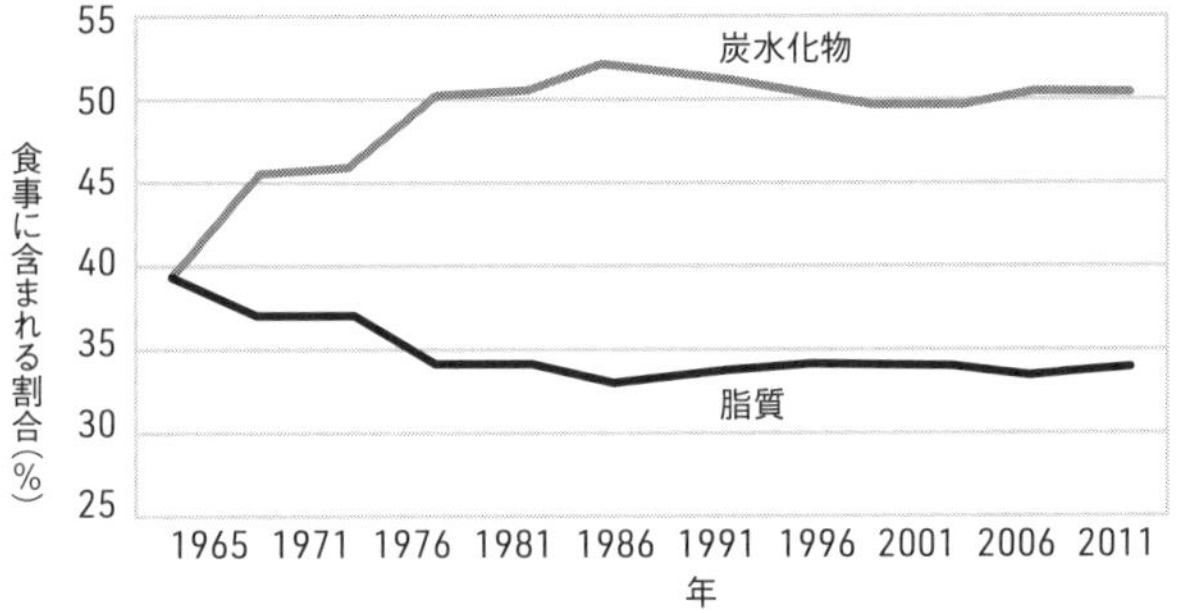

上記は1965〜2011年の米国国民栄養調査（NHANES）によるデータ。
1965年から肥満と2型糖尿病が広がっているが、その間、アメリカ人の食事に含まれる炭水化物の量が増え、脂質の量が減っていることがわかる。それが当時の食生活指針に沿った食事だった [24]。

図14-4 ▌様々な炭水化物のグリセミック負荷 [26]

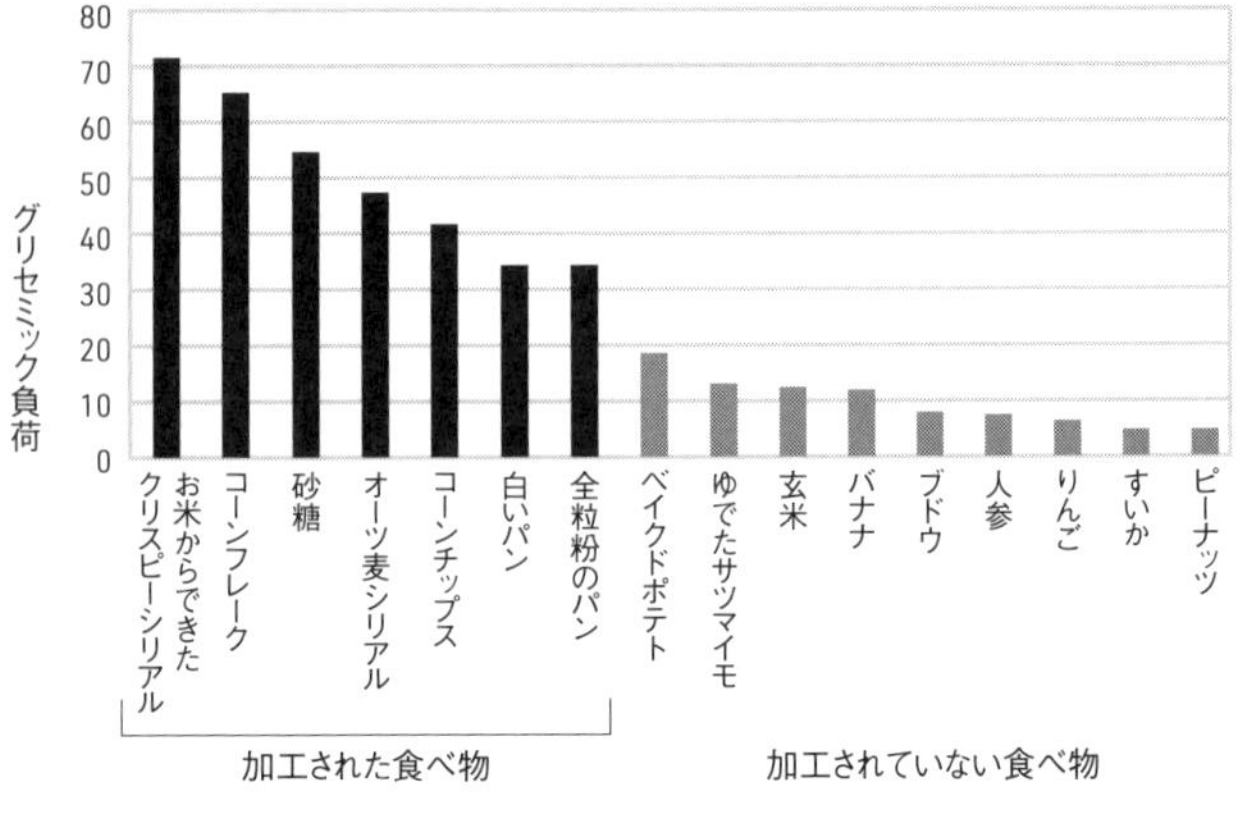

たとえば、パプアニューギニアの高原に住むトゥキセンタという民族は、摂取エネルギーの94・6％を、加工していないそのままの炭水化物で摂っているし、日本の沖縄に住む人々が摂っている伝統的な食事は、約85％がでんぷん質だ。

どちらの地域でも、サツマイモがよく食べられている。砂糖や小麦粉のような精製された穀物を食べなければ、[27] 2型糖尿病を発症することはまずない。

パプアニューギニア沖のキタヴァという小さな島で昔から食べられている食事は、69％がイモ類（サツマイモ、キャッサヴァ、ヤムイモ）、ココナッツ、果物などの炭水化物だが、住民の平均インスリン値はスウェーデン人の90％にも満たない。[28]

「自然界にない炭水化物」が問題

つまり、炭水化物の摂取量が多いだけで、インスリン値が高くなるわけではないということだ。精製や加工といったプロセスに、インスリン値を上げる主な要因がある。

食物に元来含まれている食物繊維、脂質、たんぱく質を取り除くと、「自然界には存在しない濃縮された炭水化物」が出来上がる。その炭水化物をさらに挽いて細かな粒子（小麦粉など）にすると、消化のスピードが上がり、血糖値スパイクが起こる。

また、たんぱく質、食物繊維、脂質などによる満腹効果が薄れてしまうので、精製された炭水化物はつい食べすぎてしまう傾向がある。

一方、フルクトースは脂肪肝、インスリン抵抗性、高インスリン血症などを引き起こす主な原因となるが、伝統的な食事をいまでも摂っている地域では、添加糖もほとんど、あるいはいっさい摂られていないので、フルクトースの摂取量もほとんどない。

2型糖尿病の特徴は高インスリン血症だが、これは炭水化物の摂りすぎが原因ともいえるし、そうでないともいえる。

2型糖尿病をよくしたり予防したりするにはインスリン値を下げる必要があるが、炭水化物を多く摂取していてもそれは可能だ。だが、**砂糖と精製された炭水化物を避けることが、インスリン値を下げるための第一歩であることは変わらない**。研究によって、オリーブ油を使った、低炭水化物・高脂質の地中海食ダイエットをすることで、治療薬を飲まなくてはならない人が59%減少することがわかっている。[29]

食物に元来含まれている脂質を摂り、添加糖と加工され精製された炭水化物を減らすことによる恩恵を十分に理解すれば、2型糖尿病をよくすることも、患者数を減らすことも可能だろう。

「食べ物」によってインスリンが出たり出なかったりする

2型糖尿病とは、血管だけにとどまらず、体内に糖がありすぎることで起こる疾患であると私たちは知っている。

それを理解しさえすれば、解決策は自ずと明らかになる。糖（グルコースとフルクトース）が多いことが問題ならば、ふたつの方法が有効だろう。ありがたいことに、どちらも、手術も治療薬も必要ない。

①糖を摂らない（低炭水化物ダイエットと間欠的ファスティング）
②余った糖を燃やす（間欠的ファスティング）

糖質を除去した食事をすれば、グルコースの摂りすぎからインスリン抵抗性、インスリンの毒性、そして糖尿病へといたる悪循環を避けることができる。

ここで思い出してほしいのは、何かを食べることでインスリンの分泌が促されるが、多量栄養素の種類によって、分泌されるインスリンの量が異なるという点だ。

脂質は体内で脂肪酸に分解されるが、その代謝活動にインスリンを必要としない。

たんぱく質はアミノ酸に分解されるが、肝臓で代謝されるときに多少のインスリンが必要となる。

一方、炭水化物は多量にインスリンを分泌させる。体内でグルコースに分解されるが、それを細胞内に取りこむためにインスリンが必要になるのだ。砂糖や果糖ブドウ糖液糖に含まれるフルクトースは、インスリン抵抗性を引き起こす直接の要因であり、それが高インスリン血症にもつながる。フルクトースの代謝経路は独特で、グルコースよりもインスリン抵抗性を引き起こしやすい。

「砂糖を摂らない」治療で4種類の薬を飲まなくてよくなった

2型糖尿病の人に低炭水化物療法をお勧めするのには、多くの理由がある。[30] これは何も私だけの意見ではない。何世紀も前から、低炭水化物療法は様々なかたちで取り組まれてきている。

古くは1863年に書かれたウィリアム・バンティングの記事でも言及されている。[31] 世界中の医師たちが、食生活の改善こそ糖尿病の治療に大きな影響を与えるものであることを、認識するようになってきている。

イギリスの国民保健サービスが選ぶ、2016年のイノベーター・オブ・ザ・イヤーを受賞したデイヴィッド・アンウィン博士に、本書に一筆寄せてくれないかと依頼したところ、イギリスの北部でファミリー・ドクターをしていた頃の経験について書かれた、次のメールを返信してくれた。

「ある日、私の患者が〝異常なほど高い〟血糖値を示したという緊急連絡が病院から入った。

急いで患者の家へ駆けつけると、彼女はちょうどランチを食べようとしているところで、バニラアイスクリームの入った大きなカップと、チョコチップがのったライス・プディングの入った大きなカップの前で、スプーンを手にしていた。

私は彼女に選択を迫った――砂糖の量を減らすのと、これから死ぬまでインスリン治療を続けるのと、どちらがいいか、と。結局、彼女は食生活を改善するほうを選び、それを1週間試したところ、血糖値は正常値に戻った。

彼女の場合は食生活を改善したほうがいいのは明らかだったが、何をするべきか、いつも明らかであるとはかぎらない。

医者として働きはじめてから最初の3分の2にあたる期間は、砂糖の摂取を厳しく制限するだけで目覚ましい効果があることを、私は知らなかった。

この貴重な教訓を私に教えてくれたのは、ほかでもない私の患者だ。砂糖を制限することを決意したある患者が、あっという間に23キロもやせたことがあったのだ。血糖値、血圧ともに正常値に戻り、4種類の治療薬を死ぬまで飲まなくてもよくなった。

それから数年が経ち、いまでは彼女も70歳になっているが、まだまだ健康で体もしっかりしており、どこへ行くにも自転車で行っているそうだ。

いったい、これはどういうことだ、と当時の私は思った。いままで私が、糖尿病は慢性的で進行性の疾患だと患者に告げて、治療薬を増やしてきたのは何だったのだろうか、と。

ほかにも、糖尿病の治療薬を飲むのをやめてしまった患者がいた。心配した私は、彼女のもとを訪ねた。出てきた彼女は見違えるほどやせていて、別人かと思うほど若々しかった。砂糖だけでなくグルコースを含んだ食品のほとんどを制限する、低炭水化物の食事を始めたということだった。

血液検査の結果、彼女の糖尿病は寛解していることがわかった。

「パン」は砂糖より血糖値を上げる

その1週間後のこと、『ブリティッシュ・メディカル・ジャーナル』誌のある記事が目に留まった。**「パンは砂糖よりも血糖値を上げる」**という記事だ。

図14-5 食べ物により血糖値に与える影響は異なる [32]

食べ物	グリセミック指数	1人前の量(g)	血糖値に与える影響を砂糖に換算したもの（砂糖1さじ4gで換算）
炊いたお米	69	150	10.1
ゆでたジャガイモ	96	150	9.1
フライドポテト	64	150	7.5
ゆでたスパゲティ	39	180	6.6
ゆでたトウモロコシ	60	80	4.0
冷凍煮豆	51	80	1.3
バナナ	62	120	5.7
りんご	39	120	2.3
全粒粉のパン一切れ	74	30	3.0
ブロッコリー	54	80	0.2
卵	0	60	0

半信半疑で読みはじめたのだが、自分でも驚いたことに、なるほど、そういうことか！と納得したのだった。

パン、シリアル、米、ジャガイモなど、でんぷん質の食べ物は糖の密度が高く、体内で多量のグルコースに分解される。グリセミック指数は、炭水化物が含まれた様々な食べ物が血糖値に与える影響を数値化したものだ。それぞれ、砂糖何さじ分にあたるか換算してみると、驚くような結果が出た。（注：わかりやすくするために換算しているにすぎない。砂糖はフルクトースとグルコースから成るもので、この図に挙げた食べ物は砂糖そのものではない）

新しい知見を得た私は、糖尿病を治したいと切実に思っている患者に、低炭水化物療法を実践しはじめた。これまでの4年間で160人の患者が低炭水化物療法を行ってきたが、結果はすばらしいものだ。

- **患者の体重は平均で9キロ減少**
- **2型糖尿病患者のヘモグロビンA1Cは4・0%未満まで改善**

患者にはアドバイスをするのではなく、わかっている情報を伝え、食生活を変える心構えがあるかどうかを問うた。

患者が糖尿病であるとわかったときが、治療薬のかわりに食事療法を勧めるいい機会だ。インスリン治療を始めなければならないほどの症状になったときも、食事療法を勧めるチャンスだ。

私のもとを訪れる患者に情報を伝えて選択肢を示すと、「食事療法をするよりもこの先ずっと治療薬を飲みつづけるほうがいい」と言う人はひとりもいない。

糖尿病処方薬料が英国平均より「5万ポンド」低くなった

食事療法は患者の健康にいいだけでなく、節約にもつながる。

私が1年間で処方する糖尿病治療薬は、イギリスの平均よりも5万ポンドも低い！ 食事療法を実践すれば、少ないお金で健康を手に入れることができるのだ。

2016年には、糖尿病団体のDiabetes.co.ukと協力して、食事療法について無料で学べるオンラインの勉強会も始めた。そこで推奨しているアドバイスはどれもごく常識的なものだ。

・炭水化物のかわりに「緑黄色野菜」や「豆類」を食べること
・オリーブ油、ナッツ類、そのほか健康によい「飽和脂肪酸」を食べること
・「砂糖が添加されているもの」は避けること

最初の年は、国民保健サービスが行っているアドバイスへの反発から、17万人がこのサイトを利用した。低炭水化物療法を取り入れたあと、患者らは平均して8キロ体重が減った。70％以上の患者の血糖値が改善し、なんと5人に1人が糖尿病の治療をする必要がなくなった。

これほどの恩恵が、ただで、たったの10週間で手に入るのだから驚きだ！」[33]

糖尿病センターの博士が「誤り」を認めた

ハーバード大学の関連医療機関で、世界で最も有名なジョスリン糖尿病センターが行っている減量プログラムの医療ディレクターを務めるオサマ・ハムディ博士は、2005年から、2型糖尿病の治療に低炭水化物療法を積極的に取り入れている。[34]

彼はこう書いている。

「炭水化物の摂取量を増やすことを推奨するという大きな過ちを、私たちが犯してしまったことは明らかだ」

血糖値がすでに危険なほど高いのに、精製した炭水化物の摂取量を増やせば、血糖値がさらに上がってしまうのは当然だ。

エリオット・ジョスリン医師自身も、炭水化物の摂取量をわずか2％に制限する食事療法で、いわゆる肥満が原因の糖尿病（2型糖尿病）の治療に成功した。

ジョスリン糖尿病センターの減量プログラムでは、ここ10年、精製された炭水化物の摂取量を全摂取カロリーの40％未満に制限するようアドバイスしてきた。結果はどうなっただろうか。これまでに患者たちが減らした体重は合計で4536キロ以上。彼らは糖尿病もよくなり、治療薬を減らすことができた。

2型糖尿病をよくする4原則

2型糖尿病とインスリン抵抗性がどのように引き起こされるのかがわかったら、それを元に戻せる可能性のある戦略を実行するのみだ。血糖値を下げ、インスリン値を下げ、2型糖尿病をよくするための食事の4原則を、これからご紹介しよう。

原則その1――「フルクトース」を摂らない

最も大切な原則は、何と言っても、加糖されたものを食事からいっさい排除することだ。脂肪肝がグルコースでいっぱいになってしまい、それ以上にグルコースを取りこめなくなるとインスリン抵抗性が発現することを思い出してほしい。脂肪肝の決定的な要因は炭水化物だけではなく、スクロース(砂糖)に含まれるフルクトースと、果糖ブドウ糖液糖だ。

図14-6 フルクトースを含んでいるもの [35]

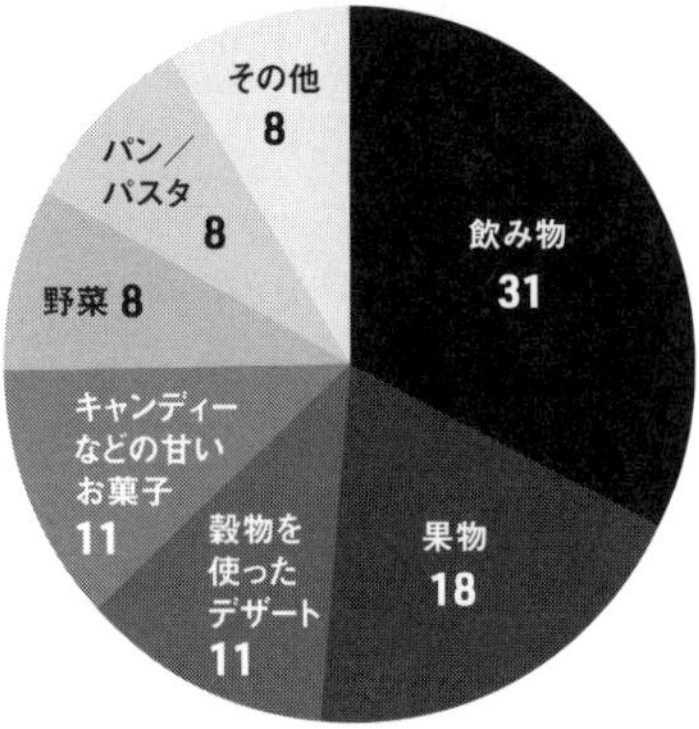

グルコースは体内のどの細胞でも代謝することができるが、フルクトースを代謝できるのは肝臓だけということを覚えているだろうか。つまり、フルクトースはグルコースよりも何倍も脂肪肝を引き起こしやすいのだ。

スクロース（砂糖）はグルコースとフルクトースが1分子ずつ結合したものなので、脂肪肝を引き起こす主な要因だし、これほど脂肪肝を引き起こしやすいものはない。

フルクトースを単体で摂ることは普通はないが、加工された食べ物には含まれている場合がある。

「加糖飲料」はNG

何といっても避けるべきは、ソーダ、アイ

スティー、スポーツドリンク、カクテル、ジュース、スムージー、コーヒー飲料、〝味のついた〟水など、加糖された飲み物だ。こうした飲み物には、砂糖がたっぷり入っている。クッキー、ケーキ、デザート類、マフィン、カップケーキ、アイスクリームにも多く含まれている。

「ソース類」も同様

つまり、ほとんどすべての加工食品には砂糖が含まれている。砂糖を加えることで、コストをかけずに風味や舌触りをよくすることができるからだ。

調理済みの肉料理のラベルを見てみるといい。加工の過程で使われているソースには、たいてい砂糖が含まれている。砂糖は調味料（ケチャップ、ピクルスなど）、スパゲティのトマトソース、フレーバー・ヨーグルト、サラダ用のドレッシング、バーベキューソース、アップルソース、スパイスミックスなどにも隠れている。

シリアルやグラノラ・バーにも、砂糖がたくさん入ったものが多い。

外食も然り。料理をコストをかけずに美味しくするのに好都合なので、砂糖はたいてい含まれている。

「ドライフルーツ」は意外にも好ましくない

果物はどうだろうか。

果物に元来含まれているフルクトースと、砂糖に含まれているフルクトースに、科学的な違いはない。違いがあるとすれば量だ。毒かどうかは量しだい。食べすぎないことが肝心だ。

今日では一年中様々な果物が手に入るうえに、昔よりも甘くなるように育てられている。ドライフルーツにはたいてい砂糖がたくさん使われているので、レーズン、クランベリー、フルーツの皮などは避けたほうがいい。

人工甘味料はどうだろう。私の患者には、カロリーの有無に関係なく、甘味料はすべて避けるようにアドバイスしている。

論理は簡単だ。カロリーゼロの甘味料を摂っていれば糖尿病や肥満が本当に減るというのなら、今日のように糖尿病や肥満がまん延することはなかったはずだ。

何十年と、様々な食品にこの人工物を加えてきた結果、得られたエビデンスはこうだ。人工甘味料は砂糖と変わらない。どちらも避けるべきだ。

原則その2――精製された炭水化物を減らし、「天然油脂」を摂る

高インスリン血症と脂肪肝が、肥満をはじめとするメタボリック・シンドロームを引き起こす主因だ。食品群のなかで精製された炭水化物が最もインスリン値を高くするので、精製された炭水化物の摂取量を減らすのは理にかなっている。

たいていの加工食品は、この食品群の小麦、トウモロコシ、ジャガイモなどを使って作られている。

パン・パスタ・ドーナツ・フライドポテト・白米……これらは減らす

精製された小麦を使って作られるパン、パスタ、ワッフル、マフィン、カップケーキ、ドーナツなどは避けること。ポップコーン、コーンチップス、トルティーヤ、フライドポテトやポテトチップスなど精製されたジャガイモ製品なども、あまり食べないほうがいい。白米も精製された炭水化物なので、少量にしておくことだ。

「果糖ブドウ糖液糖」はトウモロコシから作られるが、その55%はフルクトースなので実質砂糖と同じで、もはやトウモロコシではない。多くの加工食品に含まれているが、これは避けるべきだ。

「全粒粉」「全粒穀物」も安心できない

本来、炭水化物自体は体に悪い食べ物でないことを忘れてはならない。

炭水化物を主体にした食生活をしていた社会もかつては多かったが、それで彼らは繁栄してきた。問題は、精製する過程にある。

炭水化物から天然油脂やたんぱく質を取り除いたものは、もはや天然の食べ物とはいえないし、人間の体は炭水化物のみを処理できるように進化してきてはいない。**全粒粉や全粒穀物ですら、高度に精製されているものが多い**。

問題は、これらの食品に対するインスリン反応だ。そのままの、精製されていない炭水化物は、精製された小麦粉のようなインスリン反応を引き起こすことはない。

「天然の脂肪酸」はOK、「植物油」は多くがNG

精製された炭水化物を減らし、その分を脂質が豊富な魚、オリーブ油、アボカド、ナッツ類に置き換えよう。

牛肉、豚肉、ベーコン、バター、クリーム、ココナッツなどに含まれる天然の飽和脂肪酸も、体にいい脂質だ。卵はすばらしい食品だし、ほとんどの海産物も同様だ。

ただし、すべての脂質が体にいいというわけではない。工場で加工され、高度に精製さ

れたオメガ6系の種子油はお勧めできない。炎症反応を引き起こし、健康によくないからだ。ヒマワリ油、コーン油、菜種油（キャノーラ油）、紅花油（サフラワーオイル）、そのほかの植物油などがこれに含まれる。

高温の植物油から「有害化学物質」が出る

特に、**植物油を高温で使うと、有害な化学物質であるアルデヒドが出るので、高温では使わないほうがいい**。

揚げ物は避け、硬化油（トランス脂肪酸）を摂らないようにしよう。

私が勧めるこの食事療法は、「低炭水化物・ヘルシー脂質ダイエット」（ＬＣＨＦ）と呼ばれている。これは血糖値を下げ、インスリン値を下げ、体脂肪を燃やすための食事療法だ。

実践するとどうなるかって？　体重が減り、糖尿病がよくなる。

原則その3――「リアルフード」を食べる

これまでも述べてきたように、脂質にもいいものと悪いものがある。炭水化物にもいいものと悪いものがある。その違いはどこにあるのだろうか。精製と加工だ。

人間の体は千年も前から、天然の食べ物に適応してきた。昔からの食生活を続けている北極圏の人たちは、生肉を食べる習慣がある。日本の沖縄の人たちは、高炭水化物の食生活をおくっている。だが、彼らが食べているのは、精製されたり加工されたりしていないものなので、砂糖はほとんど含まれていない。

どちらの地域でも、これまで高血糖、肥満、2型糖尿病などの問題は少ない。だが、伝統的な食事をしていた人たちが、高度に加工された食品や砂糖を摂るようになると、肥満や2型糖尿病がすぐに現れる。[36]

木にパンは実らない。私たちが育てるのは植物油ではない。

最も大切なことは、リアルフードを食べるということだ。あなたが食べているものが、自然になっているものと同じであるならば、きっとそれは体にいい食べ物だろう。

原則その4――原則3まででは十分でない場合にやるべきこと

まずフルクトースを避け、低炭水化物でヘルシーな脂質を含んだ食事をし、リアルフードを食べるのは、とてもいいことだ。

だが、それだけでは2型糖尿病の進行を防いだり、重症の2型糖尿病を改善させたりするのに十分でないこともある。

糖尿病は発症までに何十年とかかることもある疾患なので、原則その1からその3までを実践したとしても、高インスリン血症やインスリン抵抗性の悪循環を断ち切ることができない場合もある。

では、原則に従ったシンプルな食生活に変えても改善しない場合はどうしたらいいのだろう。

解決策というのはたいていそういうものだが、私たちは答えをとうに知っている。

人間が大昔から行ってきた方法で、その浄化作用は世界のあらゆる地域で利用されてきた。いっさいコストはかからないし、どこでもできる方法だ。

それは何かって？　**「ファスティング」**だ。

15章 間欠的ファスティング

胃を「空っぽ」にする時間を作る

再び神聖なる断食を行おうではないか。これぞ古くから伝わる信念の賜物である。
——グレゴリウス1世(540~604)が述べたとされる。

「ファスティング」(断食)とは自らの意思で食を断つことであり、100年も前から糖尿病の治療にいいとされてきた。糖尿病の専門医として最も有名なエリオット・ジョスリン医師は、1916年に自ら行ったファスティングの経験を書き留めていた。「糖尿病の治療にはファスティングが有効で、それは研究するまでもなく明らかだ」と彼は信じていた。2型糖尿病の場合、食事を摂らなければ血糖値も体重も減るというのは自明の理だ。体重が減れば2型糖尿病はよくなる。

それなのに、なぜファスティングは注目されていないのだろうか。

これまで述べてきたように、糖尿病の治療に食事療法が有効だという考え方は、インスリンの大発見によって注目されなくなっていった。

たしかに、インスリンは1型糖尿病を驚くほどよくすることができるが、2型糖尿病にとっては万能薬ではない。

しかし、最新の薬物療法を次々に試していくのが自分たちの新しい務めだという思いにとりつかれた医師たちは、ファスティングに注目することもなくなっていった。2型糖尿病は治ることはないとアメリカ糖尿病学会が述べたのは、2型糖尿病を治す薬はないという意味だ。

だが、薬がないからといって、よくならないわけではない。

減量手術の「2倍」体重が落ちる

減量手術を行って、突然、極端に食べる量を減らすと、インスリン値が下がって2型糖尿病がよくなることは昔からわかっている。

簡単に記せば、減量手術とは外科的な方法で強制的にファスティングをさせるものだ。

研究で手術とファスティングの効果を比べると、**体重の減り方や血糖値の下がり具合は、ファスティングのほうが効果が高い**[1]。**ファスティングをすると、減量手術の2倍、体重が落ちる**。

「戦争」で糖尿病による死亡率が下がった

第一次世界大戦と第二次世界大戦の時代にヨーロッパで行われた食料の配給制度では、砂糖だけでなくすべての食品が制限されていた。この緊縮経済によって突然食べる量が極端に制限され、強制的なファスティングを行っているのと同じ状態になった。

すると、その間、糖尿病による死亡率は激減した。ふたつの世界大戦の合間に通常の食習慣に戻ると、死亡率はまた高くなった。

ほとんどの国では食料の配給制度など遠い昔の話だが、当時の経験からわかるのは、「食事を極端に減らせば2型糖尿病がよくなる可能性がある」ということに尽きる。論理は説明するまでもないだろう。体重が減れば、2型糖尿病は消えてなくなる。

手術をしたり、戦時中のように配給制度にしたりしなくとも、突然、食事量を極端に制限することはできる。**ただ、食べなければいいのだ**。それが、長年にわたって効果が確かめられてきた方法であり、古来伝わる治療法であるファスティングだ。
そもそも、2型糖尿病は体内に糖がありすぎることが問題だと思い出してもらいたい。それならば、2型糖尿病をよくするにはふたつの方法をとらねばならない。

①糖を摂らない
②体内に残っている糖を燃やす

低炭水化物・高脂質ダイエットは、体内に入ってくるグルコースを減らすものだが、体内の糖を燃やす効果はない。運動をすれば糖を燃やすことはできるかもしれないが、代償作用があるためにその効果は限定的だ。また、運動は骨格筋には効果的だが、2型糖尿病の根源である脂肪肝には効果がない。

一方、「間欠的ファスティング」を行えば、2型糖尿病をよくするために必要なこの2点を、同時に達成することができる。つまり、ファスティングは、2型糖尿病の治療に最適な自然療法なのである。

単純に1日に摂るカロリー数を減らせば同じ効果が得られるのではないかと思うかもしれない。だが、一見よさそうにみえても、それでは効果が出ない。カロリーを少し制限する食事を毎日続けても、間欠的ファスティングほどの効果はないし、厳しくカロリーを制限することにはならない。詳しく説明しよう。

「毎日300kcal減×7日」と「週に1日2100kcal減」はまったく異なる

カリフォルニア州のデスヴァレーは、年間の平均気温が25度だ。「快適そうだ」と誰もが思うことだろう。

だが、住人に言わせれば、そんなに生易しいものではないという。夏は猛烈に暑いのに、冬の夜などは寒さが厳しいらしい。

30センチの壁を1000回跳び越えるのと、300メートルの壁を一度跳び越えるのがどう違うのか、考えてみるといい。まさに、生死を分ける違いといってもいいだろう。

あなたなら、1週間毎日、霧雨が降る暗い空模様が続くのと、1週間のうち6日間は晴れて気持ちのよい日だが1日だけ雷雨になるのと、どちらがお好みだろうか。

私がいいたいのは、図15－1で示すように、**「平均値をみているだけでは全体像はみえない」**ということだ。

右に挙げたいくつかの例からもわかるように、平均をみているだけでは物事の一面しか

図15-1 平均値だけでは全体像がみえてこない

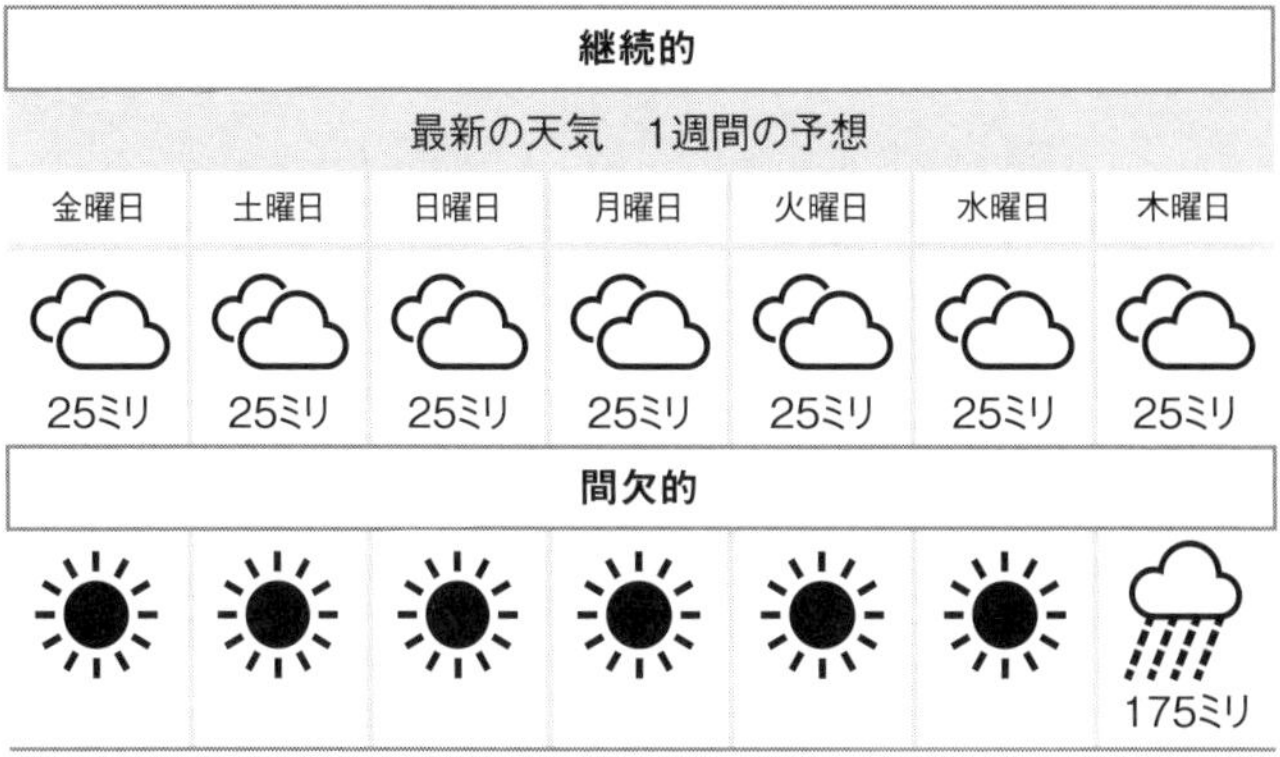

わからない。ある事柄がどのくらいの頻度で起きるかは、大きな問題だ。

私たちはなぜ、1週間毎日300キロカロリー減らした食事をするのと、週に1日だけ2100キロカロリーを減らす食事をするのが同じだと考えてしまうのだろう。

毎日カロリーを減らした食事をするのと、間欠的ファスティングとはおおいに異なるのに。

どちらを実践するかで、体の中のホルモン反応がまるで違ってくる。その違いこそが、減量の成否を分けるものなのだ。

「毎日低カロリー」は難しすぎてできない

一回に食べる量を管理してカロリー制限を

続けるのが、減量、そして2型糖尿病の治療として推奨されている最も一般的な食事療法だ。

たとえば、アメリカ糖尿病学会は「食事、運動、その他の身体活動に気をつけて、摂取カロリーよりも消費カロリーのほうが毎日500〜700キロカロリー多くなるようにすること」と、おもに推奨している。[2]

さらに、このカロリー削減は一度にやるのではなく、1日を通して継続的に実施するほうがよいと推奨されているため、ダイエットの専門家は、1日に4〜6回に分けて少しずつ食べるといいと患者にアドバイスすることも多い。

そして、カロリーを削減しやすくするために、カロリー数が何にでも書かれるようになった――レストランの食事、調理済みの食べ物、飲み物にも。

これだけでは足りないとばかりに、カロリーが計算できるグラフやアプリ、ハウツー本も多く出回っている。

こうした多くのツールがあるにもかかわらず、この方法で減量を成功させるのは、謙虚なグリズリー（アメリカヒグマ）を見つけ出すのと同じくらい難しい。

そもそも、誰しも一度は食べる量を抑えようとしたことがあるのではないだろうか。はたして、その方法でうまくいっただろうか？　うまくいかなかっただろう。

イギリスで取られたデータでは、従来のこの方法が効いたのは肥満の男性210人にひとり、肥満の女性124人にひとりだ。[3]ということは、失敗率は99・5%で、この数字は病的な肥満の人の場合はさらに高くなる。

あなたがどんな話を信じようが、食べる量を管理してやせようというのは、うまくいかないのだ。自分の経験に照らし合わせても、それが事実だとわかるだろう。

食べる量を管理すればやせられると信じた何百万という人が流した苦い涙からも、それは明らかだ。

「体の代謝率」が大きく下がる

だが、いったいなぜその方法ではやせられないのだろう。カロリーを削減することによる代償作用として飢餓感が増し、体の代謝率が下がるからだ。

そのせいで体重を減らそうという努力も水の泡になり、最終的には失敗する。

これに対して、間欠的ファスティングは、つねにカロリー削減をすることでは得られなかったホルモンの変化を促すことができるので、減量に成功する。

なかでも重要なのは、**間欠的ファスティングを行うとインスリンの分泌量が減り、インスリン抵抗性を小さくすることができる**ということだ。

オオカミ少年の話を覚えているだろうか。しばらくの間「オオカミが来た」と言わないでいれば、村人たちも再び少年の言うことを聞くようになるだろう。少し声を小さくしたとしても、「オオカミが来た」とつねに叫んでいれば、誰も耳を貸してはくれなくなるだろう。

インスリン抵抗性はインスリンの分泌量の多さだけではなく、つねに分泌量の多い状態になることで発現する。間欠的ファスティングは、インスリン値が低い時間を長めに確保してインスリン感受性を保ち、それによってインスリン抵抗性の発現を抑えるものだ。

これこそが、境界型糖尿病や2型糖尿病をよくするための鍵である。

「たまにがっつり抜く」ほうが効く

研究では、1週間の摂取カロリーをほぼ同じにしたうえで、カロリー制限を毎日続ける場合と間欠的ファスティングを行う場合とが、直接比較された[4]。

被験者たちが摂ったのは、脂質を30%含んだ地中海食だ。

一方のグループの被験者は毎日ある程度カロリーを制限した食事をし、もう一方のグループの被験者は週に2日だけ極端に摂取カロリーを減らし、残りの日はカロリーを減らさずに標準的な食事を摂った。このふたつのグループの違いは食事の回数だけで、1週間の

図15-2 ファスティングがインスリン抵抗性に与える影響 [5]

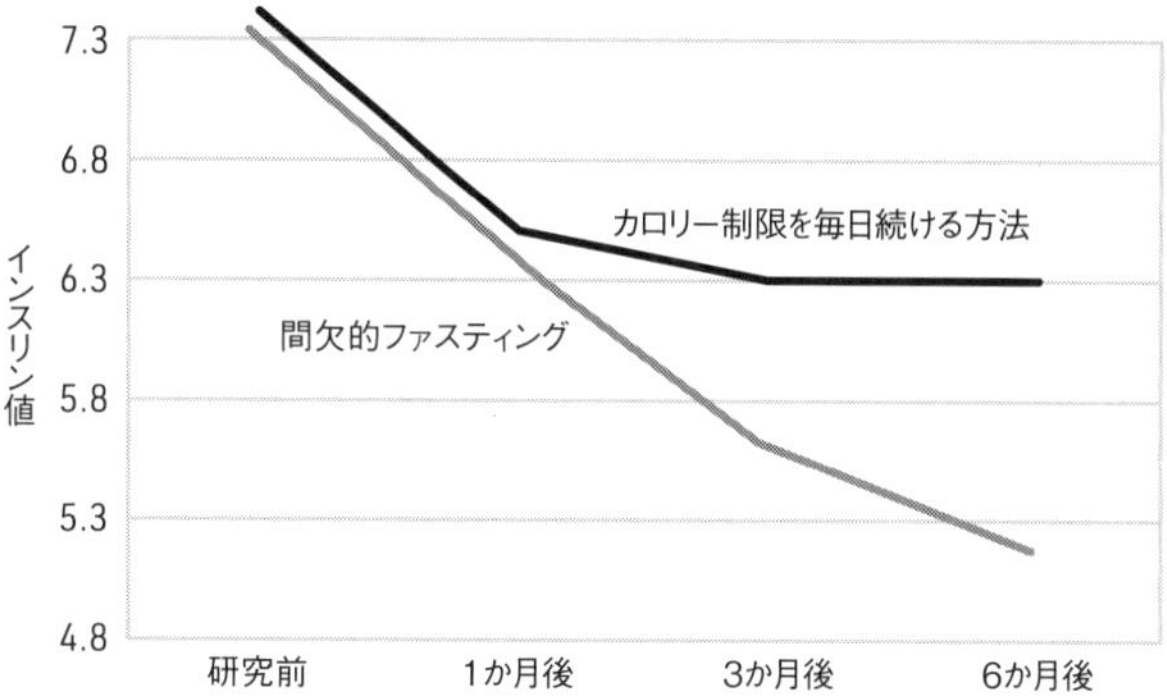

摂取カロリーも食べた食品も同じだ。

6か月後、ふたつのグループの被験者の体重と体脂肪の減少幅に違いはみられなかった。だが、注目すべきはインスリン値とインスリン感受性に違いがみられたことだ。

インスリン値が高い時間が長くなればなるほど、インスリン抵抗性と肥満が起きるということを思い出してもらいたい。

カロリー制限を毎日続けた被験者のインスリン値も下がるには下がったが、すぐに横ばいとなった。これに対して間欠的ファスティングを行った被験者は、1週間の摂取カロリーがもう一方のグループと同じであったにもかかわらず、**空腹時のインスリン値が下がり続けた**。

これはインスリン抵抗性が改善していることを示している。2型糖尿病は高インスリン血症とインスリン抵抗性が原因の疾患であることを考えると、間欠的ファスティングは2型糖尿病をよくすることができるということになる。

これはカロリー制限を毎日続けることでは得られない成果だ。食事を間欠的に抜くという点が効果的なのである。

「内臓脂肪」が約2倍減った——カロリー制限と比べて

最近行われた32週間にわたる研究では、肥満の成人を対象に、1回の食事量をコントロールする方法と間欠的ファスティングとが比較された[6]。

食事量をコントロールしてカロリー制限をするグループには、被験者の必要エネルギー量から1日あたり400カロリーを削減した食事を摂ってもらった。一方の間欠的ファスティングを行うグループには、食事をする日は通常どおりの食事をしてもらうが、1日おきに食事を抜いてもらった。

なにより、ファスティングは安全だし、誰もが実践できる方法だ。

ファスティングをしたグループの被験者たちは、もう一方のグループよりも多くの体重が減っただけでなく、危険な内臓脂肪も2倍近く減った。

カロリー制限を毎日続けたグループは脂肪に加えて筋肉の重さも減ったが、ファスティングをしたグループは減らなかった。ファスティングをしたグループは筋肉の重さの比率が2・2％増えたが、カロリー制限グループの比率は0・5％しか増えなかった。

つまり、**ファスティングのほうが4倍も筋肉の重さが保たれる**ということだ（古くからいわれる「ファスティングは筋肉を燃やしてしまう」というのは、たんなる神話だ）。

これほど効果があることが確かめられているのに、なぜファスティングは広く知られていないのだろうか。

最も大きな原因は、食べずにいると体が飢餓状態になるという考え方だ。

ダイエット番組に参加者は「再出演」できない

アメリカの人気ダイエット番組『ザ・ビゲスト・ルーザー』は、肥満の参加者のうち誰が一番体重を減らすことができるかを、賞金をかけて競い合うリアリティ・ショーだ。

番組内では体重を減らすのにふたつのアプローチが行われる。食事で摂るカロリーを必要エネルギーの70％ほど（1200～1500キロカロリーにすることが多い）に制限することと、1日に2時間以上、集中的に運動をすることだ[7]。

これは栄養学の権威たちが勧める「食べる量を減らし運動量を増やそう」という従来の方法だ。この『ザ・ビゲスト・ルーザー』式のダイエットは、2015年にUSニューズ&ワールド・レポート誌が企画した、最も速く減量できるダイエット法のランキングで上位に入った[8]。たしかに、この方法は効果がある――**ただし短期的にみた場合のみ。**

詳しくみてみると、6か月で減量できたのは平均で58キロ。すばらしい成果だ。だが、長期的にみると、同番組の第2シーズンに登場したスザンヌ・メンドンカの言葉どおりだ。彼女によると、参加者が番組に再び登場することはけっしてないそうだ。**「みんな、また太ってしまったから」**[9]

毎日燃えるカロリーが「789kcal」少なくなった

参加者の基礎代謝量――心臓の拍動、肺の呼吸、脳の思考、腎臓の解毒作用などに必要なエネルギー――は、20階建てのビルからピアノを落とすように急降下したという。

6か月後、彼らの基礎代謝量は平均で789キロカロリーも減少していた。つまり、毎日燃やされるエネルギーが789キロカロリー少なくなったということだ。これこそ、減量の効果の継続を妨げる大きな要因である。

基礎代謝量が落ちると、体重の減少は止まり横ばいになる。カロリー制限を続けていると、少ない摂取カロリーに見合うように体が活動を抑えるのだ。この代償作用は〝飢餓状態〟と呼ばれることもある。

そうして消費カロリーが摂取カロリーよりも少なくなると、また体重が増えるのはご存じのとおりである。番組の同窓会編が放送されることはない。6年経っても、基礎代謝量は元に戻らないのだ。[10]

だが、これは昨日今日にわかったことではない。カロリー制限をすると基礎代謝量が落ちることとは、50年も前から科学的に証明されてきた。

アンセル・キーズ博士が行った有名なミネソタ飢餓実験[11]では、ボランティアの被験者たちの食事が1日1500キロカロリーに制限された。「飢餓実験」と呼ばれているが、実際は普段の食事のカロリーから30%を削減しただけで、昨今推奨されている減量食と同程度だ。カロリーを30%削減すると、被験者の基礎代謝量もおよそ30%減少した。

彼らは寒気と疲労を感じ、つねに空腹を覚えた。通常の食事に戻すと、彼らの体重はすぐに元に戻った。

2型糖尿病をよくするには体内の過剰な糖を燃やす必要があるが、毎日カロリー制限をした食事をする方法では成功しないだろう。

「食事時間」をコントロールする

減量の効果を長期間にわたって続ける秘訣は、基礎代謝量をいかに落とさないかである。基礎代謝量を落とさずに減量するにはどうしたらいいのだろう。何も食べない時間を長くとればいいのだ。

つまり、食事をする時間をコントロールすればいい――「間欠的ファスティング」だ。ファスティングをすると、シンプルなカロリー制限では得られない、ホルモン活動の変化がいくつも起こる。

インスリン値がすぐに下がり、インスリン抵抗性を防ぐことができる。ノルアドレナリンの分泌量が増え、基礎代謝量は高いままになる。成長ホルモンの分泌が増え、筋肉量も保たれる。

対照実験でもこのことが実証されている。4日間続けてファスティングをしても、基礎代謝量は落ちない（安静時エネルギー消費量を計測）。それどころか、基礎代謝量は12％増える。基礎代謝量のひとつの指標である最大酸素摂取量（1分間に消費される酸素量）も同じくらい増える。[12]

図15-3 4日間のファスティングをしたときの代謝量の変化 [14]

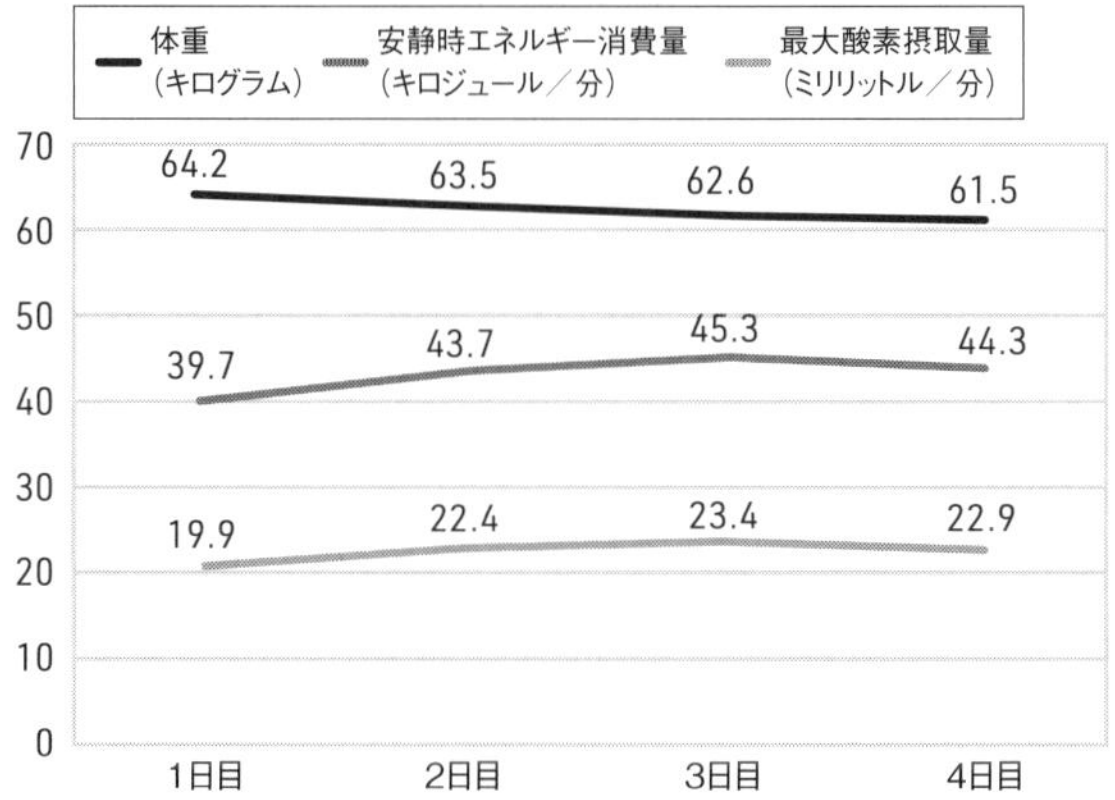

ほかの多くの研究でも、これらの点は確認されている。

1日おきのファスティングを22日間続けても、基礎代謝量は減らなかった[13]。

先ほど述べた、1回の食事量をコントロールする場合とファスティングをする場合とを比較した研究のことを覚えているだろうか。

1回の食事量をコントロールする方法では、1日の基礎代謝量が76%も減少した。これに対して、ファスティングをした場合、消費エネルギーが大きく減少することはなかった。

つまり、毎日カロリーを制限した食事をしていると体は飢餓状態となって基礎代謝量が落ちるが、ファスティングをしてもそうはならないということだ。

研究ではこう結論づけられた。**「1日おきのファスティングには、リバウンドのリスクはない」**

減量しようと試みたことがある人にとって、これは注目に値する内容だろう。どんなダイエット法でも体重を落とすことはできるが、減った体重を維持することこそが本当の闘いだからだ。

「体脂肪」がエネルギーに変わる

ファスティングが効果的なのは、基礎代謝量を高いまま維持できるからだ。これはサバイバルのメカニズムによる。

石器時代に洞窟に暮らしているところを想像してみよう。冬になると食べ物が少なくなる。このとき、もし体が飢餓状態になれば、外へ食べ物を探しにいくだけのエネルギーもなくなってしまう。日に日に体は衰弱していき、最後には死んでしまうだろう。食べられない時間が長く続くたびに身体活動を低下させていたら、人間はとっくに絶滅していたことだろう。

ファスティングをしている間（つまり食べられない間）、人間の体は豊富に蓄えてある食物——体脂肪——を利用する。基礎代謝量を高いまま維持し、口にする食べ物ではなく体脂肪として体に蓄えてあった食べ物を、燃料として使うのである。そもそも、体脂肪を蓄えるのはそのためだ。そうすれば、毛むくじゃらのマンモスをしとめにいくのに十分なエネルギーを補給することができる。

ファスティングをしている間、私たちの体はまず肝臓に蓄えられているグリコーゲンを使う。グリコーゲンがなくなると、体脂肪を使う。

これは、いいニュースだ。体脂肪ならたんまりと蓄えてある。燃やせ、燃やせ、どんどん燃やせ。燃料がたっぷりあるわけだから、基礎代謝量を落とす必要もない。

これこそが長く続く減量の秘訣であり、何度も減量に失敗して失望する方法との違いだ。まさに成否を分けるポイントである。

簡単にいえば、**ファスティングとは、つねに何かを食べていては起こりえないホルモンの変化をもたらすものであり、それは、毎食カロリーを削減するだけでは起こりえない変化である**ということだ。さらに、その効果を高めるのは、ファスティングを「間欠的」に行うという点だ。

2型糖尿病を引き起こす糖を燃やしたいなら、基礎代謝という火に燃料をくべつづけなければならない。ファスティングという試練をくぐり抜けることで、私たちは糖尿病のない新しい体を手に入れることができる。

ファスティングvs.低炭水化物ダイエット――どちらが効果的か

間欠的ファスティングと低炭水化物・ヘルシー脂質ダイエットのどちらもインスリン値を効果的に下げるので、減量することも2型糖尿病をよくすることもできる。

ファスティングはインスリンの分泌量を最も効果的に抑えることができるので、シンプルで最も手早く効果の出る方法である。

一方、炭水化物を極端に減らしたダイエットもとても効果的で、実際に食事を抜いたりしなくても、ファスティングの効果の71％が得られる。[15] カロリーがほとんど同じでも、食事の55％を炭水化物で摂る場合に比べて、低炭水化物ダイエットは、インスリンの分泌量をおよそ半分に減らすことができる。ファスティングをすれば、その残りの50％をも減らすことができる。それがファスティングの効果だ。

こうした研究結果から明らかなのは、「炭水化物を制限したことで血糖値が下がったのは、たんにカロリーを減らしたからではない」ということだ。

これこそ有効な知識というものだが、健康の専門家は口をそろえて「カロリーの摂りすぎが原因だ」と言う。

だが、問題はカロリーではない。もしカロリーの問題ならば、ブラウニー一皿と、オリーブ油でソテーしたサーモンとケールサラダは、カロリーが同じであれば、同じくらい太りやすく2型糖尿病を引き起こしやすいということになる。だが、この考え方は明らかにばかげている。

高度に加工され、インスリンの分泌を促しやすい食べ物をたくさん食べたら、その分、インスリン値を低い値に戻すためにファスティングをする必要がある。インスリン値を下げるのに、ファスティングほど効果的なものはない。

では、ファスティングと低炭水化物・ヘルシー脂質ダイエットの、どちらを実践すべきだろうか？　どちらか一方にしなければならないという決まりはない。

最大限の効果を得るために、ファスティングと低炭水化物・ヘルシー脂質ダイエットの両方を組み合わせればいいのだ。

食事を変えることで血糖値とインスリン値を下げることができて2型糖尿病がよくなるのなら、薬を飲む必要などないのでは？　そのとおり。2型糖尿病は食生活が原因の疾患なのだから、食生活を変えればよくすることができる。

2型糖尿病改善のためのファスティング

ファスティングをすれば、自然と体（糖が入った器）から糖がなくなる。いったん空になれば、再び糖が体内に入ってきても、それが血中に放出されることはないので、もはや糖尿病ではない。糖尿病はよくなっている。

早くも1916年には、ジョスリン医師が、「ファスティングは糖尿病に効果的だ」と報告している。

近年では、1969年にその効果が報告されている。13人の肥満患者が減量するために入院したのだが、その後の検査で2型糖尿病であることがわかった。

彼らは人によって17日から99日にわたるファスティングを行い、平均で20キロの減量に成功した。ひとりの例外もなく、糖尿病はよくなっていた。

興味深いのは、糖尿病がよくなったのは、たんに体重が減ったからではないという点だ。[16]大切なのは体脂肪全体を減らすことではなく、異所性脂肪を減らすことなのだ。

2型糖尿病を改善するためにファスティングを行うにあたっては、いくつかの基本原則がある。糖尿病がよくなるまでの期間は、ファスティング時間の長さと病歴の長さによって変わる。

ファスティング時間が長いほど効果は早く出るが、2型糖尿病になってから20年経っている場合は、数か月間ではよくならないだろう。もっと長くかかるが、実際の期間は患者ひとりひとりによって異なる。

投薬治療をしている場合のファスティング——必ず「主治医」に相談

投薬治療をしているなら、ファスティングを始める前に必ず主治医に相談すること。糖尿病の治療薬は、あなたの現在の食生活に鑑みて処方されている。

治療薬を調整せずに食生活だけを変えると低血糖を起こす可能性があり、とても危険だ。手足のふるえ、発汗、吐き気などが起こることがある。ひどい場合は、意識障害や死にいたることもある。体調をよくみて、治療薬を調整することが不可欠だ。

糖尿病治療薬のなかには低血糖を起こしやすいものもあり、特にインスリンとスルホニルウレアは注意が必要だ。メトホルミン、DPP‐4阻害薬、SGLT2阻害薬は低血糖を起こすリスクが低いので、これらの治療薬のほうが望ましい。

治療薬を飲んでいるなら——まず主治医に相談することが必須だが——家庭用の測定器で構わないので、血糖値を頻繁にチェックすることが大切だ。少なくとも1日に最低2回は血糖値をチェックしたほうがいいが、ファスティングをしている日もしていない日も、1日に4回ほど測定するのが望ましい。

治療薬を飲んでいない場合は、その必要はない。血糖値が少し下がることはあるだろうが、正常の範囲にとどまる。

この「血糖値内」に収める

ファスティングを実践している期間に、治療薬やインスリンの投与量をどれくらい減らせばいいのか、あるいは維持したほうがいいのかは、主治医が指示してくれるだろう。

血糖値が上がりすぎた場合は、必要に応じて薬を飲んでもいい。ファスティング期間は血糖値が下がることが予測されるので、血糖値が若干上がるくらいは、たいした問題ではないことが多い。

私の診療所で行っている集中的な食事管理プログラムでは、投薬治療をしている場合、ファスティング期間に目標とする血糖値は144mg／dLから180mg／dLだ。

この値は、ファスティングをしていない場合に比べて高い。短期間であれば、少し血糖値が上がることは問題ではないし、少し高めにしておけば、より危険な低血糖を防ぐのに十分な余裕がある。

これは許容できる範囲だと私は考えている。長い目でみた目標は、治療薬を減らしていき、最終的には薬を飲まずに血糖値を正常なレベルに維持することだ。

服用中の「薬」はどうすればいい？

治療薬を飲むべきかどうか迷うときは、ファスティングをしている間は服用量を減らしたほうがいい。血糖値が高くなりすぎたときは、服用量を戻せばいい。

薬の量が多すぎて低血糖になった場合は、糖を摂って対処しなければならない。ファスティング時間はそこで途切れてしまうので、糖尿病をよくする効果は薄れてしまう。繰り返し言うが、必ず主治医に相談すること。

糖尿病治療薬以外のたいていの薬は、ファスティング期間に飲んでも構わないが、これもまずは主治医に相談すること。

薬の種類によっては、副作用を防ぐために食べ物と一緒に飲んだほうがいいものもある。たとえば、メトホルミンや鉄のサプリメントなどは、空腹時に飲んでしまうと下痢を起こしたり胃部の不快感をもよおしたりする。マグネシウムのサプリメントも、下痢を起こすことがある。

アスピリンは胃痛や潰瘍になることがある。アスピリン製剤の多くはこうした副作用を抑えるためにコーティングが施されているが、それでも起こることがある。

自分に合ったファスティングのやり方を選ぶ

ファスティングのやり方は、どれかひとつが正解というわけではない。大切なのは、自分にいちばん合ったやり方を選ぶことだ。長めのファスティングが合う人もいるだろうし、ファスティング時間を短くして、その分頻繁に行うほうがいい人もいるだろう。

自分に最も合ったやり方を見つけるために、いくつかの型を試してみるといいかもしれない。

私が行っている集中的な食事管理プログラムでは、2型糖尿病の人には、まず36時間のファスティングを週に3回してもらうことが多い。食べてもいい時間には、低炭水化物・ヘルシー脂質の食事プランを勧めている。医学的なチェックも綿密に行い、頻繁に面会を行ってフォローアップをしている。

ファスティングを開始したあとは、患者の様子をみながらファスティングのやり方を調整していく。

「水分」は摂る――スープでも可

従来どおりファスティング期間には水だけを飲むやり方をする人もいれば、脂質だけをとる人、ボーンブロス〔訳注：鶏・牛・豚の骨を煮出したスープ〕だけを飲む人もいる。脱水症状にならないように水分を摂ることと、自分の体調をよくみておくことが大切だ。

どこかの時点で具合が悪くなったら、ファスティングをやめ、医者の指示を仰ぐこと。どんなやり方を選ぶにせよ、体重、腹囲、薬の服用量、血糖値をよくチェックしておこう。いずれにも改善がみられれば、そのやり方を続けることだ。

結果が思わしくなかったり、逆に悪くなっていたりすれば、食事の摂り方を変えなくてはならない。主治医に相談して、ほかのやり方を考えてみよう。

難しそうならただ「炭水化物」を減らすことから

ファスティングの成果は、人によって違う。長い間糖尿病を患っていたけれども、数週間でよくなってしまう人もいる。

厳しいファスティングをしていても、成果がなかなか現れない人もいる。思ったように成果が出なくても、ファスティングのやり方が間違っているとはかぎらないし、あなたにはファスティングの効果が出ないというわけではない。自分に合ったファスティングのやり方が、まだ見つかっていないだけだ。

ファスティングをする期間や頻度を調整してみれば、成果が出る可能性もある。ファスティングの時間を短くして、そのかわりに頻度を多くしてみるとか、ファスティングの時間をさらに長くしてみるなど、調整してみよう。

長めのファスティングを、3か月から6か月ごとに定期的に行うと、効果が出ることが多い。あるいは、より厳格なファスティングにして、ボーンブロスではなく水だけを飲むファスティングにしてみるのも一案だ。

ファスティングをするのは難しそうだという場合は、自分の食事をよくチェックして、炭水化物をさらに減らしてみるといいだろう。

ファスティング中に現れる症状――解毒作用

ファスティングに慣れるのには、少し時間がかかる。空腹時の胃の痛み、頭痛、筋肉のけいれん、皮膚への刺激を感じるのは珍しくない。

こうした副作用は、体が有害な糖を排出しようとしていることの証であることが多い。たいていの場合は、数週間で軽くなり症状も出なくなるが、そのことについて必ず主治医に相談すること。

体が糖を排出しようとしている証としてもうひとつ現れるのは「暁現象」だ。

ファスティング後に現れる症状――暁現象

ファスティングをしたあと、特に朝方、高血糖になる患者がときどきいる。これは「暁現象」と呼ばれるもので、およそ30年前に初めて報告されている。

暁現象は概日リズムによって引き起こされる。目覚める少し前の午前4時頃、これから始まる一日に備えて、体内では多くのアドレナリン、成長ホルモン、グルカゴン、コルチゾールが分泌される。

アドレナリンは体にエネルギーを与えてくれる。成長ホルモンはたんぱく質の修復と合成を助ける働きをする。グルカゴンは蓄えられているグルコースを血中に放出させ、すぐにエネルギーとして使えるようにする。ストレスホルモンであるコルチゾールは、体を活動に備えさせる働きがある。

深い眠りについているときでさえ、私たちの体がリラックスすることはない。こうして概日リズムによって分泌されるホルモンにより、肝臓は蓄えておいたグルコースを放出し、体を活性化させるのである。昔からよく言われているように、ホルモンに活を入れられるようなものだ。

これらのホルモンは周期的に分泌されるもので、朝方に最も分泌量が多くなり、日中の分泌量は低い。糖尿病でなく血糖値の調整をする必要のない人にもこの暁現象は普通に起こるが、血糖値の上昇度はわずかであるために、気づかないことが多い。

朝「血糖値」が急上昇することも

ところが、2型糖尿病患者の75%は、朝方に著しい血糖値スパイクがみられる。インスリン治療をしているか否かで、その上昇度の激しさは大きく変わってくる。インスリン治療で大きく膨れ上がった脂肪肝がグルコースを放出したがっているからだ。ホルモンから信号を受け取るとすぐに、グルコースが肝臓から血中に放出される。まるで空気を入れすぎた風船のように、肝臓は有害な糖の負担を軽くしようと大量の糖を一気に放出する。

たとえば、トイレに行きたいのを我慢していたときのことを思い出してみるといい。水を飲みすぎたのに、近くにはトイレがない。やっとトイレを見つけたときは、一気に排尿したことだろう。それと同じなのが、暁現象だ。

長時間のファスティングをしているときにも同じ現象が起こり、一晩食べないでいたときと同じホルモン変化が起こる。インスリン値が下がると、肝臓が蓄えておいた糖や脂肪を放出する。これは自然なことだ。ただ2型糖尿病の患者の場合は、脂肪肝の中に多量に詰めこまれていた糖が、招かれざる客であるグルコースとなって、血中に一気に放出される。しばらく食べないでいても、体は蓄えておいた糖を放出していく。

これは、悪いことなのだろうか。いや、そんなことはない。**肝臓内に蓄えられていた糖は目に見えないけれども、その糖が血中に放出されたことで、血糖値として目に見えるようになっただけだ。**

暁現象が起こったりファスティング中に血糖値が上がったりしても、それはあなたが何かいけないことをしたということではない。普通に起こりうる現象なのだから。ただ、体内に蓄えられている糖を燃やすために、まだまだやらなければならないことがあるということは確かだ。

ファスティングをしているときに血糖値が上がったら、**「このグルコースはいったいどこからきたのか」**と自分自身に問いかけてみてほしい。

あなたの体内から出てきたものであることは間違いない。体内に蓄えられていた食物エネルギーが、血中に移動したことで目に見えるようになっただけなのだ。

コストをかけず、手術も受けず、完全によくできる

肥満も2型糖尿病もメタボリック・シンドロームもない世界を想像してみよう。

その世界には、糖尿病腎症はない。糖尿病網膜症もない。糖尿病神経障害もない。糖尿病からくる足潰瘍もない。糖尿病の合併症もない。心臓発作も少なくなる。脳卒中も少なくなる。がんも少なくなる。糖尿病の治療をする必要はない。

そんな世界を夢見ることはできるだろうか。大丈夫、私たちならできる。

新しい知識をもって2型糖尿病をより深く理解し、効果的な治療を行えば、この疾患を根絶することができる。

2型糖尿病は、自然に、コストをかけずに、手術もしないで、完全に良くできる。それと同じくらい大切なのは、2型糖尿病は予防することも可能だということだ。

1986年、中国・黒竜江省の大慶市で577人の前糖尿病の患者を対象にしたランダ

ム化比較試験が行われた。[17] 野菜の摂取量を増やし、アルコールと砂糖の摂取を減らし、運動量を増やす介入を6年にわたり実施したところ、糖尿病によるインシデントが43％減少。以降、20年にわたってその効果がみられた。ケンブリッジ大学のニコラス・ウェアハム教授も「生活スタイルへの介入が、糖尿病による心血管疾患のリスクを長期にわたって減少させることがわかった」と述べている。[18]

アメリカ、フィンランド、日本でも同様の研究が行われたが、いずれも2型糖尿病によるインシデントが大きく減った。[19][20][21][22][23] 生活スタイルを変えるだけで、2型糖尿病をよくすることも予防することも可能ということだ。

これは「21世紀版ペスト」だ

14世紀にアジア、ヨーロッパ、アフリカで推定5000万人が腺ペストで亡くなったが、肥満、脂肪肝、メタボリック・シンドローム、そして2型糖尿病は、その21世紀版といっていいだろう。

コンピュータ技術、遺伝子工学、分子生物学は発展したものの、これらの疾患は広がる一方だ。いまや全世界をのみこもうとしており、もはや遺伝的な要素だけでは説明できなくなっている。

2型糖尿病は慢性的で進行性の疾患だと思いこみ、それを前提とした治療を施すのを、いまこそやめなければならない。2型糖尿病が食生活や生活習慣に起因する疾患であるのは明らかだ。その現実を直視しないのは、自己欺瞞というほかない。

大切なのはこういうことだ。**食生活に起因する疾患は、食生活を変えることでしかよくすることはできない**。

体重が増えることが2型糖尿病の発症に大きく関わっていることを考えれば、減量が2型糖尿病をよくするうえで大きな要素であることは間違いない。

減量手術、低炭水化物療法、そしてファスティングが2型糖尿病に効くと私たちは知っているし、その効果も実証されている。

インスリン投与、経口血糖降下薬、低脂質ダイエットは血糖値を下げることはできても、2型糖尿病は治せないということもわかっている。

すでに実証済みの、正しい知識でやり遂げる

2型糖尿病を治せる治療法には、共通点がひとつある。

どれも、インスリン値を下げる効果があることだ。2型糖尿病は高インスリン血症から

起こる疾患であるので、インスリン値を下げる治療法が効くのは、まったく理にかなったことだ。

では、2型糖尿病が治らない治療法の共通点は何だろうか。どれも、インスリン値を上げることだ。事実、これらの治療法を続けることで、糖尿病は悪化する。

ここでまた、疑う余地のない事実を並べてみよう。

事実1――2型糖尿病はよくすることができる疾患である
事実2――従来の治療法はどれも、糖尿病を悪化させるのに等しい

残念ながら、こう結論づけるしかない。これまで世界中のほとんどの医者たちが勧めてきた治療法は正しくない、と。

これはすばらしいニュースじゃないか！　なぜかって？　私たちが糖尿病の歴史を変えることができるということだからだ。糖尿病の存在しない世界への扉が、開かれたということだ。

正しい知識さえあれば、私たちは2型糖尿病だけでなく、メタボリック・シンドロームさえも完全に治すことができる。最新の大発見などではなく、すでに実証済みの知識で。

図15-4 ▌食生活が原因なら食生活を見直すしかない

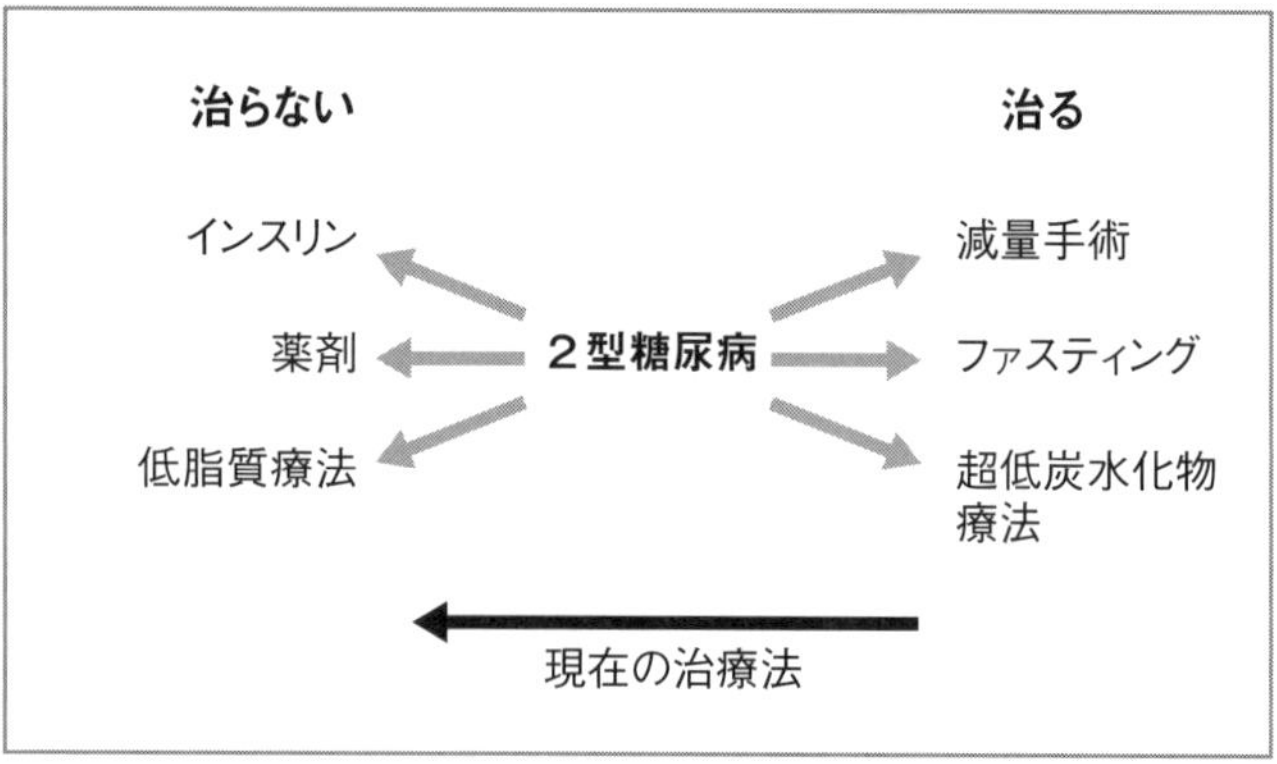

古来、人間が行ってきた生活習慣の改善、つまり「低炭水化物・ヘルシー脂質ダイエット」と、「間欠的ファスティング」だ。

2型糖尿病という鎖から解き放たれた世界が、この先に待っている。みられることを待っている夢のように、この治療法が私たちを手招きしている。

勇気をもって進み、そんな世界へ足を踏み入れよう。より健康で、肥満も2型糖尿病も存在しない世界への旅が、いまここから始まる。

自力根治の声⑨

アルベルトの場合

70歳のアルベルトは17年前から２型糖尿病を患っており、およそ10年間インスリン治療をしてきたのだが、投与量は上がる一方だった。

ヘモグロビン A1C は7.7％で、１日に160単位のインスリンを投与するとともに、経口血糖降下薬のシタグリプチンを服用していた。また、慢性腎炎、高血圧、睡眠時無呼吸症候群の病歴もあった。

集中的な食事管理プログラムに参加してから、彼は低炭水化物でヘルシーな脂質を摂るダイエットに切り替えると同時に、24時間から42時間のファスティングを週に５日取り入れた。１か月後には、インスリンも含め、治療薬の服用をやめた。

血糖値はかつてないほどによくなり、A1C は7.3％になった。

このプログラムを始めてから３か月で、彼は11キロの減量に成功。健康を取り戻しつつある。

自力根治の声⑩

ラナの場合

２型糖尿病と診断されたとき、ラナはまだ18歳だった。それから13年間、彼女は血糖降下薬を服用していた。31歳になって妊娠すると、今度はインスリンの投与も始めた。出産後も彼女のヘモグロビンA1Cは7.2％だったので、主治医は１日に82単位のインスリンの投与と、メトホルミンの服用を指示した。

集中的な食事管理プログラムに参加すると、彼女はまず７日間のファスティングを行った。すると１週間後、血糖値が正常値に戻ったため、治療薬をすべてやめることができた。それ以来、薬は飲んでいない。

彼女は42時間のファスティングを週に２、３回行うのを習慣化した。するとプログラムに参加した１年後、25キロの減量に成功。腹囲も33センチ細くなり、A1Cは6.1％に下がった。

あとがき　薬も手術もなしで挑む

私は、２型糖尿病は我々の世代で撲滅できるにちがいない、という希望をもっている。メタボリック・シンドロームに関連するすべての疾患も、治療に要する費用や苦痛も、なくせるはずだ。

私たちなら、薬剤や手術ではなく、ただ知識のみを武器として、この希望を現実にすることができると信じている。

教科書どおりの治療を施して「悪化」させていた

ある意味、本書は私の医師としての道のりを映したようなものだ。

私がトロント大学のメディカルスクールに入学したのは、19歳になってすぐの頃だ。メディカルスクールを卒業したあとは、定石どおり内科で研修医として働いたのち、ロサンゼルスにあるシダーズ・サイナイ医療センターで2年間、腎臓病のスペシャリスト（腎臓病学）としての研修を積んだ。

その後、２００1年からトロントで腎臓病専門のクリニックを開業しているので、人生の半分以上を医学の勉強に費やしていることになる。

これまで医学を学んできたなかで、栄養学についての研修はほとんど受けていないに等しく、その道のスペシャリストではない。


私は腎臓専門医なので、腎疾患の最も多い原因が2型糖尿病であると知っている。様々な症状を訴える患者に、学んだとおりの治療を行ってきた。医師なら誰でもそうすることだろう。

まずは、血糖値を低く保つために治療薬を処方する。治療薬が効かなければインスリンを投与。それが効かなければ、インスリンの投与量を増やしていく。２型糖尿病に対処するには厳格な血糖コントロールが必要だと、医師会でもメディカルスクールでも言われていたし、いまでもそう教えられている。

数十年の間、開業医として何千人もの患者の診察をするなかで、私は次第に、こうした治療を施しても患者の健康状態が少しもよくならないことに気づきはじめた。

メディカルスクールでは、治療薬を処方すれば患者の健康状態はよくなると教えられていたのに、効果はいっこうに現れない。患者が処方されたとおりに治療薬を飲もうが飲むまいが、症状はどんどん悪くなっていくばかり。患者は腎不全になり、心臓発作を起こし、脳卒中を起こした。失明し、下肢切断を余儀なくされた者もいた。

腎不全になると、透析治療を行った。糖尿病性足感染症、糖尿病性足潰瘍、心臓発作、脳卒中を起こす患者を、数えきれないくらい見てきた。私が処方した薬を飲めば数値上ではわずかに変化があるものの、彼らの疾患がよくなることはなかった。

「私たちは『薬が効く』と教わってきたために、薬が効くと思いこんでいるだけなのではないだろうか」と私は次第に疑うようになっていった。

「事実」を見て見ぬふりをした

臨床経験と合致するエビデンスが臨床試験で得られたのは、2008年になってからのことだ。

その年、画期的なランダム化試験だったACCORD試験、ADVANCE試験の結果が公表され、そのすぐあとにORIGIN試験、VADT試験の結果も公表された。これらの試験では、私のクリニックでの臨床経験を裏づけるように、「血糖降下薬を2型糖尿病患者に用いても効果はない」と結論づけられた。

私たち医師はもちろん多くの治療薬を処方していたが、その治療薬が心臓病、脳卒中、死亡、網膜症、腎症などを防ぐことはなかった。インスリンは患者の状態をよくするのではなく、むしろ悪くしているようだった。

研究により、それが事実であることが立証された。2型糖尿病の基本的な治療方針——世界中のメディカルスクールで長年教えられてきた方法——が有効ではないと証明されたのだ。

2型糖尿病の治療パラダイムはすべて改められて然るべきだった。ようやく得られたこの新しい知見をもって、2型糖尿病を新たに、より深く理解すべきだった。

だが、その後の展開は、予想したとおり嘆かわしいものだった。インスリン抵抗性について新しいパラダイムが構築されれば、より効果的な治療も可能になったはずなのに、この不都合な真実に向き合うよりも、そしらぬふりをするほうがはるかに楽だったため、私たち医師は従来の、誤ったパラダイムにしがみついたのである。

かくして、医師たちはこれまでと同じ治療薬を処方し、以前と同じようにまったく効果の出ない治療を続けたのだった。

正気の沙汰ではない、とアルバート・アインシュタインなら言ったことだろう。患者は症状の改善もみられないまま亡くなっていった。

いまあるパラダイムを打ち破るのはとても難しいことだ。私たちは血糖値を下げることに躍起になりすぎて、糖尿病の治療をするのを忘れていた。糖尿病を改善する鍵が減量にあるならば、体重を増やしてしまうインスリン製剤が有益であるはずはない。なぜインスリンを投与するのかを、私たちは真剣に考えようとはしてこなかった。

なぜなら、事実を知れば厄介なことになるとわかっているので、従来の治療法が糖尿病の正しい治療法であるとする世界に安住するほうが、医師にとっても研究者にとっても楽だったからだ。

「旧来のパラダイム」を捨てきれなかった医師たち

糖尿病の研究者が従来の治療法に代わる新しい治療法を模索することはなかったが、肥満治療の分野では新しいパラダイムが確立されつつあった。低炭水化物ダイエットの効果と危険性について、興味深い研究結果が公表されたりしていた。

1990年代の後半には、アトキンス博士が提唱した低炭水化物ダイエットが大流行。私のような健康の専門家やほかの医師たちは驚き、高脂質の食事を勧めるアトキンス・ダイエットは心疾患を招くにちがいないと考えていた。2000年代の初頭には、それを立証すべく、いくつもの臨床試験が行われた。

だが、おかしなことが起こった、いや、起こらなかったと言うべきか。悪いことは何も起こらなかった。

高脂質の食事は高コレステロールを招き、動脈を詰まらせるという予想は覆された。実際、その反対だった。患者は体重が減ったばかりか、代謝プロフィールもよくなり、コレステロール値も改善したのだ。

どの臨床試験でも、低炭水化物・高脂質な食事は安全で効果的であるという結果が出た。数年後の２００６年には、かつてないほど大規模なランダム化試験である女性の健康イニシアチブの結果が発表され、低脂質の食事は心疾患、脳卒中、がんに対する予防効果がないことが、はっきりと証明された。

さらに、カロリー制限をしても、体重が減ることも2型糖尿病が減ることもないとわかった。

近代栄養学のアドバイスの根幹が、完全に崩れてしまったのである。

肥満治療のパラダイムは見直す必要があった。

だが、繰り返して言うが、世界中の医師たちは、何事もなかったかのように、従来の治療法を続けた。旧来の間違ったパラダイムに、あたかも救命ボートにしがみつくかのように、必死に執着したのである。

医師たちは低脂質ダイエットを提唱しつづけた。「食べる量を減らして、運動量を増やすこと」と言いつづけた。

そして、以前と変わらずほとんど効果が出ないまま、患者は太りつづけ、病気になっていった。いままでと同じやり方をしていては、いままでと同じ結果しか得られないのは当然だ。正気の沙汰とは思えない。

このふたつのパラドックスを見過ごすことができなかった私は、もう一度初めから考え直してみることにした。肥満と2型糖尿病の原因について、先入観を捨てることから始めた。これは最も大切な段階だ。旧来の先入観をすべて捨て去ると、突然、いままでみえていなかったある事実が、はっきりと浮かび上がってきた。

患者たちの「真っ当な疑問」

私はつねに因果関係を知りたいと思っている。疾患を発症するメカニズム、つまり〝なぜ〟その疾患が起こるのかを理解したいと思っている。

肥満についてもそうだ。「なぜ人は太るのか?」私はそれを知りたいと思った。

この疑問はきわめて重要だ。なぜなら、太る仕組みを知らなければ、それを効果的に解消する方法を理解することはできないからだ。

それまで、私自身もこの重要な問いについて真剣に考えてみたことはなかったし、考えたことのある人もほとんどいなかった。「答えならとっくに知っている」と誰もが思っていたからだ。

「カロリーの摂りすぎが肥満を招く」と思っていた。それが真実ならば、摂取カロリーを減らせば体重は減るはずだ。だが、減らない。カロリー制限ダイエットの失敗率は、きわめて高い。

真の原因を探っていた私は、ホルモンのバランスが悪いことが原因であるという結論に行きついた。特に、インスリンが肥満の鍵である。こう結論づけるまでの理論は、私の初の著書『トロント最高の医師が教える　世界最新の太らないカラダ』（2019年、小社刊）に詳しく書いてある。

だが、こう結論づけたことで、私はもうひとつのパラドックスに直面することになった。「インスリンが多すぎることが肥満の原因ならば、医師である私は、肥満からくる2型糖尿病の患者に、なぜインスリンを処方しているのだろうか」と。

それでは症状が悪くなるだけではないのか。インスリンこそが問題なのであって、インスリンは解決策ではないのだ。

皮肉なことに、私の患者はそのことをとっくに知っていた。「ねえ、先生」と彼らはよく言ったものだ。「減量しなさい、といつも仰いますが、インスリンを処方していただいてから23キロも太ってしまいました。この治療法でいいのでしょうか？」

よくない、というのが答えだ。いや、馬鹿げていると言ってもいい。

私が次に抱いた疑問はこうだった。

「なぜ2型糖尿病になるのか？」

インスリン抵抗性が大きくなることで、2型糖尿病の特徴である高血糖になるという点については、誰もが認めるところだった。

だが、そもそもなぜインスリン抵抗性が大きくなるのか？　それこそが、どうしても答えを見つけなければならない問いだった。

なぜ肥満になるのかを理解することで、私はその答えにつながる鍵を見つけることができた。インスリンが多すぎると肥満になるということは、インスリンの多さがインスリン抵抗性と2型糖尿病の原因であると考えるのが論理的だ。

つまり、肥満と2型糖尿病は同じ原因からくる症状であり、ひとつのコインの表と裏のようなものと考えれば、このふたつが密接に関わり合っていることも完璧に説明がつくのである。

かつてアルバート・アインシュタインはこう言った。「不可能なものを除外していけば、最後に残ったものは、たとえどんなに間違っているようにみえても、真実にちがいない」

インスリンが多すぎることが問題ならば、答えは明々白々だ。インスリンを少なくすればいい。

だが、どうやって？　どの治療薬も、インスリン値を効果的に下げることはできなかった。であるならば、基本に立ち返るしかない。食生活が原因の疾患には、食生活を見直すしかない。薬物療法ではなく。

インスリンの分泌を最も多く招くのが精製された炭水化物であり、最もインスリンの分泌を必要としないのが脂質であるならば、解決策は一目瞭然。「低炭水化物・高脂質ダイエット」だ。

ファスティングはただの「浄化」ではない

２０１１年、私はカナダ・オンタリオ州のスカボローで、この問題に長く携わってきた研究者メーガン・ラモスとともに、集中的な食事管理プログラムを立ち上げた。

私たちはおもにふたりで２型糖尿病患者の診察を行い、低炭水化物・高脂質ダイエットの実践方法について、患者にアドバイスした。彼らはそのうち健康を取り戻すだろうと信じていたし、そう願ってもいた。

だが、結果は惨憺たるものだった。誰も体重が減らなかったのだ。健康状態が改善した患者もいなかった。

彼らの食事記録を見ると、パン、麺、米などを多く食べていた。彼らは、こうした食べ物を食べていても低炭水化物ダイエットになると誤解していたのだ。

それまでの人生の大半を、低脂質ダイエットをして過ごしてきたために、新しいやり方は彼らにとってまったく未知なるもので、何を食べたらいいかわからなかったらしいのだ。もっとわかりやすい方法を考えださなくてはならなかった。

ある日のこと、友人から体の〝浄化〟をしたという話を聞いて、あきれてしまったことがあった。ほとんどの人がそうだと思うが、断食（ファスティング）をしたところで何も効果はないだろうと感じたのだ。

だが、ファスティングには本当に効果がないのだろうか、と私は思った。そこで、熱心に医学文献を調べはじめたわけだが、ほとんどは何十年も前に書かれた文献だった。

それ以降、生理学を学べば学ぶほど、ファスティングが治療的介入として効果がないとする理由は、何もないことがわかった。ファスティングは最も古くからある、最もシンプルな解決策だった。

そこで私は、患者らに、食事療法とファスティングを組み合わせるやり方を説きはじめた。今度の結果は、まったくちがうものとなった。

「ひどい空腹感」は不思議となかった

信じられないほどの成功例もあった。**何十年もインスリンを投与していた患者が、数週間で治療薬をやめることができるようになったのだ。**患者は体重が大きく減り、それを維持できた。

面白いことに、多くの患者が、「思っていたよりもはるかに楽に、この食事管理プログラムを実践できた」と述べた。ひどい空腹感に襲われるだろうと思っていたのに、そんなことはなかったという。ファスティングを続けるにつれ、空腹感と食欲は、まるで朝方の霧が晴れていくように消えていったそうだ。

胃が小さくなったように感じた患者もいた。ファスティングをすると体が衰弱し、集中力もなくなるのではないかと彼らは案じていたが、まるで逆だった。

診察室に歩いて入ってくるのもやっとだった女性たちが、元気よく入ってくるようになった。夫たちも、妻のペースについていくのが大変だと言っていたほどだ。

こうして、様々な事例が集まったことから、私はトロント周辺の患者や医師たちに、この結果を話して回った。YouTubeにも6回シリーズの講義『肥満の原因』をアップロード[1]し、私が得た結論を広く知ってもらうために『集中的な食事管理プログラム』というブログも開設した[2]。

ある晩、私は医師たちに向けて、肥満についての講義を行った。講義の第1部で1時間ほど話したあと、第2部で新しい肥満のパラダイムを紹介したところ、彼らは非常に興味をもってくれた。

そのときに講義を聞いてくれたうちのひとりが、グレイストーン・ブックス社のロブ・サンダースに声をかけてくれたのが縁で、肥満と2型糖尿病についての本を書いてみないか、と誘われたのだった。

ロブには執筆当初からとても世話になり、たいへん感謝している。

1冊の本にまとめるには、膨大すぎる内容だった。肥満と2型糖尿病についての誤解を解き、正しい治療の基礎を説くには、ゆうに800ページは要しただろう——そんなに分厚い本は見ただけで読む気が失せてしまいそうだ。そこで考えたのは、内容をふたつの本に分けることだった。2016年に刊行した『トロント最高の医師が教える　世界最新の太らないカラダ』（日本では2019年刊行）は、本書のテーマである2型糖尿病をより深く理解するための基礎として書いたものだ。本書とあわせて読んでいただければ、治療薬に頼らずに肥満と2型糖尿病を改善させるのに役立つだろう。

いまでは毎日、2型糖尿病が改善した患者を目にする。彼らは体重が減り、より健康的になっている。そのために私は医者になったのだ！私は患者が健康を取り戻す手助けをしたいし、肥満や2型糖尿病は自然に克服することができるという希望を彼らに与えたい。

好きこのんで病気になったり薬を飲んだりする人はいないだろうから、そんな私の願いは歓迎されるにちがいない。まさに、ウィンウィンの状態だ。

将来への希望

今日、2型糖尿病は失明、腎不全、手足の切断、心臓発作、脳卒中、がんなどの、最も多い原因である。だが、この先もそうであるとはかぎらない。

本書はここで終わるが、ここからが始まりである。新しい希望は目の前にある。新しい世界がいま、始まる。

付録——1週間の食事プラン2例

ここに挙げる食事プランは、集中的な食事管理プログラム（www.IDMprogram.com）を私とともに立ちあげたメーガン・ラモスがたてたもので、30時間から36時間のファスティングを1週間で1日おきに3回行うものだ。

ファスティングの時間は、どんな食事も摂らない。その間、水、緑茶、ハーブティー、コーヒーなどの水分は摂っていい。

プラン1の場合、日曜日の夕食後（午後7時半）から36時間のファスティングをするとすれば、**火曜日の朝食（午前7時半）までは何も食べない**ことになる。つまり、ファスティングの日は朝食も昼食も夕食も軽食も、いっさい摂らないということだ。

ファスティングをしない日は、普通に食事や軽食を摂っていい。

プラン2の場合、日曜日の昼食後（午後12時半）から30時間のファスティングをするとすれば、**月曜日の夕食（午後6時半）まで何も食べない**ことになる。ファスティングをしている間は食べ物を食べてはいけないが、水分は十分に摂らなければならない。

このプランではファスティング時間が少し短くなっていて、1日に1度は食事を摂ることができる。食べ物を食べてから服用しなければならない治療薬を飲んでいる場合は、こちらのプランのほうが適しているだろう。

ここで挙げるふたつのプランは30時間から36時間のファスティングを行いながら、低炭水化物・高脂質の食事をするものだ。ここで挙げているものや、別のやり方のファスティングをする前には、必ず主治医に相談すること。

スパークリング・ウォーター、水、緑茶、ハーブティーは、こうした食事とともに飲むのに適した飲み物だ。

	水曜日	木曜日	金曜日	土曜日
	ファスティング	ベーコン、スクランブル・エッグ、アボカド	ファスティング	ホイップクリームとベリー類を添えたココナツ・パウダーのパンケーキ
	ファスティング	ピーマンの肉詰め（鶏肉）	ファスティング	松の実をトッピングした洋梨とルッコラのサラダ
	ファスティング	海老の串焼き	ファスティング	プルドポーク【訳注：時間をかけて煮込んだ豚肉を細かく裂いてバーベキューソースをからめたもの】のサンドイッチ（アーモンド・プードルのバンズではさんだもの）

付録プラン1 36時間のファスティング

食事	日曜日	月曜日	火曜日	
朝食	ベーコンを添えたイタリアンオムレツ(小さめ)	ファスティング	ソーセージを添えた洋風オムレツ	
昼食	ルッコラとプロシュートのサラダ	ファスティング	鶏の骨付きもも肉、セロリ、ニンジン	
夕食	アーモンド・プードルとポーク・ラインズ【訳注:豚の皮を油で揚げたもの】をまぶした鶏のささみ肉	ファスティング	牛肉の炒め物	

	水曜日	木曜日	金曜日	土曜日
	ファスティング	マッシュルーム、オムレツ	ファスティング	チアシードのプディング
	ファスティング	グリルした肉	ファスティング	トマトとキュウリとアボカドのサラダ
	ズッキーニのパスタ・アボカドソース、野菜の炒めもの	ファスティング	ジンジャー・チキンのレタス包み、チンゲン菜	ファスティング

付録プラン2 30時間のファスティング

食事	日曜日	月曜日	火曜日	
朝食	スクランブル・エッグ、スモーク・サーモン、アボカド	ファスティング	固ゆで卵、カリフラワー、ハッシュドポテト、アスパラガス	
昼食	鶏肉の手羽の素揚げ　レモンバターとこしょう風味、セロリ、ニンジン	ファスティング	ポーク・ラインズをまぶしたチキンカツ サヤインゲン添え	
夕食	ファスティング	グリルサーモン、グリーンサラダ	ファスティング	

本書は、2020年8月に小社より刊行された『トロント最高の医師が教える世界最有効の糖尿病対策』を加筆・再編集したものです。

【著者】

ジェイソン・ファン（Jason Fung）

医学博士。減量と2型糖尿病の治療にファスティングを取り入れた第一人者。その取り組みは『アトランティック』誌、『フォーブス』誌、『デイリー・メール』紙、「FOXニュース」などでも取り上げられた。ベストセラー『The Obesity Code』（『トロント最高の医師が教える世界最新の太らないカラダ』サンマーク出版）の著者。カナダ・オンタリオ州のトロントに在住。

【訳者】

多賀谷正子（たがや・まさこ）

上智大学文学部英文学科卒。銀行勤務などを経て、フリーランスの翻訳者となる。訳書に『夜明けまえ、山の影で　エベレストに挑んだシスターフッドの物語』（双葉社）、『THE RHETORIC　人生の武器としての伝える技術』（ポプラ社）、『トロント最高の医師が教える世界最新の太らないカラダ』（サンマーク出版）、『アスリートが通う「マインド・ジム」　恐怖心から夢をあきらめてはいけない』（パンローリング）、『クリエイティブ・コーリング　創造力を呼び出す習慣』（CCCメディアハウス）などがある。

糖脂肪

2024年4月　1日　初版印刷
2024年4月10日　初版発行

著　者　ジェイソン・ファン
訳　者　多賀谷正子
発行人　黒川精一
発行所　株式会社サンマーク出版
〒169－0074 東京都新宿区北新宿2－21－1
電　話　03（5348）7800
印　刷　共同印刷株式会社
製　本　株式会社若林製本工場

定価はカバー、帯に表示してあります。
落丁、乱丁本はお取り替えいたします。
ISBN978-4-7631-4127-9 C0036
ホームページ　https://www.sunmark.co.jp